Rainer Kirchhefer

Psychiatrie und Neurologie

Rainer Kirchhefer

Psychiatrie und Neurologie

Prüfungswissen für Pflegeberufe

ELSEVIER
URBAN & FISCHER

URBAN & FISCHER München

Zuschriften und Kritik an:
Elsevier GmbH, Urban & Fischer Verlag
Lektorat Pflege, Hackerbrücke 6, 80335 München
pflege@elsevier.de

Wichtiger Hinweis für den Benutzer

Die Erkenntnisse in der Medizin unterliegen laufendem Wandel durch Forschung und klinische Erfahrungen. Herausgeber und Autoren dieses Werkes haben große Sorgfalt darauf verwendet, dass die in diesem Werk gemachten therapeutischen Angaben (insbesondere hinsichtlich Indikation, Dosierung und unerwünschten Wirkungen) dem derzeitigen Wissensstand entsprechen. Das entbindet den Nutzer dieses Werkes aber nicht von der Verpflichtung, anhand der Beipackzettel zu verschreibender Präparate zu überprüfen, ob die dort gemachten Angaben von denen in diesem Buch abweichen und seine Verordnung in eigener Verantwortung zu treffen.

Bibliografische Information Der Deutschen Bibliothek
Die Deutsche Bibliothek verzeichnet diese Publikation in der Deutschen Nationalbibliografie; detaillierte bibliografische Daten sind im Internet unter http://dnb.ddb.de abrufbar.

1. Auflage Juni 1997
2. Auflage Februar 2000
3. Auflage Februar 2005

09 10 11 12 6 5 4 3

Planung und Lektorat: Barbara Fischer, Stephan Grunst, München
Herstellung: Nicole Ballweg, München
Satz: Kösel, Krugzell
Druck und Bindung: L.E.G.O. S.p.A. Lavis (TN)
Fotos/Zeichnungen: siehe Abbildungsverzeichnis
Umschlaggestaltung: SpieszDesign, Neu-Ulm
Titelfotografie: Arge Lola, K. Loges, Stuttgart

ISBN 978-3-437-26411-5

Aktuelle Informationen finden Sie im Internet unter **www.elsevier.com** und **www.elsevier.de**

Vorwort

Auf den ersten Blick erscheinen die beiden Fächer Neurologie und Psychiatrie sehr verschieden. Die eine Disziplin befasst sich mit körperlich begründbaren Krankheiten, die andere mit seelischen Leiden. Dennoch haben beide Fachgebiete eine gemeinsame Wurzel: das Nervensystem. Lange Zeit behandelte der »Nervenarzt« (Facharzt für Nervenheilkunde) alle an den »Nerven« Erkrankten. Mit dem Fortschritt in der Medizin grenzten sich die Disziplinen zunehmend voneinander ab. Neue Methoden in der Diagnosefindung und differenzierte Therapieformen erfordern vom behandelnden Arzt Spezialkenntnisse.
In der Krankenpflegeausbildung bleibt für den Unterricht in Neurologie und Psychiatrie häufig nur wenig Zeit. Dabei wird jeder im Berufsalltag mit Krankheiten aus den beiden Gebieten konfrontiert: Patienten mit einem Schlaganfall werden nicht selten auf internistischen Stationen behandelt und ein Alkoholabhängiger kann auf einer chirurgischen Station ins Delir kommen – um nur einige Beispiele zu nennen.
In diesem Buch sind die wichtigsten Krankheiten aus beiden Fachgebieten so dargestellt, dass sich Lernende effektiv auf Prüfungen vorbereiten können. Es soll aber auch den Unterricht begleiten und während der Praxiseinsätze sowie im Berufsalltag Fragen beantworten.
Die ersten beiden Auflagen des Buches haben eine große Resonanz hervorgerufen. Viele Leser beschrieben das Konzept des Buches als nützlich und hilfreich. Anregungen aus dem Leserkreis, von Pflegeschülern und Kollegen haben zur Weiterentwicklung des Buches beigetragen. Die dritte Auflage wurde nun komplett überarbeitet. Der Psychiatrie-Teil ist neu strukturiert und orientiert sich nun am aktuellen Diagnose-Schlüssel ICD-10.
Bedanken möchte ich mich bei allen, die mit Lob und Kritik die Arbeit an dem Buch begleitet haben. Ein besonderer Dank gilt meiner lieben Frau Ulrike für viele Anregungen und Unterstützung.

Dem Pflegelektorat des Elsevier, Urban & Fischer Verlages, insbesondere Frau Barbara Fischer, danke ich für die fortgesetzte engagierte Betreuung dieses Buches und der »Bunten Reihe«.

Kiel/Kronshagen, im Dezember 2004 Dr. Rainer Kirchhefer

Wegweiser

Warum Sie mit diesem Buch effektiv lernen können

Alle Bände aus der Bunten Reihe werden speziell für die Vorbereitung auf das Krankenpflegeexamen und andere Prüfungen innerhalb der Ausbildung erstellt. Die Auswahl der Themen richtet sich nach der Ausbildungs- und Prüfungsverordnung für Krankenpflegeberufe. Neben der kurzen und übersichtlichen Darstellung des jeweiligen Faches haben wir gezielte Hilfen für das Lernen und Wiederholen erarbeitet:

- Die Sprache des Textes ist klar und leicht verständlich
- Kurze Sätze und Stichworte in der Randleiste wiederholen wichtige Fakten und Definitionen aus dem Text
- Zahlreiche Abbildungen erhöhen die Anschaulichkeit und das Verständnis von schwierigen Zusammenhängen
- Übungsfragen am Ende der Abschnitte helfen Ihnen, das Verständnis des Gelesenen zu überprüfen. Die Antworten auf die Fragen finden Sie anhand der Ziffern (z. B. ❼) im Text
- Hinweise auf pflegerische Handlungen und Beobachtungen stellen die Verbindung von der Krankheitslehre zur Pflegepraxis her
- Wiederkehrende Symbole in der Randleiste erleichtern die Orientierung im Text.

Die Symbole und ihre Bedeutung

kennzeichnet Klinik und Diagnostik in der Psychiatrie

steht für die Therapie eines Krankheitsbildes in der Psychiatrie

kennzeichnet Klinik und Diagnostik in der Neurologie

steht für die Therapie eines Krankheitsbildes in der Neurologie

Merke Diese Kästen enthalten besonders wichtige Hinweise

hebt die Hinweise zur Pflege hervor

? kennzeichnet Übungsfragen am Ende der Kapitel

Das Lektorat Pflege des Elsevier, Urban & Fischer Verlages wünscht allen zukünftigen Gesundheits- und KrankenpflegerInnen viel Spaß und Erfolg beim Lernen mit der Bunten Reihe.

Abkürzungsverzeichnis

®	Handelsname
↑	erhöht
↓	erniedrigt
→	daraus folgt
☞	Verweis (siehe)
☞ (Psych)	Verweis (siehe) Psychiatrie
☞ (Neuro)	Verweis (siehe) Neurologie
A., Aa.	**Ar**teria
Abb.	**Abb**ildung
ACTH	**A**dreno**c**ortico**t**ropes **H**ormon
AIDS	**A**cquired **I**mmuno**d**eficiency **S**yndrome
ALS	**A**myotrophe **L**ateral**s**klerose
ASR	**A**chilles**s**ehen**r**eflex
ASS	**A**cetyl**s**alicyl**s**äure
ATL	**A**ktivität(en) des **t**äglichen **L**ebens
BGB	**B**ürgerliches **G**esetz**b**uch
BSE	**B**ovine **s**pongiforme **E**nzephalopathie
BSG	**B**lutkörperchen**s**enkungs**g**eschwindigkeit
BSR	**B**izeps**s**ehen**r**eflex
BtG	**B**e**t**reuungs**g**esetz
BZ	**B**lut**z**ucker
CCT	**C**ranielle **C**omputer**t**omographie
CK	**C**reatin**k**inase
CT	**C**omputer**t**omographie
CO_2	Chemisches Zeichen für Kohlendioxid
EEG	**E**lektro**e**nzephalo**g**ramm
EKG	**E**lektro**k**ardio**g**ramm
EKT	**E**lektro**k**rampf**t**herapie
EMG	**E**lektro**m**yo**g**raphie
ENG	**E**lektro**n**euro**g**raphie
EP	**E**vozierte **P**otenziale
FSME	**F**rüh**s**ommer-**M**eningo**e**nzephalitis
FTA-Abs-Test	**F**luoreszenz-**T**remponema-**A**ntikörper-**Abs**orptionstest
GABA	**G**amma**a**mino**b**utters**ä**ure
GH	**G**rowth **h**ormone/Wachstumshormon
gr.	**gr**iechisch
H_2	Chemisches Zeichen für Wasserstoff
HIV	**H**uman-**I**mmunodeficiency-**V**irus
HOPS	**H**irn**o**rganisches **P**sycho**s**yndrom
HSV	**H**erpes-**s**implex-**V**irus

HWS	**H**als**w**irbel**s**äule
ICD	**I**nternational **C**lassification of **D**iseases
Ig	**I**mmun**g**lobin
IQ	**I**ntelligenz**q**uotient
i.v.	**i**ntra**v**enös
lat.	**lat**einisch
LSD	**L**yserg**s**äure**d**iäthylamid
M.	**M**orbus oder **M**usculus
MAO	**M**ono**a**mino**o**xidase
MRT	**M**agnet**r**esonanz**t**omographie
MS	**M**ultiple **S**klerose
N.	**N**ervus
NLG	**N**erven**l**eit**g**eschwindigkeit
NW	**N**eben**w**irkungen
PRIND	**P**rolongiertes **r**eversibles **i**schämisches **n**eurologisches **D**efizit
PSR	**P**atellar**s**ehen**r**eflex
PsychKG	**G**esetz über Hilfen und Schutzmaßnahmen bei psychischen Krankheiten
RPR	**R**adius**p**eriost**r**eflex
RR	**R**iva **R**occi (Blutdruck)
SAB	**S**ub**a**rachnoidal**b**lutung
SHT	**S**chädel-**H**irn-**T**rauma
sog.	**so** **g**enannt
StGB	**St**raf**g**esetz**b**uch
TIA	**T**ransitorisch **i**schämische **A**ttacke
TPHA-Test	**T**reponema-**p**allidum-**H**äm**a**gglutinations-Test
TSH	**T**hyreoidea**s**timulierendes **H**ormon
TSR	**T**rizeps**s**ehnen**r**eflex
V.	**V**ena
V.a.	**V**erdacht **a**uf
WHO	**W**elt**g**esundheits**o**rganisation
Z.n.	**Z**ustand **n**ach
ZNS	**Z**entral**n**erven**s**ystem

Weitere Abkürzungen sind an der betreffenden Textstelle genannt.

Abbildungsverzeichnis

Die Angaben in eckigen Klammern am Ende des Legendentextes verweisen auf die Abbildungsquelle.

A300-157	S. Adler, Lübeck, in Verbindung mit der Reihe Klinik- und Praxisleitfaden, Urban & Fischer Verlag
A300-190	G. Raichle, Ulm, in Verbindung mit der Reihe Klinik- und Praxisleitfaden, Urban & Fischer Verlag
A400-190	G. Raichle, Ulm, in Verbindung mit der Reihe Pflege konkret, Urban & Fischer Verlag
A400-215	S. Weinert-Spieß, Neu-Ulm, in Verbindung mit der Reihe Pflege konkret, Urban & Fischer Verlag
B117	L. Blohm: Klinische Radiologie, Jungjohann Verlag, 1992
L190	G. Raichle, Ulm
M139	J. Klingelhöfer, München
O141	T. Lange, Lübeck
T170	E. Walthers, Marburg
X113	M. Trauschel, Ulm

Inhaltsverzeichnis Psychiatrie

Inhaltsverzeichnis Neurologie

Psychiatrie

Die Psychiatrie, die »Seelenheilkunde«, ist das Gebiet der Medizin, das sich mit seelischen Erkrankungen befasst. Somit unterscheidet sich das Fach von allen anderen Bereichen der somatischen (organbezogenen) Medizin. In der Psychiatrie geht es nur zum Teil um fassbare körperliche Beschwerden und technische Befunde oder pathologische Laborwerte. Vielmehr lenkt die Psychiatrie den Blick auf die Psyche des Menschen, auf sein Erleben und Verhalten. Auch wenn das persönliche Leid häufig sehr individuell erscheint, versucht der *Psychiater* (der Arzt für Psychiatrie) oder der *Psychologe* durch eine genaue Erhebung und sorgfältige Analyse der Beschwerden die richtige Diagnose für die psychische Störung zu finden. Am Anfang dieses Prozesses stehen Anamnese, psychopathologischer Befund und die körperlich-neurologische Untersuchung. Manchmal ändert sich die Diagnose, wenn im Laufe der Behandlung oder in der Krankengeschichte neue Erkenntnisse über Erleben und Verhalten des Patienten deutlich werden.

Eine psychiatrische Behandlung wird von den Patienten meistens anders erlebt als die Therapie körperlicher Krankheiten. Der Gang zum Psychiater ist häufig von Vorurteilen und Ängsten geprägt (»Man ist nicht ganz richtig im Kopf«). Die meisten psychisch Kranken leiden unter ihrer Störung, fühlen sich krank und suchen von sich aus eine Behandlung auf. Mitunter fehlt einigen psychisch Kranken die Krankheitseinsicht – eine Behandlung muss dann unter bestimmten Bedingungen sogar gegen ihren Willen (☞ 12) erfolgen. Der Übergang zwischen »Normalität« und psychischer Krankheit ist in einigen Fällen fließend. Bestimmte Charaktereigenschaften (wie z.B. ausgeprägter Ordnungssinn) können in gesellschaftlich akzeptierte Bahnen gelenkt werden. Sind diese Eigenschaften allerdings sehr ausgeprägt (wie z.B. bei einer Zwangsstörung ☞ 7.2), kann ein Leidenszustand entstehen.

Aktuelle Diskussionen in der Psychiatrie spiegeln das seit Jahrhunderten beschriebene »Leib-Seele-Problem« wider. Wodurch werden psychische Störungen verursacht? Sind sie »Nervenerkrankungen« oder »Krankheiten der Seele«? Die biologische Psychiatrie sucht Antworten im Bereich des Nervensystems. Tatsächlich lässt sich für immer mehr Krankheiten eine veränderte Funktionsweise von Gehirnstrukturen nachweisen. Medikamente, die an bestimmten Rezeptoren wirken, beeinflussen psychische Erkrankungen. Auch traumatische Erlebnisse verändern den Stoffwechsel des Gehirns. Trotzdem lassen sich psychische Störungen nicht allein mit biologischen Faktoren erklären. Soziale und psychische Einflüsse spielen ebenfalls eine große Rolle. Im Vul-

nerabilitäts-Stress-Modell der Schizophrenie (☞ 5.1) wurden Erkenntnisse der biologischen Psychiatrie und Sozialpsychiatrie zu einem Erklärungsmodell vereinigt. Es besagt, dass ausgehend von einer (biologischen) Veranlagung soziale und emotionale Belastungen zum Krankheitsausbruch führen.
Auf psychiatrischen Stationen und im ambulanten Bereich ist eine enge Zusammenarbeit aller Berufsgruppen wichtig, die mit dem Patienten Kontakt halten. Zu diesem *therapeutischen Team* gehören neben Ärzten auch Krankenpflegepersonal, Psychologen, Sozialpädagogen, Ergotherapeuten und Physiotherapeuten. Die Behandlung ist individuell auf die Krankheit des Patienten abgestimmt und besteht meist aus psychotherapeutischen Gesprächen (mit Psychologen oder Ärzten) kombiniert mit Beschäftigungstherapie, Soziotherapie und medikamentöser Therapie.

1 Befunderhebung und -dokumentation

1.1 Anamnese

Erhebung der Symptome
- Eigenanamnese
- Fremdanamnese.

Analog zu körperlichen Erkrankungen wird beim Erstgespräch die Anamnese erhoben: Der Patient wird nach seinen Symptomen (☞ 2), dem Krankheitsverlauf, möglichen Vorerkrankungen und seiner Biografie gefragt.
Hierbei berichten die Erkrankten im Rahmen der *Eigenanamnese* über ihre Beschwerden. Oft können oder wollen psychisch Kranke nicht über alle Symptome oder Veränderungen Auskunft geben, deshalb wird die Eigenanamnese durch Informationen von Angehörigen in der sog. *Fremdanamnese* ergänzt.
Die Anamnese ergibt zu folgenden Aspekten ein umfassendes Bild des Patienten:

- Beginn, Auslösung und Verlauf der jetzigen Erkrankung
- Psychiatrische und körperliche Vorerkrankungen
- Biografie: Diese enthält Angaben zur Familienanamnese (Familienklima, Charakterisierung von Angehörigen und psychiatrische Erkrankungen in der Familie) sowie der sozialen Anamnese (Lebensgeschichte, Bildung, Beruf, Partnerschaft)
- Psychopathologischer Befund: Beschreibung von Erscheinungsbild und psychischen Symptomen.

Pflege
Bereits beim Erstgespräch sollte eine Pflegekraft anwesend sein und die für die anstehende Pflegeplanung relevanten Informationen notieren. Dies erspart dem Erkrankten in der Anfangsphase seines Klinikaufenthalts das mehrfache Berichten seiner Krankengeschichte, die er häufig nur unter großer psychischer Anstrengung wiedergeben kann.

1.2 Diagnostik

1.2.1 Körperliche Untersuchung

Erkennen von organischen Krankheitssymptomen.

Auch wenn seelische Auffälligkeiten im Vordergrund stehen, ist für die Diagnosestellung eine sorgfältige körperliche Untersuchung des Patienten, die auch eine *Blutuntersuchung* beinhaltet, wichtig. So werden einerseits gleichzeitig bestehende körperliche Erkrankungen erkannt und andererseits lässt sich auch eine organische (Mit-)Ursache von psychischen Störungen entdecken. Besonderer Schwerpunkt der körperlichen Untersuchung ist daher die neurologische Untersuchung (☞ Neuro 1.2).

Labor und EKG wegen möglicher Kontraindikationen und Nebenwirkungen von Medikamenten.

Ein *EKG* (Elektrokardiogramm) wird geschrieben, da bestimmte Psychopharmaka bei Störungen der Erregungsleitung des Herzens nicht gegeben werden dürfen.

Besteht der Verdacht, dass die psychische Störung organisch bedingt ist, werden weitere Untersuchungen durchgeführt wie *EEG* (Elektroenzephalogramm), *CCT* (cerebrale Computer-Tomographie), *MRT* (Magnet-Resonanz-Tomographie) und *Doppler-Sonographie.*

1.2.2 Testverfahren

Ergänzen die Diagnostik.

Die Diagnose von psychischen Störungen wird meistens durch verschiedene psychologische Tests ergänzt. Allerdings haben diese Tests keine absolute Beweiskraft, sondern sind als ergänzende Methode, um die Diagnose zu sichern, anzusehen.

Man unterscheidet:
- Objektive Tests
- Projektive Tests
- Interviews.

Objektive Tests prüfen die Intelligenz, Hirnleistungsfähigkeit und Persönlichkeitsstruktur des Patienten:

- Häufig angewendet wird hierzu der *HAMBURG-WECHSLER-Intelligenztest* für Erwachsene (HAWIE): Der Patient muss Aufgaben aus verschiedenen Bereichen lösen, deren Ergebnisse mit Punkten bewertet werden. Die Gesamt-Punktzahl lässt sich in den Intelligenzquotienten (IQ) umrechnen
- Mit dem *Mini-Mental-Status-Test* (MMST), dem *DemTect* und dem *Syndrom-Kurztest* (SKT) lassen sich durch Testfragen sowie durch Prüfung von Gedächtnis, Aufmerksamkeit und praktischen Fähigkeiten Einschränkungen der Hirnleistung (z. B. bei dementen Patienten) feststellen.

Bei **projektiven Tests** deuten Patienten abstrakte Zeichnungen wie beim RORSCHACH-Test. Diese Deutung lässt Rückschlüsse auf Affektivität, Denken und Intelligenz zu.

Zusätzlich zu diesen Testverfahren gibt es Anleitungen zu (halb-) strukturierten **Interviews,** z. B. von der Arbeitsgemeinschaft für Methodik und Dokumentation in der Psychiatrie (AMDP). Die strukturierten, vorformulierten Fragen sollen die Beschreibung der Symptome und die Diagnosefindung erleichtern.

1.3 Einteilung psychischer Erkrankungen

Die psychischen Erkrankungen lassen sich nach verschiedenen Prinzipien einteilen.

1.3.1 Einteilung nach Krankheitsursache

Das **triadische System** ordnet alle Krankheitsbilder in der Psychiatrie entsprechend ihrer Ursache drei großen Gruppen zu:

- **Organische** (exogene) Psychosen (z. B. Delir und Demenz)
- **Endogene** (körperlich noch nicht begründbare) Psychosen (z. B. Schizophrenie und Affektive Psychosen)
- **Abnorme Variationen des seelischen Wesens** (Persönlichkeitsstörungen, Neurosen, Suchterkrankungen, Sexualstörungen und Oligophrenien).

Das triadische System ist heute durch internationale Diagnosesysteme ersetzt worden.

1.3.2 Diagnosesysteme

Internationale Klassifikationen:
- DSM-IV
- ICD-10.

Die internationalen Diagnosesysteme orientieren sich an der Psychopathologie und am Verlauf der Erkrankung. Damit Häufigkeit und Verlauf von Krankheiten national wie international ausgewertet werden können, werden sie nach bestimmten Kriterien als Zahlenkombination verschlüsselt. Zwei Diagnosesysteme werden dafür eingesetzt:
Das *Diagnostic and Statistical Manual* (DSM-IV) wurde von der American Psychiatric Association herausgegeben und wird vor allem in den USA angewendet.
Die Weltgesundheitsorganisation (WHO) stellte die *International Classification of Diseases* (ICD) zusammen. Die ICD gilt weltweit und verschlüsselt alle Krankheiten und Symptome. Psychische Krankheiten werden als Störungen bezeichnet. Jede Krankheit oder Störung erhält eine drei- bis fünfstellige Ziffer, die möglichst genaue Informationen über Art und Verlauf der Störung enthält. Die Ziffern werden auch als Achsen bezeichnet. Die Krankheitsursache spielt in der ICD eine untergeordnete Rolle. Die 10. Revision der ICD (ICD-10) wurde im Jahr 2000 in Deutschland verbindlich eingeführt und liegt diesem Buch zugrunde.

Psychische Krankheiten werden als Störungen bezeichnet.

Beispiel

Eine Paranoide Schizophrenie, die kontinuierlich andauert, wird mit der Nummer F20.00 kodiert.

- Der erste Buchstabe (F) grenzt **das Gebiet der Medizin** ein. F steht für eine psychische Störung (G hingegen für Krankheiten des Nervensystems)
- Die erste Ziffer (F2) bezeichnet **die Gruppe**, in diesem Beispiel »Schizophrenie, schizotype und wahnhafte Störungen«
- Die zweite Ziffer (F20) beschreibt **die Störung innerhalb dieser Gruppe** und bedeutet »Schizophrenie« (Eine wahnhafte Störung wird z. B. als F22 verschlüsselt)
- Die dritte Ziffer (F20.0) unterscheidet **die Unterform der Störung**, hier die der psychischen Störung *paranoide* Schizophrenie
- Die vierte Ziffer (F20.00) kodiert den **Verlauf** der Erkrankung, z. B. in diesem Fall *kontinuierlich.*

2 Symptome psychischer Erkrankungen

Grundlagen der Psychopathologie

Der sog. psychopathologische *(pathologisch = krankhaft)* Befund beschreibt die psychischen Symptome von Erkrankten. Er enthält Angaben zu allen Aspekten der geistigen und seelischen Fähigkeiten und ist neben der körperlichen und apparativen Untersuchung ein wichtiger Bestandteil der Diagnosefindung. Um den Erfolg der Therapie überprüfen zu können, wird der psychopathologische Befund im Verlauf der Behandlung aktualisiert.

Der psychopathologische Befund wird vom Arzt erstellt, wobei das Pflegepersonal ergänzend wichtige Informationen gibt. Deshalb werden auch im Pflegebericht auffällige Symptome von Patienten mit den Begriffen der Psychopathologie beschrieben.

Psychische Symptome lassen sich anhand von Störungen folgender psychischer Qualitäten kennzeichnen:

- Bewusstsein und Wachheit
- Aufmerksamkeit und Gedächtnis
- Orientierung
- Wahrnehmung
- Denken
- Gefühlsleben
- Antrieb
- Ich-Erleben
- Intelligenz
- Haltung, Ausdruck, Mimik und Gestik
- Kontaktverhalten.

Der psychopathologische Befund beschreibt vollständig alle Symptome des Patienten.
Prüft verschiedene psychische Qualitäten.

Außerdem enthält der psychopathologische Befund ggf. Hinweise auf auffälliges Verhalten, äußeren Eindruck, Kleidung und Pflegezustand.

2.1 Bewusstsein

Unter Bewusstsein wird die Fähigkeit verstanden, sich über die eigenen geistigen Möglichkeiten wie Erinnern und Denken bewusst zu sein und um seine eigene Persönlichkeit zu wissen.

Zwei Aspekte des Bewusstseins werden geprüft: Die Vigilanz *(Wachheit)* und die Bewusstseinsklarheit. Entsprechend werden *quantitative* und *qualitative Bewusstseinsstörungen* unterschieden. Selbstverständlich sind beide Aspekte eng miteinander ver-

Wissen um die eigene Person.
Qualität und Quantität des Bewusstseins werden unterschieden. Häufig sind beide parallel gestört.

bunden. So verfügt nur ein wacher Mensch über eine vollständige Klarheit des Bewusstseins.

Quantitative Bewusstseinsstörungen

Einschränkung der Vigilanz in verschiedenen Stufen:
- Benommenheit
- Somnolenz
- Sopor
- Koma.

❶ Zu den quantitativen *(lat. quantus = Menge)* Bewusstseinsstörungen zählt die mehr oder minder starke Beeinträchtigung der Vigilanz.

Benommenheit

Die Geschwindigkeit von Denken und der Auffassungsgabe ist herabgesetzt. Aufgaben werden verlangsamt ausgeführt.

Somnolenz

(lat. somnolentia = Schläfrigkeit)

❷ Somnolenz bezeichnet eine außergewöhnliche Schläfrigkeit. Spontane Äußerungen fehlen, spontane Bewegungen sind selten. Der Patient erscheint apathisch und äußerst verlangsamt.

Sopor

(lat. tiefer Schlaf)

Der Patient wirkt wie betäubt, ist nur noch durch starke Reize wie Zwicken oder starkes Schütteln erweckbar. Auf Schmerzreize antwortet er nur ungezielt mit Abwehrbewegungen ohne Schmerzlaute. Sopor und Somnolenz werden z. B. bei Alkoholintoxikationen beobachtet.

Koma

Koma ist die tiefe Bewusstlosigkeit. Der Patient ist nicht erweckbar; Abwehrbewegungen bei Schmerzen oder Reflexe lassen sich nicht mehr auslösen. Ein Koma tritt auf bei schweren hirnorganischen Krankheiten und internistischen Erkrankungen.

Qualitative Bewusstseinsstörungen

Beeinträchtigung der Klarheit des Bewusstseins:
- Bewusstseinstrübung
- Bewusstseinseinengung
- Oneiroid.

Unabhängig vom Grad der Vigilanz kann auch die Qualität bzw. die Klarheit des Bewusstseins beeinträchtigt sein. Der Patient kann nicht mehr angemessen auf Veränderungen der Umwelt reagieren.

Bewusstseinstrübung

Das bewusste Erleben der Umwelt ist beeinträchtigt. Das Denken ist verlangsamt und zusammenhangslos. Der Patient erscheint verwirrt und ist häufig desorientiert. Typischerweise tritt eine Bewusstseinstrübung beim Delirium tremens (☞ 4.3, 9.1.3) auf.

Bewusstseinseinengung

Gleicht einem Dämmerzustand. Hier ist das Bewusstsein eingeengt. Die Aufmerksamkeit des Patienten richtet sich nach innen – er reagiert weniger auf Außenreize. Halluzinationen können vorkommen. Das Denken ist eingeengt und unklar. Das äußere Handeln kann jedoch geordnet erscheinen.

Oneiroid

Oneiroid *(gr. oneiros = Traum)* ist ein Trancezustand. Der Patient befindet sich in einer »traumhaften Verwirrtheit«, hat häufig Illusionen und wahnhaftes Erleben.

Bewusstseinserweiterung

Durch bestimmte Drogen (☞ 9.2), aber auch durch Meditation und verschiedene psychische Erkrankungen (z.B. Manie ☞ 6.2) kann es zu Bewusstseinserweiterungen kommen. Die Person ist hellwach und zeigt eine ausgeprägte Auffassungsgabe.

? Übungsfragen

1. Nennen Sie die quantitativen Bewusstseinsstörungen!
2. Was versteht man unter Somnolenz?

2.2 Aufmerksamkeit und Gedächtnis

Zu Aufmerksamkeit und Gedächtnis gehören Auffassung und Konzentration, die alle eng miteinander verknüpft sind.
Aufmerksamkeit bezeichnet die Fähigkeit, neue (Sinnes-)Eindrücke aufzunehmen. Unter Auffassung wird das »Begreifen und Verstehen« dieser Eindrücke verstanden. Hierzu ist aber auch die Einbeziehung von Erinnerungen Voraussetzung, die wiederum von einem intakten Gedächtnis abhängig ist. Die Störung der Aufmerksamkeit führt zur Beeinträchtigung der Merkfähigkeit.

Aufnehmen neuer Eindrücke und Erinnern.

Aufmerksamkeitsstörung

Die Aufmerksamkeit kann durch Störungen der Konzentration oder der Auffassung beeinträchtigt sein.

Die Aufmerksamkeit hängt ab von
- Konzentration und
- Auffassung.

Konzentrationsstörung

Der Patient schweift ab und kann sich nur vorübergehend mit einer Sache beschäftigen. Um die Konzentration zu prüfen, wird dem Patienten z.B. eine Rechenaufgabe gestellt, bei der er von 100 hintereinander jeweils die Zahl 7 abziehen muss.

Auffassungsstörung

Wahrgenommenes kann nicht richtig begriffen und mit Erinnerungen verknüpft werden. Die Auffassung kann fehlen, verlangsamt oder verkehrt sein. Sie kann geprüft werden, indem der Patient eine Fabel nacherzählen und erklären soll. Voraussetzung für das Nacherzählen ist die intakte Auffassung, für die Interpretation die Verknüpfung mit Erfahrungen. Ein weiterer Test für Auffassung (und formales Denken ☞ 2.5) besteht darin, die Bedeutung von Sprichwörtern zu erfassen, z. B. »Morgenstund hat Gold im Mund«.

Gedächtnisstörungen

Das Erinnerungsvermögen lässt sich in Stufen einteilen:
- Ultrakurzzeitgedächtnis
- Kurzzeitgedächtnis
- Langzeitgedächtnis.

❶ Das Gedächtnis ist ein komplexer Prozess, der vielfältig gestört sein kann. Häufig wird unterschieden in Störungen von:

- Ultrakurzzeitgedächtnis

Das sofortige Nachsprechen von Worten und Zahlenfolgen (z. B. auch in umgekehrter Reihenfolge) ist nicht oder nur eingeschränkt möglich

- Kurzzeitgedächtnis

Wörter können nicht länger als 10 Minuten behalten werden

- Langzeitgedächtnis

Informationen und Erlebnisse die Tage oder Jahre zurückliegen können nicht richtig wiedergegeben werden.

Die Begriffe Merkfähigkeits- und Kurzzeitgedächtnisstörung werden häufig synonym eingesetzt.

Wichtige Gedächtnisstörungen:
- Amnesie und
- Konfabulationen.

Gedächtnisstörungen kommen in verschiedenen Formen vor:

Amnesie

❷ Für ein bestimmtes Ereignis (z. B. Unfall, epileptischer Anfall) besteht eine Erinnerungslücke. Bei der *retrograden* Amnesie betrifft diese die Zeit *vor* dem Ereignis. Bei der *anterograden* Amnesie ist die Erinnerung für die Zeit *nach* dem Unfall gestört.

Zeitgitterstörungen

Der Patient kann Ereignisse in seinem Leben nicht in den richtigen zeitlichen Zusammenhang stellen, verwechselt Jahreszahlen und Monate.

Konfabulationen

Gedächtnislücken füllt der Patient mit Einfällen aus. Diese sind für ihn real.

Déjà-vu *(frz. schon gesehen)*
Vermeintliches Wiedererkennen von Orten, Situationen oder Personen.

? Übungsfragen

❶ In welche Stufen lässt sich das Erinnerungsvermögen einteilen?

❷ Was ist eine Amnesie?

2.3 Orientierung

Orientierung bezeichnet die Fähigkeit einer Person, Ort, Zeit, Situation und Angaben zu sich selbst korrekt zu benennen und sich somit in der Realität zurechtzufinden. Demnach werden unterschieden:

Das Benennen der Realität kann vielfältig gestört sein:
- Örtlich
- Zeitlich
- Situativ
- Zur eigenen Person.

Örtliche Desorientiertheit
Der Patient weiß nicht, wo er sich aufhält.

Zeitliche Desorientiertheit
Tageszeit, Datum, Wochentag oder Jahr können nicht genau genannt werden.

Situative Desorientiertheit
Der Patient erfasst z.B. nicht, dass und warum er in ärztliche Behandlung gekommen ist.

Desorientiertheit zur eigenen Person
Der Patient hat seinen Namen oder Gegebenheiten aus seiner Biografie vergessen.

2.4 Wahrnehmung

Wahrnehmung bezeichnet die Fähigkeit, mit den eigenen Sinnen die Umwelt richtig zu erkennen.

Quantitative Wahrnehmungsstörungen

Veränderte Aufnahme von Sinnesreizen. Die Intensität der Reize ist verändert.

Bei den quantitativen Wahrnehmungsstörungen ist die Intensität oder die Menge der Sinneseindrücke verändert. Auf Grund von Schäden an einem Sinnesorgan ist die entsprechende Sinneswahrnehmung beeinträchtigt oder unmöglich. Neben diesen organischen gibt es auch psychische Ursachen für Wahrnehmungsausfälle. Daneben kann auch die Intensität der Reize vermindert (z.B. bei schweren Depressionen) oder gesteigert sein (z.B. bei Manien oder Rauschzuständen).

Qualitative Wahrnehmungsstörungen

Der Inhalt der Sinneseindrücke ist gestört:

- Illusion = Fehlwahrnehmung
- Halluzination = Trugwahrnehmung.

❶ Die Art der Wahrnehmung ist gestört. Je nach Inhalt wird die Illusion von der Halluzination unterschieden.

Illusion

(lat. illusio = Verspottung, Täuschung)
Eine Illusion basiert auf einer verfälschten Wahrnehmung. Tatsächlich vorhandene Sinneseindrücke werden verkannt. Beispiel: Ein Baumstumpf wird als hockender Mensch umgedeutet.

Halluzination

(lat. alucinatio = Verwirrung, Trugwahrnehmung)
Bei einer Halluzination gibt der Patient Sinnesreize an, die in Wirklichkeit nicht existieren. Halluzinationen können alle Sinnesgebiete betreffen. Es gibt akustische, optische, olfaktorische (Geruchs-), gustatorische (Geschmacks-) und taktile (Tast-)Halluzinationen. Der Betroffene ist von der Existenz dieser Wahrnehmungen überzeugt. Beispiel: Auf einem menschenleeren Platz wird ein Mann gesehen.

Pseudohalluzination

❷ Der Patient erlebt eine Trugwahrnehmung, ist sich aber bewusst, dass diese nicht der Realität entspricht. Die »Halluzination« wird als unecht empfunden.

Pflege

Halluzinationen werden nicht immer offen geschildert. Vorsichtige Fragen nach beunruhigenden oder ängstigenden Erlebnissen können es dem Patienten erleichtern, über die Trugwahrnehmungen zu sprechen. Manchmal wird schon aus der Beobachtung deutlich, dass der Patient unter dem Eindruck von Halluzinationen steht: Er schaut irritiert im Raum umher, als sehe oder höre er etwas.

? Übungsfragen

❶ Wodurch unterscheiden sich Illusionen von Halluzinationen?

❷ Was sind Pseudohalluzinationen?

2.5 Denken

Fähigkeiten wie Wahrnehmen, Erinnern, Entscheiden, Urteilen sowie Ordnen und Verbinden von Informationen sind Bestandteile des Denkens.

➊ Die Denkstörungen werden in *formale* und *inhaltliche* Denkstörungen eingeteilt. Die formalen Denkstörungen betreffen den *Gedankenablauf*, die inhaltlichen Denkstörungen beziehen sich auf die *Gedankeninhalte*.

Verschiedene Informationen werden verarbeitet.

Formale Denkstörungen

Formale Denkstörungen lassen sich nur selten vom Patienten erfragen. Sie werden in der Regel während der Untersuchung durch Beobachten des Redeflusses deutlich.

Störung des Gedankenablaufs:

- Verlangsamung
- Hemmung
- Perseveration
- Unklares Denken
- Eingeengtes Denken
- Gedankenabreißen
- Ideenflucht
- Zerfahrenheit
- Unverständliche Sprache.

Verlangsamung

Das Denken ist insgesamt sehr langsam und schleppend. Zwischen einzelne Worte und Sätze werden Pausen eingeschoben.

Hemmung

Die Patienten empfinden ihren Denkablauf subjektiv eingeschränkt, wie gebremst. Es fehlt an Einfällen.

Perseveration

(lat. perseverare = beharrlich bei etwas bleiben)

Die Gedanken kreisen um ein und dasselbe Thema; Worte oder Sätze werden wiederholt, ohne sinnvoll zu sein.

Unklares Denken

Wichtiges kann nicht von Unwichtigem getrennt werden. Das Denken erscheint ohne Ziel und Ordnung.

Eingeengtes Denken

Das Denken ist gekennzeichnet durch einen Mangel an Vielfalt. Ein Themenwechsel ist dem Patienten gar nicht oder nur schwer möglich.

Gedankenabreißen

Ein Gedankengang endet plötzlich. Anschließend wird das Thema gewechselt.

Ideenflucht

Ein Gedanke jagt den anderen. Ständig neue Einfälle hindern den Patienten daran, einen Gedankengang zu Ende zu führen. Der Zusammenhang zwischen den neuen Ideen bleibt allerdings meistens verständlich.

Zerfahrenheit

❷ Bei der Zerfahrenheit erscheint das Denken zusammenhanglos und unlogisch. Typischerweise tritt »Wortsalat« auf, indem Worte und Gedanken beziehungslos nebeneinander stehen. Beispiel: Auf die Frage nach den Ereignissen vor Aufnahme wird geantwortet: »Der Paul hat mich heute gesehen. Überfall. Der Strand war schneeweiß«.
Eine Vorstufe der Zerfahrenheit ist das *assoziativ gelockerte Denken.* Es werden neue inhaltliche Zusammenhänge geknüpft, die gerade noch nachvollziehbar erscheinen.

Unverständlichkeit der Sprache

Der Patient erfindet neue Worte (sog. Neologismen), redet an einer Frage oder einem Thema vorbei, und die verwendeten Worte verlieren ihre eigentliche Bedeutung (sog. Begriffszerfall).

Inhaltliche Denkstörungen

Störung von Denkinhalten:
- Wahn: Unkorrigierbare, objektiv falsche Überzeugung.

Wahn

❸ Im Wahn besteht eine eigene, objektiv falsche Wirklichkeit. Der Erkrankte ist von der Richtigkeit der Wahnvorstellungen unkorrigierbar überzeugt.
Der manifeste Wahn, die sog. *Wahngewissheit,* entwickelt sich aus einer *Wahnstimmung* heraus, in der ein Mensch misstrauisch oder ratlos ist; er erlebt sich in einer unklaren, diffusen Atmosphäre. Die *Wahnidee* (der *Wahneinfall)* selbst enthält einen konkreten Inhalt. Durch *Wahnarbeit* können Wahnideen sowie verschiedene Erlebnisse wie Halluzinationen und *Wahnwahrnehmungen* (reale Sinneswahrnehmungen werden wahnhaft fehlinterpretiert), für den Patienten einen Zusammenhang bekommen und in einem *Wahnsystem* zusammengefügt werden.
Häufige Wahnthemen sind:

- Eifersuchtswahn, Größenwahn, Schuldwahn
- Beziehungswahn: alles geschieht wegen des Erkrankten
- Beeinträchtigungswahn: alles, was geschieht, ist gegen den Erkrankten gerichtet
- Verfolgungswahn: Geschehnisse bedrohen den Patienten.

- Überwertige Idee: Hartnäckig vertretene Überzeugung.

Überwertige Idee

Hartnäckig festgehaltene, gefühlsbetonte Überzeugung mit politischen, religiösen und wissenschaftlichen Themen.

- Zwang: Handlungen und Gedanken lassen sich nicht beeinflussen.

Zwang

Handlungen oder Gedanken drängen sich auf, werden als sinnlos erkannt, können aber nicht willentlich beeinflusst werden. Das Unterdrücken eines Zwangs ist mit starker Angst verbunden.

Unterschieden werden
- *Zwangsgedanken:* Denkinhalte, die sich einem Patienten immer wieder aufdrängen, z. B. Zwangsvorstellungen
- *Zwangshandlungen*, z. B. Waschzwang
- *Zwangsimpulse:* Antrieb zu sinnlosen und gefährlichen Handlungen, die der Patient meistens aber nicht ausführt, z. B. sich selbst oder andere mit einem Messer verletzen.

Phobien

(gr. phobos = Furcht, Flucht)

Angstgefühl, das sich auf bestimmte Objekte oder Situationen bezieht (Furcht). Der Patient reagiert oft schon panisch beim Gedanken an die entsprechende Situation, z. B. Spinnenphobie, Klaustrophobie (☞ 7.1.1) etc.

- Phobie: Angst vor Objekten oder Situationen.

? Übungsfragen

❶ Wie lassen sich die Denkstörungen einteilen?

❷ Was versteht man unter Zerfahrenheit des Denkens?

❸ Wodurch ist ein Wahn gekennzeichnet?

2.6 Affektivität

❶ Unter Affektivität *(lat. afficere = einwirken, befallen)* wird das Gefühlsleben verstanden. Dabei wird *Stimmung* als langfristiger Gefühlszustand (z. B. Depression) von *Affekten* als kurz dauernde Gefühle (z. B. Trauer, Angst, Verzweiflung, Freude, Wut) unterschieden. Geprüft wird auch, ob der Affekt der Situation entspricht. Störungen des Gefühlslebens können Stimmung oder Affekt betreffen.

Zum Gefühlsleben gehören Stimmung und Affekt.

Affektlabilität

Schneller Wechsel der Affekte mit kurzer Dauer und unterschiedlicher Ausrichtung (z. B. Wechsel von Trauer und Freude).

Unterscheidung von:
- Affektlabilität
- Affektinkontinenz
- Affektarmut
- Gefühl der Gefühllosigkeit
- Parathymie
- Ambivalenz
- Stimmungslabilität
- Depressivität
- Manie.

Affektinkontinenz

Die Affekte können nur begrenzt gesteuert werden, erscheinen stärker als normal und lassen sich nicht immer beherrschen.

Affektarmut

Die Affektarmut ist gekennzeichnet durch einen Mangel an Gefühlserleben. Der Patient wirkt gleichgültig, lustlos und ist nicht schwingungsfähig in seinen Gefühlsäußerungen.

Gefühl der Gefühllosigkeit

Die betroffenen Patienten beschreiben eine Gemütsleere. Der Erkrankte fühlt sich wie abgestorben.

Parathymie

(gr. para = neben, abweichend; thymos = Gemüt)

❷ Dieser paradoxe Affekt beschreibt, dass Gefühlsausdruck und Erlebnisbericht nicht übereinstimmen. Ein Patient spricht von traurigen Dingen und lacht dazu.

Ambivalenz

(lat. ambi = zu beiden Seiten; valere = wert sein, gelten)

Der Patient empfindet gleichzeitig gegensätzliche Gefühle und Bedürfnisse. Diese innere Zerrissenheit wird meistens als sehr quälend empfunden.

Depressivität

Niedergeschlagene Stimmung.

Euphorie, Hypomanie, Manie

(lat. euphoros = leicht zu tragen, geduldig; gr. hypo = unter; mania = Wahnsinn, Sucht)

Gehobene Stimmung in unterschiedlich starker Ausprägung.

? Übungsfragen

❶ Was sind Affekte?

❷ Erklären Sie den Begriff Parathymie!

2.7 Antrieb und Psychomotorik

Der Antrieb ist eine vom Willen unabhängige Kraft, eine Grundaktivität, die alle seelischen Leistungen antreibt. Als Psychomotorik werden die motorischen Funktionen Bewegung, Mimik und Gestik bezeichnet, die durch psychische Funktionen mit beeinflusst werden.

Antriebsstörungen

Störung der Grundaktivität:
- Antriebsminderung
- Antriebssteigerung.

Antriebsarmut

Durch einen Mangel an Leistung, Energie und Initiative wirken die Patienten gleichgültig und wenig aktiv.

Antriebssteigerung

Die Patienten sind lebhaft bis unruhig. Sie haben eine erhöhte, zielgerichtete Aktivität.

Störungen der Psychomotorik

Störung von motorischen Funktionen, die durch psychische Funktionen beeinflusst werden:
- Hyperkinese
- Hypokinese, Akinese
- Stupor
- Katalepsie
- Mutismus
- Tic
- Stereotypie
- Manierismus
- Echopraxie, Echolalie
- Befehls-automatismus
- Negativismus
- Logorrhoe.

Hyperkinese

(gr. hyper = über, hinaus; lat. kinese = Bewegung)
Diese Form der Aktivitätssteigerung ist gekennzeichnet durch Bewegungsunruhe und ziellose Aktivität.

Hypokinese, Akinese

Hypokinese ist die Bewegungsarmut, Akinese bezeichnet eine Bewegungslosigkeit.

Stupor

(lat. stupor = Erstarrung)
Beim Stupor erstarrt der Patient in Angst, Schreck, Trauer und Ratlosigkeit.

Katalepsie

(lat. katalepsis = Fassen)
❶ Der Patient verharrt in einer eingenommenen Körperhaltung.

Mutismus

(lat. mutus = stumm)
Der Patient schweigt, obwohl Sprechorgane und Sprachfunktion intakt sind.

Tic

❷ Gleichförmige, wiederholte Bewegungen in Mimik und Gestik.

Stereotypie

Ständiges Wiederholen der gleichen Bewegungsabläufe und Gesten.

Manierismus

Sonderbares, gekünsteltes Verhalten.

Echopraxie, Echolalie

(gr. echo = Ton, Schall; praxis = Tun; lat. lalein = reden)
Automatenhaftes Nachahmen wird als Echopraxie bezeichnet; das Nachsprechen als Echolalie.

Befehlsautomatismus

Der Patient führt kritiklos alles aus, was man ihm aufträgt.

Negativismus

Der Patient weigert sich Aufforderungen nachzukommen, oder macht genau das Gegenteil.

2

Logorrhoe

(gr. logos = Wort, Lehre; rhoe = Fließen, Strömung, Flut)
Der Patient hat einen starken Rededrang, der vom Gesprächspartner nicht gebremst werden kann.

? Übungsfragen

➊ Woran erkannt man eine Katalepsie?

➋ Was ist ein Tic?

2.8 Ich-Erleben

Erleben der eigenen Person als Einheit.

Das Ich-Erleben wird geprägt durch die Fähigkeit eines Menschen, sich selber als Individuum zu erleben und sich gegen andere Personen abzugrenzen. Bei Ich-Störungen wird die eigene Person nicht als Einheit erlebt. Die Grenze zwischen Ich und Umwelt geht verloren. Eigene Gedanken werden als fremd, »von außen gemacht« empfunden.

Unterscheidung verschiedener Ich-Störungen:
- Gedanken-ausbreitung
- Gedankenentzug
- Gedanken-eingebung
- Autismus.

Ich-Störungen

Gedankenausbreitung

➊ Die eigenen Gedanken gehören auch anderen Menschen.

Gedankenentzug

Die eigenen Gedanken werden von anderen Menschen weggenommen.

Gedankeneingebung

➋ Die eigenen Gedanken werden von außen (durch andere Menschen) gemacht, gelenkt, beeinflusst.

Autismus

(gr. autos = für sich)
Eine Person zieht sich zurück in die eigene innere Welt und zeigt oft eintönige Bewegungsmuster.

- Depersonalisation
- Derealisation.

Entfremdungserlebnisse

Neben Ich-Störungen gibt es auch Entfremdungserlebnisse, bei denen nicht das Gefühl des »von außen Gemachten« entsteht:

Depersonalisation

Das eigene Ich wird als fremd, quasi abgetrennt von der eigenen Person erlebt.

Derealisation

Die Umwelt wird als fremd oder verändert erlebt.

? Übungsfragen

❶ Erklären Sie den Begriff Gedankenausbreitung!

❷ Was versteht man unter Gedankeneingebung?

2.9 Intelligenz

Unter Intelligenz wird die geistige Beweglichkeit verstanden. Sie zeigt sich in der Begabung, Sinnzusammenhänge sowie neue Gegebenheiten und Aufgaben zu erfassen und durch Denkleistungen zu lösen. Die Intelligenz lässt sich mit einem Intelligenztest messen. Der durchschnittliche (»normale«) IQ beträgt 100. Prinzipiell gibt es aber keine einheitliche Definition von Intelligenz.

Geistige Beweglichkeit und Denkleistung.

❶ Es werden angeborene Intelligenzminderungen, die Oligophrenie (☞ 10), von erworbenen, der Demenz (☞ 4.1) unterschieden. Bei Letzterer kommt es durch den Verlust von bereits erworbenen intellektuellen Fähigkeiten zur Intelligenzminderung.

Intelligenzminderungen:
- Oligophrenie (angeboren)
- Demenz (erworben).

? Übungsfrage

❶ Unterscheiden Sie die Begriffe Oligophrenie und Demenz!

3 Therapie psychischer Erkrankungen

Kombination verschiedener Therapieformen.

In der modernen Psychiatrie werden häufig verschiedene Therapieformen kombiniert. Beispielsweise erhalten Patienten mit einer Schizophrenie (☞ 5) Medikamente, um die Krankheitssymptome zu lindern. Parallel dazu werden therapeutische Gespräche geführt sowie in der Ergotherapie Ausdauer und Konzentration geübt. Die psychiatrische Pflege gestaltet für den Patienten den Realitätsraum durch Sozialtraining.

3.1 Psychotherapie

Behandlung von psychischen Störungen mit psychologischen Mitteln.

Unter dem Begriff Psychotherapie werden verschiedene Behandlungsformen zusammengefasst, die Leidenszustände, Lebensprobleme oder Verhaltensstörungen mit psychologischen Mitteln behandeln. Therapien werden in sog. *Sitzungen* abgehalten, die zwischen 45 und 90 Minuten dauern können. In den letzten Jahren entstanden vielfältige Therapieformen, die in der folgenden Übersicht nicht alle vorgestellt werden können.

3.1.1 Gesprächspsychotherapie

Klient steht im Mittelpunkt.

Die Gesprächspsychotherapie stellt den Patienten, den Klienten, in den Mittelpunkt und nicht die Krankheit mit ihren Symptomen. Die Therapieform wird daher auch *klientenzentriert* genannt.

Technik und Indikationen

Therapeut-Patient-Dialog mit der Anregung, Probleme selber zu lösen.

Charakteristisches Merkmal ist der *Therapeut-Patient-Dialog*. Der Therapeut muss dem Klienten dabei echte positive emotionale Zuwendung geben und ihn annehmen. Er wiederholt das, was der Klient berichtet hat. Dabei darf der Therapeut das Gesagte verdeutlichen, aber nicht deuten oder interpretieren. Der Klient soll angeregt werden, sich genauer kennen zu lernen und seine Probleme selber zu lösen. Eine Gesprächspsychotherapie geht über 4–20 Sitzungen.

Indikationen sind Krisenintervention (☞ 11.1), aktuelle Konflikte sowie Persönlichkeitsstörungen (☞ 8).

3.1.2 Verhaltenstherapie

❶ Der Verhaltenstherapie liegt die Annahme zu Grunde, dass bestimmte psychische Krankheiten Ergebnis eines erlernten Fehlverhaltens sind. Im Rahmen der Verhaltenstherapie wird zunächst das »krankhafte« Verhalten analysiert und anschließend ein neues Verhaltensmuster erlernt. Die Verhaltenstherapie ist problem- und zielorientiert. Patienten nehmen eine aktive Rolle ein, da sie selber (z. B. durch angeleitete Übungen) zum Therapieerfolg beitragen müssen. Therapeuten fungieren somit als Experten, die Hilfe zur Selbsthilfe geben. Für einige Erkrankungen gibt es gut erprobte Manuale, in denen die Inhalte von (Gruppen-)Therapieeinheiten beschrieben sind. Dafür werden unterschiedliche Techniken eingesetzt.

Störung ist Ausdruck eines erlernten Fehlverhaltens.

Technik und Indikationen

Systematische Desensibilisierung

Diese Therapieform dient dem Abbau von Ängsten und Phobien. Der Patient lernt zunächst Entspannungstechniken. Anschließend wird er mit dem Angst auslösenden Reiz konfrontiert. Dieser Reiz hat anfangs eine geringe Stärke (Gedanken an den Reiz) und wird dann gesteigert (Gedanken, Bilder, Erleben von realen Situationen). Der Patient lernt, den Angst auslösenden Reiz mit Hilfe der Entspannungstechniken zu beherrschen. Beispielsweise wird ein Mensch mit einer Hundephobie zunächst aufgefordert, sich einen Hund vorzustellen, dann einen Hund zu zeichnen und schließlich – zunächst in Begleitung des Therapeuten – einen Hund zu berühren. Die Begleitung des Patienten in eine Angst auslösende Situation wird Expositionsbehandlung genannt. Expositionsbehandlungen werden auch vom Pflegepersonal (in Zusammenarbeit mit dem Therapeuten) durchgeführt.

- Systematische Desensibilisierung: Beherrschung Angst auslösender Reize

Selbstsicherheitstraining

Ursache von Angst ist oft eine Unsicherheit des Selbstvertrauens. Patienten bauen Unsicherheit und Angst ab, indem sie mittels Rollenspiel alternative Verhaltensweisen lernen.

- Selbstsicherheitstraining: Abbau von Unsicherheit und Angst

Operantes Konditionieren

Erwünschtes Verhalten wird belohnt. Unerwünschtes Verhalten wird entweder nicht beachtet oder bestraft. Diese Methode wird z. B. in der Behandlung der Anorexia nervosa (☞ 7.8) angewandt. **Biofeedback** ist eine Form des operanten Konditionierens. Dabei lernt der Patient sein autonomes Nervensystem zu beeinflussen, indem beispielsweise Muskelanspannung abgeleitet und auf einem Monitor sichtbar gemacht wird. Auf diesem Weg lassen sich verschiedene psychosomatische Krankheiten behandeln.

- Operantes Konditionieren: Belohnen und Bestrafen

- Negatives Üben: Unerwünschtes Verhalten wiederholen

Negatives Üben

Bei Stottern oder Tics (☞ 2.7) soll das unerwünschte Verhalten bis zur Erschöpfung wiederholt werden. Auf diesem Wege wird das Wiederauftreten der Symptome gehemmt.

- Umstrukturierung der Denkmuster

Kognitive Therapie

Kognitionen (Gedanken, Gefühle und Interpretationen), die der Patient mit der Krankheit verbindet, werden identifiziert und durch Rekognition ersetzt. Dies geschieht, indem mit dem Patienten mögliche Verzerrungen von Wahrnehmungen besprochen werden. In einem gelenkten Gespräch soll er diese selbst hinterfragen und Alternativen entwickeln.

- Übungsprogramme zum Defizitausgleich.

Skill training

Viele psychisch kranke Menschen zeigen Schwierigkeiten in Kommunikation, sozialen Kompetenzen und Problemlösefertigkeiten. Diese Defizite können gezielt durch Übungsprogramme ausgeglichen werden: Soziales Kompetenztraining, Problemlösetraining, Kommunikationstraining.

3.1.3 Psychoanalytische Psychotherapie

Störung ist Folge unbewusster Konflikte. Tiefenpsychologie.

❷ Grundlage der Psychoanalyse bildet die Theorie, dass bestimmte psychische Krankheiten Ausdruck von nicht gelösten Konflikten (aus der frühen Kindheit) und anderen Erlebnissen (☞ 7) sind. Diese Konflikte wurden ins Unbewusste verdrängt. Die psychoanalytische Psychotherapie widmet sich diesen verdrängten Persönlichkeitsanteilen. Sie wurde von SIGMUND FREUD (1856–1939) entwickelt. Weil sich die Psychoanalyse mit unbewussten Vorgängen beschäftigt, die tief im Innern der Seele verborgen sind, wird sie auch als *Tiefenpsychologie* bezeichnet.

Durch die Analyse von Gedanken und Gefühlen werden die zu Grunde liegenden Konflikte bearbeitet. Übertragung und Gegenübertragung.

Technik und Indikationen

Patienten liegen auf einer Couch und erzählen frei alles, was ihnen einfällt *(freie Assoziation)*. Ein Therapeut sitzt am Kopfende und kann vom Patienten nicht gesehen werden. Dieses »setting« erleichtert es dem Patienten, seine Gedanken und Gefühle zu äußern. Der Therapeut greift so wenig wie möglich in den Gedankenfluss ein. Stattdessen deutet *(»analysiert«)* er das Gesagte. Im Verlauf der Therapie werden unbewusst gewordene Episoden und Konflikte aus der Lebensgeschichte des Patienten deutlich und bearbeitet. Dabei reaktiviert der Patient frühkindliche Wünsche und Gefühle und projiziert diese ggf. auf den Therapeuten: Der Patient verhält sich dem Therapeuten gegenüber wie z.B. dem eigenen Vater gegenüber in der Kindheit. Dieser Vorgang wird als *Übertragung* bezeichnet. Der Patient kann auch beim Therapeuten Gefühle hervorrufen – die *Gegenübertragung*.

Übertragung und Gegenübertragung müssen vom Therapeuten erkannt und ebenfalls analysiert werden.
Eine klassische Psychoanalyse benötigt mindestens 200 Therapiesitzungen mehrmals wöchentlich und soll die Persönlichkeitsstruktur beeinflussen. Häufiger wird heute die *psychoanalytische Kurztherapie* (tiefenpsychologisch fundierte oder psychodynamische Psychotherapie) angewandt. Sie bearbeitet nur den aktuellen Konflikt und dauert 50 Sitzungen.
Indikationen der Psychoanalyse und der tiefenpsychologisch orientierten Psychotherapie sind neurotische Störungen und psychosomatische Erkrankungen (☞ 7).

3.1.4 Entspannung und Körperwahrnehmung

Hypnose

(gr. hypnos = Schlaf)
Ein Arzt verändert durch *Suggestion* (die Beeinflussung von Fühlen, Denken und Handeln) die Bewusstseinslage des Patienten. Hierdurch lassen sich einzelne psychosomatische Erkrankungen und neurotische Störungen beeinflussen. Zusätzlich sollte der Patient mit weiteren Therapieverfahren die Ursachen der Krankheiten bearbeiten.

- Hypnose: Veränderung der Bewusstseinslage

Autogenes Training

❸ Patienten erlernen eine bestimmte Technik, um sich entspannen zu können. Es ist z. B. indiziert bei Unruhe, Schlafstörungen oder Schmerzen.

- Autogenes Training: Entspannungstechnik

Progressive Muskelentspannung nach Jacobsen

Der Wechsel von bewusster Anspannung einzelner Muskeln und anschließender Entspannung der Muskulatur, führt zu einer allgemeinen Entspannung und zum Abbau von Stress und Angst.

- Progressive Muskelentspannung nach Jacobsen: Stressabbau, Entspannung.

Bewegungstherapie

Durch Bewegung (Sport, Tanz oder Gymnastik) wird Spannungsabbau, Körperwahrnehmung und Aktivierung erreicht.

Musiktherapie

Musiktherapie fördert Ausdruck und Kreativität, kann aber auch der Entspannung dienen.

? Übungsfragen

❶ Nennen Sie das Ziel der Verhaltenstherapie!
❷ Was passiert bei der Psychoanalyse?
❸ Was ist Autogenes Training?

3.2 Soziotherapie

Eingliederung in die Gesellschaft.

Ziel der Soziotherapie ist es, psychisch Kranke wieder in die Gesellschaft und ihre soziale Umgebung einzugliedern. Soziale Ursachen (z.B. Konflikte in Umfeld, Familie) von psychischen Krankheiten werden analysiert und gemeinsam Änderungsstrategien festgelegt. Während der stationären Behandlung zählt zur Soziotherapie das aktive Gestalten des Klinikalltages (z.B. Kochen, Außenaktivitäten, Beurlaubung). In Übergangswohnheimen, betreuten Wohngemeinschaften oder ambulant in der eigenen Wohnung werden chronisch psychisch kranke Menschen begleitet, in die Gesellschaft integriert und rehabilitiert.

Im ambulanten Bereich ermöglichen es Angebote wie betreutes Wohnen dem Patienten, wieder außerhalb der Klinik zu leben und dennoch weiter betreut zu werden. Seit kurzem wird die Soziotherapie auch von den Krankenkassen bezahlt. In diesem Fall wird unter dem Begriff die Koordination der ambulanten psychiatrischen Behandlung psychisch kranker Menschen verstanden.

3.3 Ergo- und Beschäftigungstherapie

Förderung von Fähigkeiten und Stärkung psychischer Qualitäten.

Die Ergotherapie *(gr. ergo = Tat, Arbeit)* unterstützt Kranke darin, die Fähigkeiten des täglichen Lebens wieder zu erlernen. Durch einfache künstlerische und handwerkliche Tätigkeiten werden u.a. folgende Eigenschaften gestärkt:

- Konzentration und Merkfähigkeit
- Ausdauer und Belastbarkeit
- Gefühlsausdruck
- Wahrnehmung.

In der Beschäftigungstherapie fertigen chronisch Kranke Produkte, die z.T. später verkauft werden. Sie erhalten dafür einen Arbeitslohn.

3.4 Pflege

Unterstützung und Begleitung der Patienten.

Die Aufgaben für die Pflegenden in der Psychiatrie sind sehr vielfältig und abhängig von den jeweiligen Arbeitsschwerpunkten, da sie nicht nur in psychiatrischen Krankenhäusern und Abteilungen arbeiten sondern auch in Tageskliniken und Wohnheimen. Neben der allgemeinen und somatischen Pflege übernehmen sie im Rahmen der psychiatrischen Pflege teilweise auch wichtige therapeutische Aufgaben. Hierzu zählen neben der Krankenbeobachtung und Betreuung auch stützende Gespräche zur Krisenbewältigung und Kontakte zu Angehörigen. Die Pflegenden bauen ein förderndes Stationsmilieu auf, in dem sie die psychisch kranken Menschen im Alltag und bei den Aktivitäten des täglichen Lebens unterstützen sowie im Rahmen des Sozialtrainings lebenspraktische Fähigkeiten üben. Zu den Aufgaben zählen außerdem die Organisation von Stationsversammlungen und die Teilnahme an Therapiegruppen.

3.5 Medikamentöse Therapie

Viele psychische Störungen werden auch mit Medikamenten behandelt. Entdeckt wurden die ersten Psychopharmaka in den 40er-Jahren des letzten Jahrhunderts eher zufällig. Ihre tatsächliche Wirkungsweise wurde erst viel später erforscht. Bekannt ist heute, dass Psychopharmaka die Wirkung von Transmittern im ZNS verstärken oder abschwächen. Psychopharmaka werden in Medikamentengruppen eingeteilt, die im Folgenden beschrieben werden:

Verstärken oder hemmen die Aktivität von Transmittern im ZNS.

- Neuroleptika
- Antidepressiva
- Medikamente zur Prophylaxe affektiver Störungen
- Tranquilizer
- Hypnotika.

Einteilung von Psychopharmaka in verschiedene Gruppen.

3.5.1 Neuroleptika

Wirkmechanismus

Die Neuroleptika beeinflussen die Rezeptoren von verschiedenen Transmittern im ZNS. Die Hauptwirkung wird der Blockade von Rezeptoren des Transmitters Dopamin zugeschrieben. Damit wird die dopaminerge Überfunktion, die bei Patienten mit einer Schizophrenie vorliegt, »ausgeglichen«. Die typischen Symptome der Schizophrenie (☞ 5.1) wie Denkstörungen und Halluzinationen werden mit Hilfe der Neuroleptika gar nicht oder weniger intensiv und somit weniger quälend wahrgenommen. Auf Grund ihrer Wirkung wurden Neuroleptika auch als *Antipsychotika* bezeichnet.

Blockade von Dopamin-Rezeptoren

Indikationen

- Antriebsstörungen wie psychomotorische Erregung und Stupor (☞ 2.7)
- Inhaltliche Denkstörungen, z. B. Wahn (☞ 2.5)
- Wahrnehmungsstörungen, z. B. Halluzinationen (☞ 2.4)
- Schizophrene Ich-Störungen und Residualzustände (☞5.1.1).

Unruhe, Denkstörungen, Wahrnehmungsstörungen.

Nebenwirkungen

Neuroleptika lagern sich an verschiedenen Rezeptoren an und können daher auch eine Vielzahl von Nebenwirkungen auslösen. Diese sollten rechtzeitig erkannt werden. Wenn Neuroleptika in der richtigen Dosierung gegeben werden, treten Nebenwirkungen relativ selten auf. Mit Ausnahme der Spätdyskinesie verschwinden alle Nebenwirkungen mit Absetzen des Medikaments.

Extrapyramidal-motorische Symptome durch Blockade der Dopamin-Rezeptoren:
- Frühdyskinesien (Muskelkrämpfe)
- PARKINSONismus (Rigor, Tremor)
- Akathisie (Sitzunruhe)
- Spätdyskinesien (unwillkürliche Bewegungen).

Extrapyramidal-motorische Symptome

❶ *Frühdyskinesien* können schon nach einmaliger Medikamenteneinnahme auftreten: Krämpfe der Muskeln von Zunge, Schlund, Unterkiefer (Kieferklemme), Augen, Hals (Schiefhals) und Wirbelsäule; Sprechstörungen. Durch Gabe des PARKINSON-Medikaments Biperiden (z. B. Akineton®) verschwinden die Symptome.

Der *neuroleptikabedingte* PARKINSONismus (☞ Neuro 10.1) beginnt 1–2 Wochen nach Therapiebeginn: Rigor (erhöhter Muskeltonus mit Zahnradphänomen), Tremor, Hypokinese, kleinschrittiger Gang, Maskengesicht und Speichelfluss. Auch diese Symptome lassen sich mit Biperiden (z. B. Akineton®) behandeln.

❷ *Akathisie (gr. kathizein = sitzen, Sitzunruhe)* zeigt sich im Bewegungsdrang von Patienten. Sie wird durch eine Dosisreduktion oder Wechsel der Neuroleptika oder mit dem Beta-Blocker Propanolol (z. B. Dociton®) behandelt.

Spätdyskinesien treten bei 10–20% der Patienten nach monatebis jahrelanger Dauermedikation mit Neuroleptika auf: Unwillkürliche Bewegungen von Zunge, Lippen, Augenmuskeln, Extremitäten, Fingern und Zehen. Eine sichere Therapie der Spätdyskinesien ist nicht bekannt. Es wird eine langsame Reduktion der Neuroleptika und eine Umstellung auf nebenwirkungsärmere Präparate empfohlen.

Vegetative Symptome durch Beeinflussung weiterer Transmitter.

Vegetative Symptome

- Mundtrockenheit
- Schwitzen
- Tachykardie
- Speichelfluss
- Hypotonie
- Müdigkeit, Konzentrationsschwäche (zu Beginn der Behandlung).

Weitere Nebenwirkungen

- Delir
- Epileptische Anfälle, da Neuroleptika die Krampfschwelle senken können
- Depression
- Blutbildveränderungen: Leukozytopenie (verminderte Leu-

kozytenzahl) und Agranulozytose (stark verminderte Leukozytenzahl), weshalb regelmäßige Blutbildkontrollen erforderlich sind

- Störung der Reizleitung im Herzen (regelmäßige EKG-Kontrollen notwendig)
- Übelkeit, Erbrechen, Ileus, Harnverhalt
- Fotosensibilisierung: Überempfindlichkeit der Haut gegen Sonnenstrahlen (auf ausreichenden Sonnenschutz achten)
- Eine sehr seltene und lebensgefährliche Komplikation im Rahmen einer Neuroleptika-Therapie ist das *Maligne neuroleptische Syndrom.* Es zeigt sich durch Rigor, Stupor und hohes Fieber. Die Diagnose dieser Komplikation ist dadurch erschwert, dass die Symptome der katatonen Schizophrenie ähneln.

Einteilung der Neuroleptika

❸ Neuroleptika werden nach der Stärke ihrer Wirksamkeit *(Potenz)* auf wahnhaft-halluzinatorische Symptome eingeteilt:

Niedrigpotente Neuroleptika wirken sedierend. Wahn und Halluzinationen werden nur in sehr hohen Dosierungen beeinflusst. Häufig treten vegetative Nebenwirkungen auf. *Wirkstoffe*: Promethazin (z.B. Atosil®), Pipamperon (z.B. Dipiperon®), Melperon (z.B. Eunerpan®), Chlorprothixen (z.B. Truxal®) und Levomepromazin (z.B. Neurocil®).

Mittelpotente Neuroleptika zeichnen sich durch eine gute antipsychotische Wirkung und mäßige Sedierung aus. *Wirkstoffe*: Perazin (z.B. Taxilan®) und Zuclopenthixol (z.B. Ciatyl Z®).

Hochpotente Neuroleptika sedieren wenig und zeichnen sich durch eine starke Wirkung auf wahnhaft-halluzinatorische Symptome aus. Extrapyramidal-motorische Nebenwirkungen kommen (bei hohen Dosierungen) häufig vor, vegetative Nebenwirkungen selten. Überholt ist die Meinung, dass hochpotente Neuroleptika erst dann für die antipsychotische Wirkung ausreichend dosiert sind, wenn leichte extrapyramidale Nebenwirkungen auftreten. *Wirkstoffe*: Benperidol (z.B. Glianimon®) hat die höchste neuroleptische Potenz. Weitere Substanzen sind Fluphenazin (z.B. Dapotum® und Lyogen®), Flupentixol (z.B. Fluanxol®) und Haloperidol (z.B. Haldol®).

❹ **Atypische Neuroleptika** stehen in der Mehrzahl erst seit wenigen Jahren zur Verfügung. Sie beeinflussen ähnlich wie die klassischen (»typischen«) hochpotenten Neuroleptika die Positivsymptome wie Halluzinationen und Wahn. Sie werden deshalb atypisch genannt, weil bei diesen Substanzen die bei den hochpotenten Neuroleptika häufigen extrapyramidalen Nebenwirkungen deutlich seltener sind bzw. gar nicht auftreten. Weitere Unterschiede zu den hochpotenten Neuroleptika sind eine bessere Wirkung bei bestehender Therapieresistenz. Sie verbessern auch Negativsymptome.

- Niedrigpotente Neuroleptika sedieren
- Mittelpotente Neuroleptika sedieren und wirken gegen Halluzinationen
- Hochpotente Neuroleptika wirken auf Wahn und Halluzinationen
- Atypische Neuroleptika zeichnen sich durch geringe extrapyramidal-motorische Nebenwirkungen aus.

Wirkstoffe: Amisulprid (z. B. Solian®), Aripiprazol (z. B. Abilify®), Clozapin (z. B. Leponex ®), Olanzapin (z. B. Zyprexa®), Quetiapin (z. B. Seroquel®), Risperidon (z. B. Risperdal®) und Ziprasidon (z. B. Zeldox®).

Merke

Bei der Therapie mit Clozapin (Leponex®) besteht ein erhöhtes Risiko für eine Agranulozytose, weshalb regelmäßige (anfangs wöchentliche) Blutbildkontrollen erforderlich sind. Patienten müssen über diese Komplikation aufgeklärt werden und der Behandlung zustimmen. Anzeichen eines Infekts können ein Warnhinweis für eine Agranulozytose sein.

Pflege

Da Patienten in der Psychiatrie nicht immer die Nebenwirkungen selber bemerken und mitteilen können, sind Beobachtungen der Pflegenden diesbezüglich besonders wichtig. Des Weiteren ist Transparenz im Umgang mit den Medikamenten bedeutsam, da viele Patienten sehr misstrauisch gegenüber der medikamentösen Behandlung sind. Fragen nach dem Namen des Medikaments sollten in der Regel beantwortet werden. Bei Fragen nach genauer Wirkungsweise und Zusammensetzung, ist jedoch immer auf den behandelnden Arzt zu verweisen. Gleiches gilt für die Herausgabe von Beipackzetteln an Patienten.

3.5.2 Antidepressiva

Wirkmechanismus und Eigenschaften

Erhöhen die Konzentration von Noradrenalin und Serotonin.
- Tri- und tetrazyklische Antidepressiva
- MAO-Hemmer
- Serotonin/Noradrenalin-Rückaufnahme-Hemmer
- Johanniskraut.

Antidepressiva erhöhen die Konzentration der Transmitter Noradrenalin und/oder Serotonin im Gehirn. Dieser Konzentrationserhöhung wird die antidepressive Wirkung zugeschrieben, die häufig erst zwei Wochen nach Therapiebeginn einsetzt.
Je nach Wirkungsweise (antriebssteigernd, neutral und sedierend) und chemischem Aufbau werden unterschieden:

- **Trizyklische und tetrazyklische Antidepressiva:** Medikamente dieser Gruppe haben einen ähnlichen chemischen Aufbau mit einem Grundgerüst aus drei (tri) bzw. vier (tetra) Kohlenstoffringen. Ihr gehören die meisten klassischen Antidepressiva an:
  - Sedierend; *Wirkstoffe*: Amitriptylin (z. B. Saroten®), Doxepin (z. B. Aponal®), Mianserin (Tolvin®), Trimipramin (z. B. Stangyl®)
  - Abbau der depressiven Antriebshemmung, »antriebssteigernd«; *Wirkstoffe*: Clomipramin (z. B. Anafranil®), Imipramin (z. B. Tofranil®), Nortriptylin (z. B. Nortrilen®)

- **Monoaminooxydase-Hemmer** (MAO-Hemmer): Diese Medikamente hemmen das Enzym, welches die Transmitter Noradrenalin und Serotonin abbaut. Sie sedieren nicht. Neue Wirkstoffe dieser Gruppe wirken reversibel und selektiver an den Nervenzellen direkt (MAO-A-Hemmer, z.B. Moclobemid – Aurorix®)
- **Selektive Serotonin-Rückaufnahme-Hemmer (Inhibitoren)** (SSRI) sorgen dafür, dass an den Synapsen im Gehirn vermehrt Serotonin vorhanden ist. Die meisten neu entwickelten Antidepressiva stammen aus dieser Medikamentengruppe. Sie haben geringere Nebenwirkungen und keine sedierende Wirkung. *Wirkstoffe*: u.a. Citalopram (z.B. Cipramil®), Fluoxetin (z.B. Fluctin®).
- Entsprechend der SSRI gibt es auch **Noradrenalin-Rückaufnahme-Inhibitoren** (NRI): Hierzu zählt Reboxetin (z.B. Edronax®). Mirtazapin (z.B. Remergil®) und Venlafaxin (z.B. Trevilor®) sind ebenfalls neue Substanzen. Sie verstärken beide das Serotonin und Noradrenalin-System.
- Bei leichten Depressionen zeigt auch **Johanniskraut** (Hypericum-Extrakt – z.B. Jarsin®) eine Wirkung.

Indikationen

❺ Antidepressiva wirken auf die typischen Symptome einer Depression:

- Depressive Verstimmung
- Agitiertheit (motorische und affektive Unruhe) oder Antriebsmangel
- Schlafstörungen.

Außerdem wirken bestimmte Antidepressiva bei:

- Angststörungen
- Phobien
- Zwangserkrankungen
- Essstörungen
- Chronischen Schmerzen.

Neben Depressionen werden auch andere Erkrankungen mit Antidepressiva behandelt.

Nebenwirkungen und Kontraindikationen

Tri- und tetrazyklische Antidepressiva können eine Vielzahl von Nebenwirkungen mit sich bringen:

- Vegetative Nebenwirkungen werden durch den Einfluss auf das autonome Nervensystem ausgelöst und treten teilweise nur zu Beginn der Behandlung auf. Kennzeichen dieser anticholinergen Wirkung sind: Mundtrockenheit, Schwitzen, Miktionsstörungen mit Harnverhalt, Müdigkeit, Obstipation, Übelkeit, Erbrechen, Akkomodationsstörungen (der Patient sieht nicht scharf), Anstieg des Augeninnendrucks; sexuelle Funktionsstörungen, Hypotonie, Tachykardie, Fingertremor

Tri- und tetrazyklische Antidepressiva:

- Vegetative Nebenwirkungen: Mundtrockenheit, Müdigkeit, Obstipation, Akkomodationsstörungen, Hypotonie, Tachykardie

- Blutbildveränderungen
- EKG-Veränderung
- Delir
- Epileptische Anfälle.

- Blutbildveränderungen (regelmäßige Blutbildkontrollen)
- Verlangsamung der Erregungsleitung im Herz (EKG-Kontrollen)
- Delir
- Epileptische Anfälle.

Kontraindikationen für tri- und tetrazyklische Antidepressiva sind Engwinkelglaukom, Prostatahypertrophie, Blasenentleerungsstörungen und Überleitungsstörungen im EKG.

MAO-Hemmer:
- Geringe Nebenwirkungen
- Tyraminarme Diät bei Gabe nicht-selektiver MAO-Hemmer.

Neue **MAO-Hemmer** verursachen weniger Nebenwirkungen als trizyklische Antidepressiva: Gelegentlich werden Hypotonie, Unruhezustände und Schlafstörungen beobachtet.
Bei älteren nicht-selektiven MAO-Hemmern (z. B. Parnate®), die heute nur noch selten eingesetzt werden, muss eine tyraminarme Diät eingehalten werden. Tyramin, ein Abbauprodukt der Aminosäure Tyrosin, ist in fermentierten Lebensmitteln (bestimmten Käse- und Wurstsorten), Schokolade, verdorbenen und getrockneten Früchten sowie in Wein enthalten. Werden tyraminhaltige Lebensmittel gegessen, kann es zu schweren Bluthochdruckkrisen kommen.

SSRI/NRI
- Appetitminderung
- Übelkeit
- Unruhe.

Antidepressiva, die vor allem die Wiederaufnahme von Serotonin und Noradrenalin hemmen, verursachen ähnlich wie die MAO-Hemmer relativ wenige Nebenwirkungen. Bei Behandlungsbeginn können Appetitminderung, Übelkeit, Unruhe, Schlafstörungen, Schwitzen und Kopfschmerzen auftreten.

Merke

Zu Beginn der Therapie mit antriebssteigernden Antidepressiva besteht ein erhöhtes Suizidrisiko: Wenn die Antriebshemmung zurückgegangen ist, bevor die antidepressive Wirkung einsetzt, können Patienten die Selbsttötungsideen in die Tat umsetzen.

3.5.3 Medikamente zur Prophylaxe von affektiven Störungen

Verwendung finden Lithium und Carbamazepin.

Bei psychiatrischen Erkrankungen ist oft auch die medikamentöse Prophylaxe notwendig, um ein erneutes Auftreten der Erkrankung zu verhindern. Eine Reihe von Substanzen werden mit diesem Ziel bei affektiven Störungen eingesetzt: Lithium, Carbamazepin, Valproinsäure, Lamotrigin. Neben der Phasenprophylaxe werden diese Substanzen zunehmend auch in der Therapie von Manien oder Depressionen eingesetzt. Diese Substanzen werden auch als Stimmungsstabilisatoren bezeichnet. Bei allen vorgestellten Substanzen kann zur Überprüfung der richtigen Dosis der Blutspiegel kontrolliert werden.

Lithium

Eigenschaften

Das Metall Lithium, das normalerweise nur in sehr kleinen Mengen mit der Nahrung aufgenommen wird, wirkt auf die Konzentration der verwandten Metalle Kalium und Natrium an den Nervenzellen. Dadurch ändert sich das Zusammenspiel der Transmitter. Lithium-Salze (z.B. Hypnorex®) können Phasen einer affektiven Störung verhindern oder abschwächen.

Beeinflusst die Signalübertragung an der Synapse.

Eine Lithiumprophylaxe wird dann eingesetzt, wenn innerhalb eines Jahres eine zweite Phase der Erkrankung auftritt. Die prophylaktische Wirkung setzt jedoch erst nach Monaten ein, weshalb Lithium mindestens über ein Jahr gegeben werden sollte.

Prophylaxe affektiver Störungen.

Als Akuttherapie wird Lithium auch bei Manien (☞ 6.2) eingesetzt und in Kombination mit Antidepressiva zur Behandlung von Depressionen (☞ 6.1) verwendet.

Therapie von Manie und Depression.

Nebenwirkungen

Lithium hat eine geringe therapeutische Breite, d.h. sobald der Wirkspiegel dieses Medikaments überschritten wird, können schwere Nebenwirkungen auftreten. Aus diesem Grund muss während der Einstellung auf Lithium regelmäßig der Lithiumblutspiegel kontrolliert werden. Dazu wird Blut zwölf Stunden nach der letzten Lithiumgabe abgenommen.

Die geringe therapeutische Breite erfordert Blutspiegelkontrollen.

Folgende Nebenwirkungen werden beobachtet:

- Feinschlägiger Tremor, der mit Beta-Blockern (z.B. Dociton®) behandelt werden kann
- Gastrointestinale Beschwerden wie Durchfall, Übelkeit, Appetitverlust
- Polyurie (vermehrte Urinausscheidung) und Polydipsie (verstärktes Durstgefühl)
- Nierenschädigung
- Hypothyreose und Struma.

Nebenwirkungen:
- Tremor
- Schäden der Funktion von Niere und Schilddrüse.

Auf Grund möglicher Nebenwirkungen wird vor Beginn der Therapie die Funktion von Schilddrüse und Nieren geprüft.

Eine Intoxikation von Lithium tritt auf bei unkontrollierter Einnahme (z.B. beim Suizidversuch) oder bei starken Flüssigkeitsverlusten durch Schwitzen, Diät und Einnahme von Diuretika.

Intoxikationen sind möglich.

Merke

Symptome einer **Lithiumintoxikation** sind:

- Erbrechen, Durchfall
- Grobschlägiger Tremor
- Schläfrigkeit und Verlangsamung
- Ataxie
- Rigor
- Muskelzuckungen, Krampfanfälle, Bewusstseinstrübung.

Carbamazepin

Eigenschaften

Beeinflusst Transmitter.

Carbamazepin (z. B. Tegretal®, Timonil®) wird in der Neurologie zur Prophylaxe von epileptischen Anfällen und Schmerzerkrankungen gegeben. Dieses Medikament wirkt aber auch bei akuten Manien und lässt sich zur Phasenprophylaxe einsetzen. Die Wirkung erklärt sich durch den Einfluss von Carbamazepin auf verschiedene Transmitter und durch eine Stabilisierung von Membranen.

Nebenwirkungen

- Zu Beginn der Behandlung: Müdigkeit, Schwindel, Ataxie
- Sehstörungen
- Übelkeit, Erbrechen
- Hautausschläge (allergische Exantheme)
- Blutbildveränderungen.

Lamotrigin

Eigenschaften

Antidepressive Wirkung.

Lamotrigin (z. B. Elmendos®) wurde in der Neurologie lange als Antiepileptikum eingesetzt. Neben einer Wirkung zur Phasenprophylaxe besitzt die Substanz auch eine antidepressive Wirkung, die bei der Behandlung von rezidivierenden depressiven Störungen und bipolaren Störungen genutzt wird.

Nebenwirkungen

- Kopfschmerzen
- Schwindel
- Tremor
- Sedierung
- Hautausschläge, die besonders zu Beginn der Behandlung auftreten können, werden meistens durch langsames Aufdosieren verhindert.

Valproinsäure

Eigenschaften

Phasenprophylaxe.

Valproinsäure (z. B. Ergenyl®, Orfiril®) ist ursprünglich ein Antiepileptikum. In der Psychiatrie wird es zur Behandlung von Manien und bestimmten bipolaren Störungen (z. B. *Rapid Cycling* ☞ 6.3) eingesetzt. Außerdem wirkt es phasenprophylaktisch.

Nebenwirkungen

- Sedierung
- Tremor
- Gelegentlich Übelkeit und Erbrechen
- Haarausfall

- Blutbildveränderungen
- Mögliche Komplikationen sind Leber- oder Pankreasschäden.

3.5.4 Tranquilizer und Hypnotika

Tranquilizer

In die Gruppe der Tranquilizer *(engl. to tranquilize = beruhigen)* gehören Medikamente, die je nach Dosis und Wirkung anxiolytisch (angstlösend) und beruhigend wirken. Synonymbegriffe sind: Sedativa und Anxiolytika. Hierzu zählen verschiedene Substanzgruppen, wovon der wichtigste Vertreter die Benzodiazepine sind. Da diese zu einer Abhängigkeit führen können, sollte bei einer langfristigen Indikation auf andere Substanzgruppen ausgewichen werden: Opipramol (z.B. Insidon®), Buspiron (z.B. Bespar®), Beta-Blocker, Antidepressiva (☞ 3.5.2) und niedrigpotente Neuroleptika (☞ 3.5.1).

Beruhigungsmittel. Häufig werden Benzodiazepine verwendet.

Hypnotika

Hypnotika sind Schlafmittel. Zu den verwendeten Wirkstoffgruppen gehören Barbiturate und Benzodiazepine, wenn sie höher dosiert werden. Hierbei sollten möglichst Benzodiazepine mit einer kurzen Abbauzeit eingesetzt werden, damit die sedierende Wirkung nicht bis zum nächsten Morgen anhält (sog. *hang-over).*

Schlafmittel. Verwendet werden häufig Benzodiazepine mit kurzer Wirkungsdauer und schnellem Wirkungseintritt.

Benzodiazepine

Andere Wirkstoffe werden ebenfalls als Hypnotika eingesetzt:
- **Chloralhydrat** (z.B. Chloraldurat®) hat eine ähnliche Struktur wie Alkohol
- **Antihistaminika** sind z.T. frei verkäufliche Schlafmittel: Doxylamin (z.B. Alsadorm®, Hoggar N®), Meclozin (z.B. Calmonal®)
- **Barbiturate** wie Luminal® oder Phanadorm® werden wegen der Gefahr der Abhängigkeit und der hohen Giftigkeit bei Überdosierung nur noch selten eingesetzt
- **Antidepressiva** und niedrigpotente **Neuroleptika** wirken ebenfalls schlaffördernd.

Zolpidem (Stilnox®) und Zoplicon (Ximovan®, Bikalm®) ähneln in Wirkung und Nebenwirkung den Benzodiazepinen. Die Gefahr der Abhängigkeit ist jedoch niedriger.

Wirkmechanismus

Hemmung der Nervenfunktion.

❻ **Benzodiazepine** greifen in einen Regulationsmechanismus des ZNS ein, indem sie die Wirkung von GABAergen Neuronen verstärken. Diese Neurone hemmen die Nervenfunktion in verschiedenen Bereichen des ZNS.

Unterschiedliche Wirkungsdauer.

Die verschiedenen Benzodiazepine werden unterschiedlich schnell abgebaut und wirken somit unterschiedlich lange. Die rasch wirkenden Benzodiazepine werden als Hypnotika eingesetzt (☞ unten)

- Benzodiazepine mit langer Wirkungsdauer:
  - Clobazam (z. B. Frisium®)
  - Diazepam (z. B. Valium®)
  - Chlordiazepoxid (z. B. Librium®)
  - Dikaliumclorazepat (z. B. Tranxilium®).
- Benzodiazepine mit kurzer Wirkungsdauer:
  - Bromazepam (z. B. Lexotanil®)
  - Lorazepam (z. B. Tavor®)
  - Oxazepam (z. B. Uskan®).
- Benzodiazepine mit schnellem Wirkungseintritt eignen sich als Hypnotika:
  - Flunitrazepam (z. B. Rohypnol®)
  - Flurazepam (z. B. Dalmadorm®)
  - Nitrazepam (z. B. Mogadan®)
  - Temazepam (z. B. Remestan®).

Eigenschaften

- Anxiolytisch (angstlösend)
- Sedierend (beruhigend) bei Gereiztheit
- Hypnotisch (schlafanstoßend)
- Antiepileptisch (Beendigung eines epileptischen Anfalls)
- Muskelrelaxierend (durch Hemmung der Motoneurone im Rückenmark).

Nebenwirkungen

- Müdigkeit, Konzentrationsschwäche
- Zunahme des Appetits
- Anterograde Amnesie (Gedächtnislücke, für die Zeit nach der Medikamenteneinnahme)
- Atemdepression und Blutdruckabfall nach i. v. Gabe.

Benzodiazepine mit langer Wirkungsdauer können kumulieren (es wird mehr Wirkstoff gegeben, als abgebaut werden kann).

Paradoxe Reaktion: Unruhe statt Sedierung.

Bei älteren Patienten wird mitunter eine *paradoxe Reaktion* beobachtet. An Stelle der gewünschten Sedierung treten Unruhe und Verwirrtheit auf.

Entstehen einer Abhängigkeit.

❼ Nach längerer Einnahme von Benzodiazepinen kann sich eine *Abhängigkeit* entwickeln. Deshalb sollte die Einnahme möglichst auf vier Wochen beschränkt bleiben. Ein plötzliches

Absetzen nach dieser Frist führt zu folgenden Entzugssymptomen:

Entzugssymptome:

- Unruhe, Schlaflosigkeit
- Angst
- Vegetative Störungen wie Übelkeit, Erbrechen, Tachykardie, Schwitzen, Tremor, Kopfschmerzen
- Krampfanfälle
- Delir, Verwirrtheitszustände.

Suizidversuche mit Benzodiazepinen alleine führen meistens nicht zum Tode.

? Übungsfragen

1. Woran erkennt man Frühdyskinesien?
2. Was ist eine Akathisie?
3. Beschreiben Sie die jeweilige Hauptwirkung von hochpotenten und niedrigpotenten Neuroleptika!
4. Was muss bei einer Therapie mit Clozapin (Leponex®) beachtet werden?
5. Wann setzt häufig die Wirkung von Antidepressiva ein?
6. Welche Wirkung haben Benzodiazepine?
7. Nennen Sie die Gefahr einer langfristigen Einnahme von Benzodiazepinen!

3.6 Weitere Therapieformen

3.6.1 Elektrokrampftherapie

Kontrollierte Erzeugung eines Krampfanfalls.

Bei der Elektrokrampftherapie (EKT) wird durch elektrische Impulse ein kontrollierter Krampfanfall erzeugt. Dieser Therapieform liegt die Beobachtung zu Grunde, dass Epileptiker, die gleichzeitig auch an einer affektiven Störung erkrankt sind, nach einem Anfall keine (oder weniger starke) Symptome zeigen. Die EKT nutzt diese Wirkung aus.

Die Indikation ist beschränkt auf schwere Depressionen und katatone Schizophrenie.

Eine EKT wird nur sehr selten und in wenigen Kliniken eingesetzt. Die Indikation ist beschränkt auf schwere psychische Erkrankungen wie schwere depressive Episoden mit Wahn und/oder hoher Suizidgefährdung oder die katatone Schizophrenie, wenn die medikamentöse Therapie keine Besserung bringt.

Für eine EKT bedarf es eines schriftlichen Einverständnisses des Patienten oder seines Betreuers (☞ 12). Die EKT erfolgt in Kurznarkose unter Muskelrelaxation. Seltene Nebenwirkungen sind eine kurzzeitige Störung von Gedächtnis und Merkfähigkeit.

3.6.2 Schlafentzug

Gute Wirkung bei Depressionen.

Schlafentzug zeigt sich bei Depressionen als wirksame Therapie. Die Patienten dürfen 1–2 Mal wöchentlich weder am Tag noch in der Nacht schlafen. Da selbst kurze Schlafepisoden während der Nacht und am darauf folgenden Tag die Wirkung aufheben können, müssen die Patienten durchgehend beschäftigt werden. Hierbei kommt dem pflegerischen Nachtdienst eine besondere Bedeutung zu, der die Patienten zum einen motivieren muss aufzustehen und zum anderen dafür sorgt, dass die Patienten wach bleiben, was in der Nacht besonders schwierig ist, da Beschäftigungsangebote nur eingeschränkt vorhanden sind. Gerade wenn nur ein einziger Patient einen Schlafentzug mitmacht, muss die Pflegeperson sich intensiv um den Patienten kümmern (Gespräche, Gesellschaftsspiele, etc.). Im Anschluss an einen Schlafentzug kann die stimmungsauffhellende Wirkung mit einer Schlafphasenvorverlagerung verlängert werden: In der ersten Nacht schlafen die Patienten von 17.00 bis 24.00 Uhr, in der darauf folgenden von 18.00 bis 1.00 Uhr usw. Die Wirkungsweise dieser Therapieform ist noch nicht geklärt. Man vermutet, dass der bei Depressionen gestörte chronobiologische Rhythmus günstig beeinflusst wird.

3.6.3 Lichttherapie

Bei saisonalen Depressionen.

Besonders bei der saisonalen Depression (sog. »Winterdepression«) zeigt die Lichttherapie eine gute Wirkung. Die Patienten werden täglich bis zu 2 Stunden dem sehr starken Licht einer Speziallampe ausgesetzt.

3.7 Rehabilitation

Verschiedene Einrichtungen dienen der Behandlung und Rehabilitation:

- Psychiatrische Krankenhäuser
- Tageskliniken
- Wohnheime und Wohngruppen, psychiatrische Krankenpflege
- Betriebe
- Begegnungsstätten.

Die meisten psychisch Kranken werden ambulant von einem Psychiater oder Psychotherapeuten behandelt. Nur bei schweren Erkrankungen und akuten Krisen werden sie in ein psychiatrisches Krankenhaus eingewiesen. In den letzten Jahren entstanden psychiatrische Abteilungen auch in vielen Kreis- und Stadtkrankenhäusern. Seitdem können psychisch Kranke in der Nähe ihres Wohnortes stationär behandelt werden. Zuvor war die Aufnahme in ein Großkrankenhaus (Landeskrankenhaus, Fachklinik) die Regel.

Neben der ambulanten und stationären Behandlung gibt es eine Reihe von Therapie- und Betreuungsangeboten für psychisch Kranke: Eine teilstationäre Behandlung in einer Tagesklinik kann einen Krankenhausaufenthalt verkürzen oder verhindern. In einer Tagesklinik nehmen Patienten montags bis freitags tagsüber an verschiedenen Therapien teil (Ergotherapie, Psychotherapie, Medikamenteinnahme) und werden soziotherapeutisch betreut. Nachts und am Wochenende bleiben sie in ihrer häuslichen Umgebung.

Zur weiteren Rehabilitation, im Sinne von Wiedereingliederung in einen »normalen« Alltag, gibt es weitere abgestufte Angebote: Wohnheime, betreute Wohngruppen, ambulante Betreuung von psychisch Kranken in der eigenen Wohnung, Betriebe für psychisch Kranke und Einrichtungen zur Freizeitgestaltung.

4 Organisch bedingte psychische Störungen

In diesem Kapitel werden psychische Störungen beschrieben, die durch eine Erkrankung des Gehirns ausgelöst werden. Diese Erkrankungen werden auch *organische Psychosen* oder *exogene Psychosen* genannt.

Psychische Störung mit vielfältiger Ursache:
- Neurologische Erkrankung
- Internistische Erkrankung
- Intoxikation.

Die **Ursachen** der organisch bedingten psychischen Störungen (OPS) können vielfältig sein:
- **Neurologische Erkrankungen** wie Hirntumor, Meningoenzephalitis, Infektionskrankheiten
- **Internistische Erkrankungen** wie Hypo- und Hyperthyreose, M. Addison, Hypophyseninsuffizienz, Vitamin-B12-Mangel, Hypoglykämie, Leberversagen (durch den Anfall toxischer Stoffwechselprodukte, z. B. Ammoniak)
- **Intoxikationen**, Wirkung oder Entzug von Drogen und Alkohol, Medikamentenüberdosierung und -nebenwirkung.

Akute oder chronisch verlaufende OPS.

Traditionell werden akute von chronisch verlaufenden organisch bedingten psychischen Störungen unterschieden.
Zu den **akuten organisch bedingten psychischen Störungen** zählen:
- Rausch
- Intoxikation
- Delir, z. B. im Alkoholentzug (☞ 9.1.3) aber auch durch andere Ursachen.

Akute OPS können folgenlos ausheilen, oder aber in eine chronische OPS übergehen. Dies ist der Fall, wenn nach einem Alkoholentzugsdelir ein Korsakow-Syndrom (☞ 9.1.3) entsteht. **Chronische organisch bedingte psychische Störungen** sind:
- Demenz
- Organisches Psychosyndrom nach Schädelhirntrauma oder Enzephalitis.

Diese Störungen zeigen in der Regel keine Besserungstendenz.

4.1 Demenzen

Die Demenz ist eine überwiegend im Alter auftretende Persönlichkeitsveränderung, die mit einem fortschreitenden Verlust von intellektuellen, kognitiven und geistigen Fähigkeiten einhergeht. Das Erkrankungsrisiko nimmt mit dem Lebensalter stark zu.

Im Alter auftretende Persönlichkeitsveränderung.

Ursache

❶ Eine Demenz kann durch verschiedene Krankheitsprozesse entstehen. Die häufigsten Demenzformen sind M. ALZHEIMER und LEWY-Body-Demenz. Andere wichtige Ursachen sind die frontotemporale Demenz und die vaskuläre Demenz. Demenzformen können auch gemischt vorkommen (z. B. M. ALZHEIMER und vaskuläre Demenz).
Demenzen treten auch im Verlauf von neurologischen Erkrankungen auf und als Komplikation einer Alkoholabhängigkeit (KORSAKOW-Syndrom).

Häufigste Demenzformen:
- M. ALZHEIMER
- LEWY-BODY-Demenz.

Klinik

Die Demenz beginnt häufig mit leichten Konzentrations- und Merkfähigkeitsstörungen, Interesseverlust und Affektstörungen.
Die **Leitsymptome** einer Demenz sind
- Störung von Merkfähigkeit und Gedächtnis
- Beeinträchtigung des Denkvermögens
- Beeinträchtigung bei den Aktivitäten des täglichen Lebens
- Orientierungsstörung
- Persönlichkeitsveränderung.

Hirnleistungsstörung und verschiedene andere Symptome.

Weitere Symptome sind
- Auffassungsstörung
- Affektstörung (Affektlabilität, Depression, Affektarmut)
- Antriebsminderung
- Formale Denkstörungen (Verlangsamung, Verarmung, Weitschweifigkeit)
- Neuropsychologische Symptome (Aphasie, Apraxie, Agnosie)
- Verhaltensstörung.

Die Vorform einer Demenz, die leichte kognitive Beeinträchtigung (*mild cognitive impairment,* MCI), ist dadurch gekennzeichnet, dass subjektiv (und durch Angehörige bestätigt) Beeinträchtigungen z. B. der Gedächtnisleistung vorhanden sind, ohne dass neuropsychologische Tests bereits deutliche Auffälligkeiten zeigen. Von den Menschen, bei denen eine MCI beschrieben wird, erkranken jedes Jahr ca. 20 % an einer Demenz.

Nachweis der Demenz im
- Uhren-Test
- DemTect
- Mini-Mental-Status-Test
- Syndrom-Kurztest.

Außerdem werden verschiedene technische Untersuchungen durchgeführt: Labor, CCT, Doppler-Sonografie, EEG.

Diagnostik

Das typische Erscheinungsbild einer Demenz reicht häufig bereits für die Verdachtsdiagnose aus. Unterstützt wird der Verdacht durch Kurzfragebögen wie *Uhren-Test*, *DemTect*, *Mini-Mental-Status-Test*, *Syndrom-Kurztest*. In einer Gedächtnissprechstunde *(Memory Clinic)* werden ggf. weitergehende neuropsychologische Tests durchgeführt und die zusätzliche Diagnostik koordiniert:

- **Laboruntersuchungen** (z. B. Bestimmung der Schilddrüsenhormone, Vitamin B_{12} und Folsäure) bestätigen organische Erkrankungen als Ursache der Demenz
- **CCT** und **MRT** zeigen häufig typische Veränderungen der Gehirnsubstanz. Bei anderen neurologischen Erkrankungen werden Defekte der betroffenen Hirnareale gefunden
- Mit der **Doppler-Sonografie** der hirnversorgenden Arterien lassen sich ggf. Durchblutungsstörungen nachweisen
- Das **EEG** zeigt ggf. eine Allgemeinveränderung.

Einsatz von verschiedenen Medikamenten zur Behandlung von Demenz-Symptomen:
- Antidementiva/ Nootropika
- Cholinesterase-Hemmer
- Glutamat-antagonisten.

Therapie

Medikamentöse Therapie

Antidementiva/Nootropika:

Verschiedene Substanzen beeinflussen den Verlauf einer Demenz günstig und werden daher zur Therapie eingesetzt. Sie führen zu einer vorübergehenden Besserung der Hirnleistung und bremsen das Voranschreiten der Erkrankung, ohne sie aber aufzuhalten:

- **Cholinesterase-Hemmer**: Da bei einigen Demenzerkrankungen ein Mangel am Transmitter Acetylcholin vorliegt, kann dieser durch eine Hemmung des Abbaus ausgeglichen werden. Präparate sind Donezepil (z. B. Aricept®), Galantamin (z. B. Reminyl®) und Rivastigmin (z. B. Exelon®). Häufige Nebenwirkungen sind: Übelkeit, Erbrechen, Diarrhoe, Schlafstörung, Hypotonie und Bradykardie
- **Glutamatantagonisten:** Der Glutamatantagonist Memantine (z. B. Ebixa®, Axura®) gleicht einen Glutamat-Überschuss aus. Nebenwirkung: Unruhe.

Andere Substanzen wie Gingko biloba (z. B. Tebonin®), Vitamin E und Nimodipin (z. B. Nimotop®) haben keine sicher nachgewiesene Wirkung.
Internistische Erkrankungen oder seelische Störungen werden entsprechend behandelt, wenn sie Ursache der Demenz sind.

Sozio- und Ergotherapie

Ein entscheidender Bestandteil der Therapie von dementen Patienten sind Erhalt und Ausbau vorhandener Fähigkeiten. Dies wird zu Beginn der Erkrankung mit *Gedächtnistraining* und *Ergotherapie* erreicht. Wichtig ist auch ein strukturierter Tagesablauf.

Rehabilitation

Die Umgebung muss an die Fähigkeiten des dementen Menschen angepasst werden. Angehörige werden aufgeklärt und beraten. Ambulante Hilfen wie psychiatrische Pflegedienste unterstützen das Leben in der häuslichen Umgebung. Häufig ist in einem Spätstadium der Erkrankung ein Umzug in ein geronto-psychiatrisches Heim notwendig.

Zur Rehabilitation zählen Angehörigenarbeit und ambulante Hilfen.

Rechtliche Situation

Im Spätstadium der Erkrankung sind die Betroffenen häufig so verwirrt, dass sie nicht mehr in der Lage sind, über ihre Lebensführung zu entscheiden. Wenn für diesen Fall Angehörige nicht mit einer weit reichenden Vollmacht ausgestattet wurden, kann das Gericht einen Betreuer bestimmen (☞ 12).

Die Einrichtung einer Betreuung ist häufig im Verlauf der Erkrankung notwendig.

Pflege

Im Umgang mit dementen Patienten steht eine *aktivierende Pflege*, um die Selbstständigkeit zu fördern und möglichst lange zu erhalten, im Vordergrund. Voraussetzung dafür ist eine genaue Anamnese mit Hilfe der Angehörigen, um alle Ressourcen zu erkennen und gezielt unterstützen zu können. Vorsicht: Durch Übernahme von Tätigkeiten aus Geduld- und Zeitmangel wird der Patient weiter in die Demenz geführt!

Aktivierende Pflege fördert die Selbstständigkeit.

4.1.1 Demenzformen

Morbus Alzheimer

Der Morbus Alzheimer ist für mehr als die Hälfte aller Demenzerkrankungen verantwortlich. Abhängig davon, in welchem Alter die Erkrankung beginnt, wird die *präsenile* Form von der häufigeren *senilen* Form unterschieden. In etwa 10% der Fälle wird die Veranlagung zum M. Alzheimer vererbt.

Morbus Alzheimer als häufigste Demenzform.

Ursache

Zwei verschiedene Krankheitsprozesse werden beobachtet: Über den Synapsen bilden sich *Amyloid-Plaques* und in den Nervenfasern pathologische *Neurofibrillen*. In der Folge werden die Kommunikation der Zellen (in den Synapsen) und die Informationsweiterleitung (in den Nervenfasern) gestört. Die Nervenzellen sind somit nicht mehr funktionstüchtig, verkümmern und sterben schließlich ab. Da alle Teile des Gehirns betroffen sind, kommt es zu einer diffusen Atrophie, das Gehirn »schrumpft«. Zudem wird ein Mangel an Acetylcholin vermutet.

Amyloid-Plaques und Neurofibrillen stören die Nervenfunktion und führen zu einer Hirnatrophie.

Symptome sind:
- Merkschwäche
- Wortfindungsstörung
- Einengung der Interessen
- Verarmung der Affektivität.

Die Defizite können zunächst überspielt werden.

Klinik

❷ Der M. ALZHEIMER beginnt mit Merkschwächen und Wortfindungsstörungen. Verhalten und Affektivität bleiben hingegen noch längere Zeit unverändert, sodass es dementen Menschen zunächst gelingt, ihre Defizite (beispielsweise durch floskelhaftes Reden) zu überspielen. Ihr Verhalten wirkt insgesamt »fassadenhaft«. Häufig fällt daher die Erkrankung in der gewohnten Umgebung erst relativ spät auf. Angehörige berichten rückblickend, dass seit mehreren Monaten mit dem Patienten »etwas nicht mehr stimmte«: Beispielsweise habe er im Urlaub das Hotelzimmer nicht wiedergefunden. Um Anforderungen, die nicht mehr erfüllbar sind, zu entgehen, engen die Erkrankten ihre Aktivitäten immer mehr ein. Die Gefühlswelt verarmt. Die Betroffenen erscheinen ratlos. Die Stimmung ist bei einigen Patienten euphorisch, bei vielen depressiv – besonders wenn sie sich am Beginn der Erkrankung ihrer Defizite bewusst werden.

Nachweis einer Demenz und Ausschluss anderer Ursachen.

Diagnostik

- Demenzdiagnostik (☞ 4.1.1) zum Ausschluss anderer Ursachen
- Im **CCT** erscheint bei einigen Erkrankten das Gehirn verkleinert; die Ventrikel und Gehirnfurchen sind weit gestellt.

Antidementiva und Neuroleptika.

Therapie

- Antidementiva können bei einer beginnenden Demenz das Fortschreiten der Erkrankung verlangsamen
- Unruhe, Schlafstörungen, Halluzinationen werden entsprechend medikamentös (z.B. mit Neuroleptika) behandelt. Antidepressiva und Neuroleptika mit starken anticholinergen Nebenwirkungen können den Demenzprozess beschleunigen.

LEWY-Body-Demenz

Zweithäufigste Demenzform.

Bei der LEWY-Body-Demenz kommt es neben den Veränderungen, die beim M. ALZHEIMER auftreten, auch zu einer Zunahme von intrazellulären Einschlusskörperchen (LEWY-Körper) in bestimmten Hirn-Arealen. Die LEWY-Body-Demenz ist die zweithäufigste Demenzform. LEWY-Körper finden sich vermehrt auch beim Morbus PARKINSON.

Klinik

Die typischen **Symptome** der LEWY-Body-Demenz sind:
- Fluktuierende Verwirrtheit
- Optische Halluzinationen
- Extrapyramidal-motorische Bewegungsstörungen, z.B. PARKINSON-Symptome (☞ Neuro 10.1) und häufige Stürze.

Therapie und Verlauf

Der Krankheitsverlauf ist fluktuierend und häufig schneller progredient als beim M. ALZHEIMER. Cholinesterasehemmer können den Krankheitsverlauf bremsen. Die Halluzinationen sind mit Neuroleptika nur schwer zu beeinflussen. Zudem reagieren Patienten sehr empfindlich mit extrapyramidalmotorischen Nebenwirkungen.

Frontotemporale Demenz

Bei der frontotemporalen Demenz schrumpfen Anteile der Stirn- und Schläfenlappen. Die Ursache dafür ist nicht bekannt; in einigen Fällen scheinen erbliche Faktoren beteiligt zu sein. Die Erkrankung beginnt zwischen dem 50. und 60. Lebensjahr und dauert im Durchschnitt 7 Jahre.

Atrophie von Stirn- und Schläfenlappen mit Persönlichkeitsveränderung und Gedächtnisstörung.

Klinik

- Persönlichkeitsveränderungen: Die Patienten wirken enthemmt, verlieren das Taktgefühl sowie soziale Fähigkeiten
- Gedächtnisstörungen im Verlauf der Erkrankung
- Orientierung und Intelligenz sind häufig erst im späteren Krankheitsverlauf gestört
- Neurologische Ausfälle (Bewegungsstörungen).

Diagnostik und Therapie

Die Diagnose wird durch die psychische Symptomatik und den Nachweis der Hirnatrophie im CCT gestellt. Die Krankheitssymptome werden entsprechend mit sedierenden Psychopharmaka oder SSRI behandelt.

Vaskuläre Demenz

Die vaskuläre *(lat. vas = Gefäß)* Demenz, auch Multiinfarktdemenz genannt, entsteht durch eine Durchblutungsstörung des Gehirns. Meist bestehen bei den Patienten ein jahrelanger Bluthochdruck und andere (Risikofaktoren für) Gefäßerkrankungen.

Durch Gefäßerkrankung bedingte Demenz.

Klinik

❸ Die vaskuläre Demenz ist durch einen schubweisen, wechselhaften Verlauf gekennzeichnet. Eine zwischenzeitliche Besserung der Krankheitszeichen ist möglich. In der Vorgeschichte finden sich häufig Schlaganfälle (☞ Neuro 5) oder transitorisch ischämische Attacken (TIA). Zu den typischen Symptomen der vaskulären Demenz zählen:

Schubweiser Verlauf mit vorübergehender Besserung.

- Verschiebung des Tag-Nacht-Rhythmus mit nächtlicher Verwirrtheit
- Plötzlicher Krankheitsbeginn (in Zusammenhang mit TIA oder Schlaganfall)

- Schrittweise (nicht schleichende) Verschlechterung
- Zuspitzung der Persönlichkeitszüge
- Störung der Affektivität
- Neurologische Symptome wie Störung des Bewegungsablaufes mit unsicherem Gang und Stand.

Diagnostik

In CCT und MRT zeigen sich kleinste Hirninfarkte.

- Ein Fragebogen, die Ischämie-Skala von HACHINSKI, erfasst die typischen Symptome der vaskulären Demenz
- Im CCT und MRT fallen häufig eine diffuse Veränderung der Gehirnsubstanz im Sinne kleinster Hirninfarkte auf
- Doppler-Sonographie gibt Aufschluss über Durchblutungsstörungen.

Therapie

Medikamentöse Förderung der Durchblutung.

- Medikamente wie ASS® hemmen die Blutgerinnung und verbessern die Fließeigenschaften des Blutes.

Pflege

Kontrolle des Blutdrucks.

Bei Patienten mit einer Hypertonie darf der Blutdruck medikamentös nicht zu stark gesenkt werden, da der Organismus hohe Blutdruckwerte gewohnt ist und sie für eine ausreichende Hirndurchblutung benötigt. Deshalb muss der Blutdruck nach Gabe von blutdrucksenkenden Medikamenten kontrolliert werden.

Demenz bei internistischen Krankheiten

Verschiedene internistische Erkrankungen zeigen Symptome einer Demenz:
- Vitamin B_{12}-Mangel
- Hypothyreose
- Überdosierung von Herzglykosiden.

Etwa 10 % der Demenzen im hohen Lebensalter entstehen in der Folge von internistischen Erkrankungen. Häufige Ursachen sind Stoffwechselstörungen (z. B. Mangel an Vitamin B_{12}, Folsäure oder Schilddrüsenhormon) sowie Nebenwirkungen oder Überdosierungen von Medikamenten (z. B. Herzglykosiden). Bei Therapie dieser Erkrankungen bzw. Reduktion der Medikamente bilden sich die Demenzsymptome häufig zurück.

Pseudodemenz

Symptom einer schweren Depression.

❹ Bei Patienten, die an einer schweren Depression (☞ 6.1) erkrankt sind, können sich auch Symptome einer Demenz zeigen. Man spricht dann von einer »Pseudodemenz«, da die vermeintliche Demenz lediglich Ausdruck der Depression ist. Tatsächlich ist die Hirnleistung aber nicht beeinträchtigt.
Zu den Leitsymptomen der Pseudodemenz gehören Antriebs-, Gedächtnis- und Konzentrationsstörungen sowie Depression. Sie wird wie eine Depression mit Antidepressiva behandelt. Mit dem Ende der depressiven Episode verschwinden auch die demenziellen Symptome. Nicht selten besteht aber auch bei einer leichten Demenz eine (reaktive) Depression.

? Übungsfragen

❶ Nennen Sie die 4 häufigsten Formen einer Demenz!

❷ Beschreiben sie den Beginn des M. ALZHEIMER!

❸ Wodurch zeichnet sich eine vaskuläre Demenz aus?

❹ Was ist eine Pseudodemenz?

4.1.2 Demenz bei neurologischen Erkrankungen

❶ Systematrophien *(umschriebene neurologische Erkrankungen)*, die Symptome einer Demenz zeigen:

- Morbus PARKINSON
- Chorea HUNTINGTON
- Morbus WILSON.

Morbus PARKINSON

Der Morbus PARKINSON ist durch eine Atrophie der Basalganglien gekennzeichnet (☞ Neuro 10.1). Zu Beginn fallen typische neurologische Symptome auf: **Rigor, Tremor, Hypokinese.** Zusätzlich treten Gedächtnisstörungen, Depression und Antriebsminderung auf. Die Behandlung beschränkt sich auf die neurologischen Störungen und die Depression. Von einer Demenz im Spätverlauf des M. PARKINSON muss die **Bradyphrenie** unterschieden werden, die durch PARKINSON-Medikamente günstig beeinflusst wird.

Atrophie der Stammganglien mit neurologischen Symptomen sowie Gedächtnisstörungen, Depression und Antriebsminderung.

Chorea HUNTINGTON

Bei der Chorea HUNTINGTON verkümmern Abschnitte an der Unterseite des Großhirns, das Corpus striatum, das Claustrum und die Rinde des Stirnhirns (☞ Neuro 10.2). Sie ist eine seltene Erbkrankheit. Erste Symptome zeigen sich zwischen dem 35. und 50. Lebensjahr.
Neurologische Störungen (u.a. Hyperkinese) stehen häufig am Beginn der Erkrankung. Typische psychopathologische Symptome sind Stimmungsschwankungen, Gedächtnisstörungen, Wahn und Antriebsstörungen.
Mit Tiaprid (z.B. Tiapridex®) und Neuroleptika werden die neurologischen und psychischen Symptome behandelt.

Erbkrankheit der Stammganglien mit neurologischen Symptomen sowie Stimmungsschwankungen, Wahn und Störung von Antrieb und Gedächtnis.

Morbus WILSON

Beim Morbus WILSON kommt es zu einer Ablagerung von Kupfer in verschiedenen Körperregionen – u.a. auch in den Stammganglien. Der M. WILSON ist gekennzeichnet durch Depression, Affektinkontinenz, Antriebsstörungen, Halluzinationen und Wahn.

Kupferablagerung in den Stammganglien mit Halluzinationen, Wahn und Störung von Affektivität und Antrieb.

Normaldruckhydrozephalus

Liquorzirkulationsstörung.

Typische Trias:
- Demenz
- Gangstörung
- Harninkontinenz.

Bei dieser Erkrankung ist die Zirkulation des Liquors gestört. Leitsymptome sind Demenz, Gangstörung und Harninkontinenz. Außerdem treten Kopfschmerzen auf.
Im CCT fällt eine Erweiterung der inneren Liquorräume auf. Die Symptomatik bessert sich nach einer Entlastungspunktion (Entnahme einer relativ großen Menge Liquor – ca. 30 ml).
Zur Therapie des Normaldruckhydrozephalus wird der Liqour über einen Shunt abgeleitet.

? **Übungsfrage**

❶ Nennen Sie 3 Systematrophien!

4.2 Organische Psychosyndrome

Durch Schädigung oder Erkrankung des Gehirns kann eine Störung von Verhalten und Persönlichkeit eintreten, ohne dass andere für eine Demenz typischen Symptome vorhanden sind. Manchmal kann von der Art der Störung auf die Lokalisation der Schädigung geschlossen werden.

4.2.1 Organische Persönlichkeitsstörung

Schädigung des Frontallappens.

Da der organischen Persönlichkeitsstörung häufig eine Schädigung des Frontallappens zu Grunde liegt, wird synonym auch von einem *Frontalhirnsyndrom* gesprochen.

Klinik
- Aktivitäten können nicht durchgehalten werden
- Affektlabilität, Euphorie, Reizbarkeit
- Unsoziales Verhalten
- Inhaltliche Denkstörungen
- Verändertes Sexualverhalten.

4.2.2 Postenzephalitisches Syndrom

Psychische Störung im Rahmen einer Enzephalitis.

Enzephalitiden (Entzündungen des Gehirns) werden ausführlich im neurologischen Kapitel besprochen (☞ Neuro 6.3). Im Rahmen einer Enzephalitis kommt es häufig zu psychischen Störungen, die oft reversibel sind (im Unterschied zur organischen Persönlichkeitsstörung).

Klinik

- Unwohlsein
- Apathie
- Merkfähigkeitsstörung
- Persönlichkeitsveränderung.

Eine **Enzephalitis** kann auch zu bleibenden Schäden führen:

Progressive Paralyse

(gr. paralyein = auf einer Seite lähmen, schwächen)
Ursache ist die chronische Enzephalitis als Spätstadium einer Lues-Erkrankung (☞ Neuro 6.6.2), die vor allem Hirnrinde und Stammganglien betrifft. Das Gehirn bildet sich in diesen Bereichen zurück, es *atrophiert*. Die progressive Paralyse tritt bei 5–10 % der Lues-Infizierten auf.

Spätstadium einer Lues-Erkrankung mit Atrophie von Hirnrinde und Stammganglien.

Klinik

Neurologische Symptome sind unruhige Mimik, Sprechstörungen, Pupillenstörungen, Lähmungen und Ataxie. Weiterhin können psychiatrische Symptome wie Antriebslosigkeit, Auffassungsschwäche, Konzentrationsstörungen, Affektlabilität, unter Umständen manische oder depressive Symptome, Gedächtnisstörungen und im Endstadium eine Demenz auftreten.

Parallel zu neurologischen Symptomen auch Störungen von Antrieb, Affektivität und Hirnleistung bis hin zur Demenz.

Diagnostik und Therapie

- Neurologische Untersuchung
- Labor:
  - **TPHA-Test** (Treponema-pallidum-Hämagglutination-Test) als Suchtest, weitere Blutuntersuchungen zur Bestätigung der Diagnose
  - **Liquor-Untersuchung:** Entzündungszeichen, Erregernachweis
- CCT.

Diagnose mit dem TPHA-Test und einer Liquoruntersuchung.

Die Luesinfektion wird antibiotisch mit Penicillin behandelt.

Therapie mit Penicillin.

AIDS

(engl. acquired immunodeficiency syndrome)
Das HI *(human-immunodeficiency)*-Virus kann das ZNS direkt befallen und eine Enzephalitis auslösen. Die AIDS-Enzephalitis (☞ Neuro 6.5.4) ist gekennzeichnet durch neurologische Ausfälle und depressive Symptome. Weiterhin kann ein hirnorganisches Psychosyndrom mit Störung von Gedächtnis, Konzentration und Antrieb sowie im Spätstadium eine Demenz auftreten.

HIV kann Nervenzellen direkt befallen. Neurologische Störungen und Depression.

Diagnose durch HIV-Test. Therapie mit Azidothymidin.

Diagnostik und Therapie

- Neurologische und psychiatrische Untersuchung
- Labor-Untersuchung (HIV-Test, Blutbild)
- Liquor-Untersuchung.

Die Therapie beschränkt sich auf die Behandlung von Symptomen. Verschiedene Medikamente können die Überlebenszeit von an AIDS Erkrankten verlängern: z.B. Azidothymidin (z.B. Retrovir®).

4.3 Delir

Akute psychische Störung mit organischer Ursache.

Ein Delir *(lat. delirare = verrückt sein)* bezeichnet alle akuten psychischen Störungen mit organischer Ursache. Es ist gekennzeichnet durch plötzlichen Beginn, Bewusstseinstrübung und kognitive Störungen. Andere Bezeichnungen für ein Delir sind *Verwirrtheitszustand* oder *Durchgangssyndrom* (z.B. nach Operationen). Ein Delir dauert meistens nur wenige Tage bis Wochen.
Ein Delir tritt besonders häufig im Rahmen eines Alkoholentzugs auf (☞ 9.1.3). Weitere Ursachen können sein:

- Stoffwechselstörungen
- Infekte
- Überdosierung bestimmter Medikamente (z.B. PARKINSON-Medikamente, Analgetika).

Bei einer Vorschädigung des Gehirns (z.B. durch eine Demenz) tritt ein Delir häufiger auf.

Leitsymptome:
- Bewusstseinsstörungen
- Orientierungsstörungen
- Psychomotorische Störungen.

Klinik

Eine Psychomotorische Störung steht häufig am Beginn des Delirs.
Störungen von Bewusstsein und Aufmerksamkeit sind Leitsymptome:

- Wahrnehmungsstörung (v.a. optische Halluzinationen)
- Beeinträchtigung des Kurzzeitgedächtnisses
- Orientierungsstörung
- Störung von Schlaf- und Wachrhythmus
- Affektive Störung mit Angst, Reizbarkeit, Depression oder Ratlosigkeit.

- Neuroleptika
- Sedativa.

Therapie

Ggf. Gabe von Medikamenten zur Sedierung oder Behandlung von Halluzinationen (v.a. Neuroleptika wie Eunerpan® und Haldol®).
Behandlung der das Delir auslösenden Krankheit (wenn möglich).

Pflege

Der Patient benötigt eine enge pflegerische Begleitung, um ggf. körperliche Komplikationen zu erkennen. Außerdem benötigen ängstliche und verwirrte Patient das Gefühl von Sicherheit.

Beobachtung, Kontrolle der Vitalwerte und Vermittlung von Sicherheit.

4.4 Andere organische psychische Störungen

In Zusammenhang mit einer nachgewiesenen Hirnerkrankung (z.B. Infektionen, Tumore) können verschiedene psychische Störungen auftreten. Diese werden nach den vorherrschenden Symptomen benannt und ähneln anderen (nicht-organischen) psychischen Störungen:

Organische Halluzinose

Halluzinationen auf verschiedenen Sinnesgebieten ohne Bewusstseinstrübung durch umschriebene Störungen in den für die Verarbeitung von Sinneseindrücken zuständigen Hirnarealen.

Halluzinationen ohne Bewusstseinsstörung.

Organische katatone Störung

Stupor und/oder starke Erregung. Häufig weitere katatone Phänomene, wie Impulshandlungen, Stereotypien und Flexibilitas cerea *(wächserne Biegsamkeit)*.

Stupor und/oder starke Erregung.

Organische wahnhafte (schizophrenieforme) Störung

Wahnsymptome treten nach Läsionen der Basalganglien oder des limbischen Systems auf.

Wahnsymptome.

Organische affektive Störung

Depressive Syndrome treten im Rahmen verschiedener neuropsychiatrischer Erkrankungen auf (z.B. Demenzen, M. PARKINSON). Maniforme Syndrome treten bei Frontalhirnerkrankungen auf.

Depressive und maniforme Syndrome.

Organische Angststörung

Ängste bei Hirnerkrankungen, internistischen Erkrankungen (z.B. Schilddrüsenstörung) und durch Medikamente bzw. Drogen.

Bei internistischen und Hirnerkrankungen.

Organische dissoziative Störung

Derealisations- und Depersonalisationserleben treten auf im Rahmen von zerebralen Krampfanfällen oder Migräne.

Bei Krampfanfällen und Migräne.

5 Schizophrenien und Wahnstörungen

Typische Symptome:
- Halluzinationen
- Wahn.

Die *Schizophrenie* und die *schizoaffektive Störung* wurden klassisch auch (gemeinsam mit der endogenen Depression und der Manie) in der Gruppe der endogenen Psychosen zusammengefasst. Typische Symptome sind Halluzinationen und Wahn. Endogene Psychosen sind dadurch gekennzeichnet, dass ihre Ursachen weder exogen (wie bei den organisch bedingten psychischen Störungen) noch psychogen (wie bei den neurotischen und Belastungsstörungen) erklärt werden können. Da inzwischen verschiedene Erklärungsmodelle für diese Erkrankungen bestehen, wird der Begriff endogene Psychose seltener verwendet.

In diesem Kapitel werden auch Erkrankungen vorgestellt, die zum einen wie eine Variante der Schizophrenie erscheinen *(schizotype Störung)* oder aber aufgrund der Symptome manchmal nur schwer von einer Schizophrenie zu unterscheiden sind *(Wahnstörung).*

5.1 Schizophrenie

Die Einheit der Persönlichkeit ist gestört.

1–2 % der Bevölkerung erkranken.

Bei der Schizophrenie *(gr. schizein = spalten, trennen; phren = Verstand)* ist die Einheit der Persönlichkeit in der Art gestört, dass inneres und äußeres Erleben nicht mehr voneinander getrennt werden können. Vereinfacht dargestellt werden in diesem Prozess eigene Gedanken zu Halluzinationen und äußeren Erlebnissen wahnhaft verarbeitet. Da es zudem unbehandelt zu einer affektiven Verflachung und kognitiven Einschränkungen kommen kann, wurde die Erkrankung erstmals 1896 als Dementia praecox (vorzeitige Demenz) beschrieben. Diese Bezeichnung ist inzwischen überholt, da einerseits verschiedene Demenzformen mit unterschiedlichen Symptomen und Verläufen unterschieden werden und andererseits durch moderne Therapieformen die Erkrankung besser behandelt werden kann. Weltweit sind 1–2 % der Bevölkerung an Schizophrenie erkrankt. Der Erkrankungsbeginn liegt in der Regel zwischen der Pubertät und dem 30. Lebensjahr. Die ersten Symptome treten meist mehrere Jahre vor der ersten stationären Behandlung auf.

Ursachen

Erbliche Veranlagung

Die Schizophrenie ist keine reine Erbkrankheit. Familienuntersuchungen haben aber ergeben, dass sie unter Verwandten gehäuft vorkommt. Bei eineiigen Zwillingen, die beide die gleiche Erbinformation tragen, erkranken beide Geschwister mit einer Wahrscheinlichkeit von 25–85 %. Bei zweieiigen Zwillingen erkranken beide nur mit einer Wahrscheinlichkeit von 10–15 %. Kinder von schizophrenen Eltern haben ebenfalls ein erhöhtes Erkrankungsrisiko. Das gilt auch für Kinder, die adoptiert wurden und bei gesunden Eltern aufwuchsen.

- Erbliche Veranlagung: Keine direkte Vererbung, aber familiäre Häufung

Biochemische Ursache

Da die ersten Neuroleptika vor allem dadurch wirken, dass sie die Dopamin-Rezeptoren blockieren, wurde schon früh eine Überaktivität von Nervenzellen, die diesen Transmitter benutzen, vermutet. Inzwischen geht man davon aus, dass auch andere Transmitter (Serotonin, Glutamat) eine Rolle spielen.

- Biochemische Ursache: Dopamin-Überschuss

Ich-Schwäche

Ein schwaches Ich (☞ 2.8) soll die Entwicklung einer Schizophrenie begünstigen. Ursache ist eine unzureichende Ich-Entwicklung in der frühen Kindheit.

- Ich-Schwäche durch gestörte Ich-Entwicklung

Familiendynamik

Eine weitere mögliche Mitursache könnte in einer Kommunikationsstörung innerhalb der Familie liegen. So sollen »Überbehütung« und »Überemotionalität« *(high-expressed emotions)* die Ausbildung einer Schizophrenie fördern. Gleiches gilt für eine *double-bind-Situation*, bei der ein Kind widersprüchliche Kommunikationssignale empfängt. Beispiel: Mutter empfängt ein Kind mit offenen Armen. Wenn das Kind zu ihr kommt, macht sie aber einen abwehrenden Gesichtsausdruck.

- Familiendynamik: »Überbehütung« oder »Überemotionalität«.

❶ Die Schizophrenie entsteht aus dem Zusammenspiel der oben genannten biologischen, psychogenen und verschiedenen anderen Faktoren. Nach dem *Vulnerabilitäts-Stress-Modell* werden die Ursachen der Erkrankung und Auslöser einer akuten Krankheitsepisode zusammengefasst. Diesem Modell liegt die Annahme zu Grunde, dass sich die unterschiedlichen Entstehungsursachen quasi addieren: Wird bei einem Menschen, der die Veranlagung für eine Schizophrenie in sich trägt, die Verletzlichkeitsschwelle (= Vulnerabilität) durch auslösende Faktoren (z. B. stark belastende Lebenssituation oder Drogenkonsum) überschritten, tritt die Erkrankung auf.

Die verschiedenen Faktoren zusammen ergeben die Verletzlichkeit (Vulnerabilität) für die Entstehung einer Schizophrenie. Zusätzliche Reize führen zum Ausbruch der Erkrankung.

5.1.1 Klinik und Diagnostik

Klinik

Häufig schleichender Beginn.
Eine Schizophrenie kann vielfältige Symptome zeigen:
- Formale Denkstörungen
- Inhaltliche Denkstörungen
- Kognitive Störungen
- Affektivitätsstörungen
- Ich-Störungen
- Halluzinationen
- Katatone Symptome.

Die Krankheit beginnt häufig schleichend. Zunächst fällt ein ungewöhnliches und unverständliches Verhalten auf. Der Patient ist in einer eigenen inneren Welt gefangen.
Es werden verschiedene Symptome beobachtet:
- **Formale Denkstörungen** mit Zerfahrenheit, Gedankenabreißen und Wortneubildungen
- **Inhaltliche Denkstörungen**: Wahn
- **Kognitive Störungen**: Einschränkung von Auffassung, Merkfähigkeit und Gedächtnis
- **Affektstörungen** mit Gefühlsverarmung, Ambivalenz, inadäquater Affektivität, Kontaktarmut und Steifheit
- **Ich-Störungen** mit Gedankenentzug, Gedankenausbreitung, Willensbeeinflussung, Autismus
- **Halluzinationen,** meist akustisch: Der Patient hört jemanden über sich sprechen (kommentierende Stimme) oder erhält Aufforderungen und Befehle (imperative Stimme)
- **Katatone Symptome** (*gr. kata = herab; ton = Spannung*): Störungen von Motorik und Antrieb wie Mutismus, Stupor, Echopraxie und Echolalie (☞ 2.7).

Positiv- und Negativ-Symptome.

Die Krankheitszeichen werden auch in Positiv- und Negativ-Symptome eingeteilt (bzw. Plus- und Minussymptome). Zu den Positiv-Symptomen zählen Wahn, Halluzinationen, bizarres Verhalten, formale Denkstörungen wie Zerfahrenheit. Negativ-Symptome sind Affektverflachung, formale Denkstörungen wie Sprachverarmung, Gedankenabreißen, Antriebsminderung, Apathie, sozialer Rückzug.

Suchterkrankungen.

Missbrauch und Abhängigkeit von verschiedenen Substanzen besteht häufig im Zusammenhang mit der Schizophrenie (meistens Nikotin, Cannabis, Alkohol). Einerseits um im Sinne einer Selbsttherapie die Krankheitssymptome zu lindern, andererseits um mögliche Nebenwirkungen der Medikamente zu kompensieren.

Diagnostik

Einzelne Symptome einer Schizophrenie treten auch bei anderen Erkrankungen auf.
Es gibt 2 Symptom-Sammlungen, die die Diagnose einer Schizophrenie erleichtern:

Die Diagnose Schizophrenie wird aus dem Gesamteindruck von Einzelsymptomen heraus gestellt. Andere psychische Erkrankungen, die mitunter ähnliche Symptome zeigen, müssen ausgeschlossen werden.
Um die Diagnose einer Schizophrenie zu erleichtern, haben die Psychiater Eugen Bleuler und Kurt Schneider jeweils typische Symptome zusammengestellt.
❷ Bleuler unterscheidet zwischen Grundsymptomen und akzessorischen Symptomen. Zu den Grundsymptomen zählt er formale Denkstörungen (v. a. Zerfahrenheit), Affektivitätsstörun-

gen (Verflachung, Parathymie), Ambivalenz, Ich-Störungen und Autismus. Akzessorische Symptome, welche die Diagnose Schizophrenie nicht allein beweisen, sind Wahn, Halluzinationen und katatone Symptome.

❸ SCHNEIDER fasst typische Symptome in einer Tabelle zusammen. Um eine Schizophrenie handelt es sich demzufolge mit großer Wahrscheinlichkeit dann, wenn Symptome 1. Ranges vorliegen. Auch wenn Symptome 1. Ranges fehlen, dafür aber viele Symptome 2. Ranges beobachtet werden, kann die Diagnose Schizophrenie gestellt werden.

- BLEUER unterscheidet Grundsymptome und akzessorische Symptome
- SCHNEIDER stellt Symptome 1. und 2. Ranges zusammen.

Symptome einer Schizophrenie nach KURT SCHNEIDER

Abnorme Erlebnisweisen	Symptome 1. Ranges	Symptome 2. Ranges
Akustische Halluzinationen	Dialogische, kommentierende und imperative Stimmen, Gedankenlautwerden	sonstige akustische Halluzinationen
Leibhalluzinationen	leibliche Beeinflussungserlebnisse	
Halluzinationen auf anderen Sinnesgebieten		optische, olfaktorische und gustatorische Halluzinationen
Schizophrene Ich-Störungen	Gedankeneingebung, Gedankenentzug, Gedankenausbreitung, Willensbeeinflussung	
Wahn	Wahnwahrnehmung	Wahneinfall
Affektstörung		Erlebte Gefühlsverarmung, Ratlosigkeit, depressive und frohe Verstimmung

optisch: den Sehsinn betreffend; olfaktorisch: den Geruchssinn betreffend; gustatorisch: den Geschmack betreffend

5.1.2 Syndrome der Schizophrenie

Die Symptome der Schizophrenie können individuell sehr unterschiedlich und wechselhaft sein. Nicht alle typischen Symptome sind bei allen erkrankten Menschen gleichzeitig vorhanden. Aus diesem Grund nennen einige Psychiater die Erkrankung auch *Psychose aus dem schizophrenen Formenkreis.*

Da bei der Schizophrenie bestimmte Symptome häufig gemeinsam auftreten, lassen sich verschiedene Syndrome unterscheiden, die dann als Unterformen der Erkrankung unterschieden werden.

Paranoide Schizophrenie

Häufigste Form mit spätem Beginn, Wahn und Halluzinationen.

Diese Form der Schizophrenie tritt am häufigsten auf. Sie ist gekennzeichnet durch *Wahnvorstellung* und *Halluzinationen*. Meistens handelt es sich um einen Verfolgungswahn und akustische Halluzinationen. Es können aber auch andere Wahninhalte und Halluzinationen auftreten. Andere Symptome werden deutlich, ohne aber im Vordergrund zu stehen. Eine paranoide Schizophrenie beginnt meistens relativ akut im 3. oder 4. Lebensjahrzehnt. Die Erkrankung lässt sich medikamentös relativ gut behandeln. Ein Residuum tritt selten auf.

Fallbeispiel

Ein 24-jähriger Mann wird von seinem älteren Bruder in die Klinik gebracht. Er wirkt wie in Trance. Über seine Beschwerden kann er nur auf Nachfrage stockend berichten: Er habe seit einigen Tagen starke Angst. Sein Bruder ergänzt, dass sich der Patient in den letzten Wochen stark verändert habe. Ein vernünftiges Gespräch war nicht mehr möglich. Der Patient redete zeitweise schwer verständliche und zusammenhangslose Dinge. Er fühlte sich offensichtlich verfolgt, war sicher, dass er ermordet werden solle und kündigte daher an, sich lieber selbst das Leben zu nehmen. In den letzten Tagen konnte er sich nicht mehr selbst versorgen. Durchgehend mussten Familienangehörige bei ihm sein, ihm das Essen bereiten, ihn ans Waschen erinnern. Zum Schluss wollte er im Bett seiner Eltern schlafen. Der Patient wurde medikamentös mit Neuroleptika und Benzodiazepinen behandelt. Nach wenigen Tagen war er weniger ängstlich und konnte jetzt selber über sein Befinden und sein Wahnerleben Auskunft geben. Verantwortlich für seine Probleme sei seine Freundin. Sie habe ihm heimlich Drogen gegeben, ihn beeinflusst und Menschen beauftragt, ihn umzubringen.

Pflege

Häufig kommen akut erkrankte Menschen in stationäre Behandlung. Da sie meistens sehr ängstlich sind benötigen sie eine ihnen Sicherheit gebende Atmosphäre. Dies wird erreicht durch Reizarmut und freundlichen aber ausreichend distanzierten Umgang. Der Wahrheitsgehalt von Wahn und Halluzinationen darf in der akuten Krankheitsphase nicht in Frage gestellt werden.

Hebephrene Schizophrenie

(gr. hebe = Jugend; phren = Geist, Verstand)

Früher Beginn, läppische Gestimmtheit, Beziehungslosigkeit.

❹ Diese Form der Schizophrenie, auch *Hebephrenie* genannt, beginnt häufig schleichend in der späten Jugend oder im frühen Erwachsenenalter. Erste Symptome sind sozialer Rückzug und Beziehungslosigkeit, so dass manchmal zunächst an eine Pubertäts- oder Adoleszentenkrise gedacht wird.

Im Vordergrund der Hebephrenie stehen Störung von Affekt, Denken und Antrieb. Der Affekt ist häufig flach und unpassend, die erkrankten Menschen zeigen sich läppisch gestimmt. Das Denken ist ungeordnet, weitschweifig bis zerfahren. Bizarre Denkinhalte fallen auf. Der Antrieb ist vermindert. Insgesamt ist die Hebephrenie durch eine Minussymptomatik geprägt, Wahn und Halluzinationen können auftreten, bestimmen aber nicht durchgängig das Krankheitsbild. Die Hebephrenie neigt trotz Therapie häufig zur Chronifizierung und Ausbildung eines Residuums.

Katatone Schizophrenie

(gr. kata = herab; ton = Spannung)

Bei der katatonen Schizophrenie treten Störungen der Psychomotorik auf wie Stupor, Katalepsie, aber auch Hyperkinesien bis hin zu Erregungszuständen. Die akut Erkrankten sind ängstlich und stehen unter dem Einfluss von Wahn und Halluzinationen, ohne aber darüber sprechen zu können. Im Verlauf können bestimmte katatone Symptome wie stereotype Bewegungen, Manierismen chronifizieren. In der Regel ist die katatone Schizophrenie gut behandelbar und (wahrscheinlich durch die Behandlungsmöglichkeiten mit Neuroleptika) weniger häufig geworden.

Bewegungsstereotypien, Angst, Anspannung, Wahn, Halluzinationen.

Eine seltene Komplikation der katatonen Schizophrenie ist die perniziöse Katatonie (*lat. pernicies = Verderben, Untergang*). Zu den katatonen Symptomen treten dann auch hohes Fieber, Kreislaufstörung (Tachykardie) und Exsikkose auf. Diese Erkrankung kann lebensbedrohlich sein. Da sie durch Medikamente nicht immer ausreichend behandelbar ist, besteht die Indikation zur Elektrokrampftherapie (☞ 3.6).

Pflege

Der Umgang mit einem an einer katatonen Schizophrenie erkrankten Menschen sollte gekennzeichnet sein durch Empathie. Eine zu große Nähe kann die Ängste verstärken. Ein katatoner Stupor kann manchmal plötzlich in einen Erregungszustand (mit Fremdgefährdung) umschlagen.

Schizophrenia simplex

Diese Form verläuft schleichend progredient und beginnt häufig erst in höherem Lebensalter. Sie ist gekennzeichnet durch eine Minussymptomatik mit Antriebsminderung und Affektverflachung. Die Symptome ähneln einem Residuum, ohne dass aber zuvor typisch psychotische Symptome wie Halluzinationen oder Wahn aufgetreten sind.

Langsamer Verlust von Vitalität und Antrieb.

5.1.3 Therapie

Medikamentös mit Neuroleptika und Benzodiazepinen.

Medikamentöse Therapie

- **Hochpotente** und **atypische Neuroleptika** (z.B. Haldol®, Glianimon®, Risperdal®, Zyprexa®, Solian®) wirken auf Wahn, Halluzinationen und Denkstörungen. Die atypischen Neuroleptika haben zudem eine günstige Wirkung auf Negativ-Symptome
- **Niederpotente Neuroleptika** (z.B. Atosil®, Truxal®, Neurocil®) sedieren bei starker (innerer) Erregung
- **Benzodiazepine** (z.B. Laubeel®, Tavor®, Uskan®) werden vorübergehend bei Angst und Unruhe gegeben.

Häufig werden gleichzeitig Medikamente aus diesen drei Gruppen kombiniert eingesetzt.
Eine Therapie mit Neuroleptika ist häufig auch längere Zeit im Anschluss an eine akute Phase der Schizophrenie notwendig, um ein Rezidiv der Erkrankung zu verhindern. Medikament und Dosis sollen dabei so gewählt werden, dass der Patient durch Nebenwirkungen möglichst wenig eingeschränkt wird. Einige Patienten ziehen eine Depot-Spritze (z.B. Fluanxol Depot®, Haldol Decanoat®, Ciatyl-Z Depot®, Risperdal Consta®), die vierzehntägig bis monatlich verabreicht wird, einer täglichen oralen Medikamenteneinnahme vor.

Psychotherapie zur Bewältigung der Krankheit und Vermeidung von krankheitsauslösenden Lebenssituationen.

Psychotherapie

- **(Psycho-) therapeutische Gespräche** helfen bei der Bewältigung der Krankheit und sollen das Ich stärken
- Mit Hilfe der **Verhaltenstherapie** und **Familientherapie** können die krankheitsauslösenden Faktoren (z.B. familiäre Konflikte) entschärft werden
- Das **Integrierte Psychologische Therapieprogramm** (IPT) und andere kognitive Therapien trainieren kognitive Fähigkeiten und soziale Kompetenz
- In **Selbsthilfegruppen** tauschen sich Betroffene über Probleme aus
- Die **Psychoedukation** vermittelt Kenntnisse über die Erkrankung und die Therapie. Patienten lernen ihre Frühsymptome kennen. Mit Hilfe von Krisenplänen soll zu starker (krankheitsauslösender) Stress verhindert werden.

EKT nur bei einer lebensbedrohlichen katatonen Schizophrenie.

Weitere Therapiemaßnahmen

- Beschäftigungstherapie, Sport, Entspannungsübungen.

Eine **Elektrokrampftherapie** (EKT) wird selten und nur bei sehr schweren (lebensbedrohlichen) Verläufen einer katatonen Schizophrenie eingesetzt.

Pflege

Es sollte nicht versucht werden, dem Patienten seine Wahninhalte auszureden; jedoch muss ihm erklärt werden, dass seine geschilderten Ereignisse nur für ihn existieren. Wichtig ist, den Patienten durch einen strukturierten Tagesablauf und praktische Aufgaben (Sport, Beschäftigungstherapie) von seiner inneren Welt abzulenken und ihm den Zugang in die Realität zu erleichtern.

- Wahninhalte nicht ausreden
- Tagesablauf strukturieren
- Zugang zur Realität schaffen.

Vorbeugung und Rehabilitation

In einem sog. »Psychose-Seminar« und in psychoedukativen Gruppen lernen die Betroffenen ihre Erkrankung kennen. Sie finden selber belastende Situationen heraus, die dem Ausbruch der Krankheit vorausgingen. Außerdem werden sie sensibilisiert für Frühsymptome. Regelmäßige Medikamenteneinnahme, Vermeidung von Belastungen und rechtzeitige psychiatrische Behandlung bei Frühsymptomen können einen Rückfall verhindern.
Die weitere Betreuung nach Entlassung aus stationärer Therapie erfolgt zum Teil in Tageskliniken, therapeutischen Wohngemeinschaften, betreutem Wohnen oder Begegnungsstätten.

Im Psychose-Seminar werden Auslöser, Frühsymptome und Umgang mit der Krankheit erlernt.

5.1.4 Verlauf und Prognose

❺ In Langzeitstudien wurde der Krankheitsverlauf von Patienten mit Schizophrenie mit folgenden Ergebnissen untersucht:

- Bei einem Drittel heilt die Erkrankung folgenlos aus. Es tritt nur eine einzige Krankheitsepisode auf, die dann häufig diagnostisch noch nicht als Schizophrenie, sondern als »akute psychotische Störung« (☞ 5.5) eingestuft wird
- Bei einem Drittel treten Rückfälle mit leichter Residualsymptomatik auf (schubweiser Verlauf)
- Bei einem Drittel werden schwerere Dauerdefekte beobachtet (chronisch progredienter Verlauf).

Je ein Drittel:
- Ausheilung
- Schubweiser Verlauf
- Fortschreitender Verlauf.

❻ Nach dem Ende des akuten Schubes und bei chronischem Krankheitsverlauf kann sich ein sog. *Residualzustand* (Restzustand) mit Änderung der Persönlichkeit entwickeln. Symptome des Residualzustandes sind vor allem Negativ-Symptome wie:

- Antriebsarmut
- Formale Denkstörungen
- Konzentrationsstörungen
- Autismus (Rückzug in die eigene Gedankenwelt)
- Verlust von Selbstvertrauen.

Ein Residualzustand kann sich im Krankheitsverlauf entwickeln.

❼ Eine günstige *Prognose* wird beobachtet bei einem akuten Krankheitsbeginn, Nachweis von Auslösefaktoren, guter sozialer Integration und abgeschlossener Berufsausbildung. Wichtig ist, dass die Patienten ihre individuellen Auslösefaktoren kennen und versuchen, diesen aus dem Weg zu gehen.

? Übungsfragen

❶ Welche Ursachen hat die Schizophrenie?

❷ Nennen Sie die Grundsymptome der Schizophrenie nach BLEULER!

❸ Was bedeutet das Vorliegen von Symptomen 2. Ranges?

❹ Wie zeigt sich eine Hebephrenie?

❺ Wie verläuft eine Schizophrenie?

❻ Was ist ein Residualzustand?

❼ Wodurch kann der Verlauf der Schizophrenie günstig beeinflusst werden?

5.2 Schizotype Störung

Störung mit schizophrenie-ähnlichen Symptomen.

Die schizotype Störung ist durch exzentrisches Verhalten und Auffälligkeiten von Affekten und Denken gekennzeichnet. Die Symptome wirken zuweilen schizophren, ohne dass die typischen Symptome einer Schizophrenie tatsächlich beobachtet werden können. Die schizotype Störung wird von einigen Psychiatern als eine abgemilderte Form der Schizophrenie gesehen, da die Symptome der Schizophrenia simplex ähneln. Wegen des in der Regel chronischen Verlaufs und nicht sicher bestimmbarem Krankheitsbeginn wird die schizotype Störung aber auch den Persönlichkeitsstörungen (☞ 8) zugeordnet.

Klinik

- Kalter, unnahbarer Affekt
- Exzentrisches Verhalten
- Sozialer Rückzug
- Ungewöhnliche Denkinhalte (aber kein manifester Wahn)
- Misstrauen
- Ungewöhnliche Wahrnehmungserlebnisse (z.B. Derealisationserleben)
- Vages, umständliches oder gekünsteltes Denken und Sprechen
- Kurze psychotische Episoden.

Therapie

Es werden Therapieversuche mit atypischen und niedrigpotenten Neuroleptika unternommen. Die Symptomatik lässt sich aber häufig nur wenig beeinflussen.

5.3 Schizoaffektive Störungen

❶ In dieser Krankheitsgruppe werden Störungen zusammengefasst, bei denen gleichzeitig Symptome sowohl der Schizophrenie als auch der Manie oder der Depression (☞ 6) beobachtet werden. Schizoaffektive Störungen verlaufen ähnlich wie die affektiven Störungen meistens in Phasen und hinterlassen in der Regel keine Restsymptomatik.

Symptome von Schizophrenie, Manie und Depression treten zusammen auf.

Therapie

Die Therapie entspricht den medikamentösen und psychotherapeutischen Maßnahmen zur Behandlung der Schizophrenie: Neuroleptika bei schizomanischen und schizodepressiven Phasen, Antidepressiva bei schizodepressiven Phasen, Lithiumsalze oder Carbamazepin zur Phasenprophylaxe sowie psychotherapeutische Unterstützung.

? Übungsfrage

❶ Was sind schizoaffektive Störungen?

5.4 Wahnhafte Störungen

Eine wahnhafte Störung ist dadurch gekennzeichnet, dass die Patienten einen systematisierten Wahn, der sich auf ein Thema bezieht, beschreiben. Passend zum Wahnthema können auch affektive Symptome (wie Angst, Euphorie, Depression) auftreten. Andere Symptome, z. B. einer Schizophrenie, liegen nicht vor.

Wahn ohne weitere Symptome bspw. einer Schizophrenie.

Ursachen

Einige Patienten sind bereits vor der Erkrankung misstrauisch. Kränkungen oder andere belastende psychosoziale Ereignisse können eine Wahnentwicklung einleiten. Manchmal stehen am Beginn der Wahnentwicklung auch überwertige Ideen. Im Verlauf wird dann zunehmend Alltagsereignissen eine besondere (wahnhafte) Bedeutung zugemessen.

Entsteht aus dem Zusammenspiel von Charakter, Erlebnis und sozialem Milieu.

Wahnhafte Störungen treten auch auf als:

- »Kontaktmangelparanoid« bei einsamen Menschen
- Menschen, die in fremden Kulturkreisen leben – ausgehend von einem fehlendem (Sprach-) Verständnis
- Menschen mit organischen Störungen der Wahrnehmung (Schwerhörigkeit, Blindheit).

Einsame Menschen oder Schwerhörige empfinden die Umwelt als bedrohlich.

Klinik

Es werden Wahnideen beschrieben, die im Unterschied zur Schizophrenie nicht bizarr oder ungewöhnlich sind, sondern manchmal sogar nachvollziehbar erscheinen.

Verschiedene Wahnthemen kommen vor:

Verfolgungswahn

Ein sensitiver Mensch entwickelt einen Beziehungswahn.

Die Patienten fühlen sich beeinträchtigt und schlecht behandelt. Bei einer Sonderform, dem sensitiven Beziehungswahn, reagiert ein selbstunsicherer Mensch auf eine Enttäuschung oder Verfehlung, die gegen sein rigides Wertesystem verstößt, mit Schuldgefühlen. Er bezieht alles auf sich (Beziehungswahn) und fühlt sich durch sein Umfeld beobachtet und verspottet.

Querulantenwahn

Ein leicht verletzbarer Mensch fühlt sich ungerecht behandelt.

Ein selbstbewusst wirkender aber leicht verletzbarer Mensch verarbeitet tatsächliche oder vermeintliche Ungerechtigkeiten wahnhaft. Er kämpft zunächst gegen die vermeintlichen Verursacher und im Verlauf, da er schließlich in der Überzeugung lebt dauerhaft schlecht behandelt zu werden, gegen die ganze Gesellschaft.

Eifersuchtswahn

Patienten sind überzeugt davon, von ihrem Partner betrogen zu werden.

Liebeswahn

Patienten meinen eine Person, die sie in der Regel nicht näher kennen, sei in sie verliebt. Manchmal wird im Rahmen des Wahns auch behauptet, man sei mit dieser Person verheiratet oder verlobt.

Hypochondrischer Wahn

Es können auch andere Wahnsymptome wie z. B. ein hypochondrischer Wahn auftreten, bei dem der Patient ständig Zeichen einer möglichen Krankheit an sich entdeckt.

Folie à deux

Eine besondere Form ist die induzierte wahnhafte Störung *(folie à deux)*, bei der eine ansonsten psychisch gesunde Person die Wahnvorstellung eines psychisch kranken (meistens schizophrenen) Menschen übernimmt.

Therapie

Die Therapie ist dadurch erschwert, dass die Patienten keine Einsicht in die Erkrankung haben. In einer Psychotherapie kann daher der Realitätsgehalt des Wahns nicht in Frage gestellt werden. Es werden Begleitsymptome angesprochen. Neuroleptika können ggf. hilfreich sein.

Fehlende Krankheitseinsicht erschwert die Therapie.

5.5 Vorübergehende akute psychotische Störung

Diese Störung ist gekennzeichnet durch einen

- **Akuten Beginn** (innerhalb von 14 Tagen)
- Mit **typischen Symptomen** (Wahnerleben, Halluzinationen, andere Schizophrenie-Symptome)
- In der Regel nach einer **akuten Belastung** (z.B. Migration).

Symptome ähneln einer Schizophrenie.

Die Symptome ähneln einer Schizophrenie. Sie können dabei relativ stabil und gleich bleibend sein oder aber auch schnell wechseln *(polymorph)*. Wenn die Störung länger als einen Monat andauert wird die Diagnose einer Schizophrenie gestellt. Letztendlich ist nicht klar, ob es sich um eine eigenständige Erkrankung handelt oder um eine Form der Schizophrenie mit guter Prognose.

Therapie

Die Behandlung ähnelt der der Schizophrenie.

Prognose

Die Prognose ist umso besser je abrupter die psychotische Symptomatik begonnen hat.

6 Affektive Störungen

Phasenweise Erkrankung von Affektivität und Stimmung.

Affektive Störungen sind Erkrankungen von Stimmung und Antrieb, die häufig phasenweise auftreten. Die Stimmung kann dabei auffällig stark gehoben sein (Manie) oder gedrückt (Depression). Affektive Störungen wurden erstmals in der Antike durch Hippokrates beschrieben. Die Bezeichnung Melancholie (»Schwarzgalligkeit«) geht auf die damals verbreitete Säftelehre zurück.

Unterschieden werden:
- Manie
- Bipolare Störung
- Depression
- Dysthymia
- Zyklothymia.

Die Einteilung der affektiven Störungen hat sich in den letzten Jahren verändert. Traditionell wurde beispielsweise unterschieden nach der Ätiologie der Depression: endogen (ohne sichere Ursache, Behandlung v. a. mit Antidepressiva) oder psychogen (in Zusammenhang mit wesentlichen Auslösern aktuell oder in der Lebensgeschichte, Behandlung v. a. durch Psychotherapie). Die Trennung ließ sich allerdings in der Praxis nicht immer nachvollziehen. Daher wird inzwischen lediglich nach Symptomen und Verlauf unterschieden in reine Manie, bipolare Störung (Manie und Depression im Wechsel), Depression, Dysthymia und Zyklothymia. Bei manischen und depressiven Episoden können auch psychotische Symptome (Wahn und Halluzinationen) auftreten. Diese sind meistens *synthym* (passend zur Stimmungslage): Größenwahn und entsprechende akustische Halluzinationen bei der Manie, Verarmungswahn und akustische Halluzinationen mit diffamierenden Stimmen bei der Depression.

Verlauf

Verlauf in Phasen.

Affektive Störungen verlaufen häufig in Phasen. Eine Phase dauert unbehandelt im Durchschnitt 6–8 Monate. Bei 15–20 Prozent der Patienten dauern die Phasen länger als 12 Monate. In den Zeiten zwischen den Phasen sind häufig keine Krankheitssymptome vorhanden.

Ursachen

Multifaktorielle Entstehung.

Eine alleinige Ursache für affektive Störungen konnte bisher nicht gefunden werden. Die Entstehung ist multifaktoriell bedingt:
- Erbliche Veranlagung: Die Vulnerabilität für affektive Erkrankungen wird vererbt. Sie treten in Familien gehäuft auf
- Neurotransmitter: Das Gleichgewicht verschiedener Transmitter-Systeme ist bei affektiven Erkrankungen gestört. Bei Depressionen wurde ein Mangel an Serotonin und Noradrenalin beschrieben, bei Manien ein Überschuss an Noradrenalin und Dopamin.

Auslöser für die akute Krankheitsphase können psychosoziale Belastungen, körperliche Erkrankungen oder hormonelle Veränderungen (z. B. im Wochenbett) sein.

6.1 Depressive Episoden

Menschen, die an einer Depression erkrankt sind, leiden länger andauernd vor allem unter einer deutlich gedrückten Stimmung. Es wird unterteilt in leichte, mittelgradige und schwere depressive Episoden. Die schwere depressive Episode (auch major depression) führt häufig (auch wegen einer Suizidalität) zu einer stationären Behandlung.
Die klassische Unterteilung in neurotische Depression (mit akutem psychogenen Auslöser und/oder biografischer Verursachung) und endogene Depression (kein äußerer Auslöser erkennbar) wurde inzwischen aufgegeben.

Leichte, mittelgradige und schwere depressive Episoden.

Verlauf

Die erste Episode tritt bei der Hälfte der Erkrankten vor dem 40. Geburtstag auf. Nur 10 % der Patienten erkranken nach dem 60. Lebensjahr. Häufig verläuft die Erkrankung in Episoden oder Phasen, die auch ohne therapeutische Maßnahmen abklingen können (durch diese aber deutlich gelindert oder verkürzt werden). Bei einem Drittel der Patienten kommt es allerdings zu einer Chronifizierung der Depression. Bei der Hälfte der Erkrankten kommt es zu einem Rezidiv. Dann wird von **rezidivierenden depressiven Episoden** gesprochen.

Chronifizierung bei $^1/_3$ der Betroffenen.

Klinik

Leitsymptom der depressiven Episode ist die depressive Verstimmung, die auch ohne direkten Zusammenhang mit schwerwiegenden äußeren Ereignissen entstehen kann. Zusätzlich treten auf:

- **Affektivitätsstörungen:** Innere Leere, Gefühl der Gefühllosigkeit, Verzweiflung, Schuldgefühle, Selbstaggressivität, Angst, vermindertes Selbstvertrauen, Tagesschwankung (mit Morgentief und leichter Stimmungsbesserung im Lauf des Tages)
- **Antriebsstörungen:** Antriebshemmung oder auch -steigerung, Gleichgültigkeit, erhöhte Müdigkeit
- **Vitalstörungen:** (Durch-)Schlafstörungen, Appetitverlust, Gewichtsverlust, Obstipation, Druck- und Engegefühl in Kopf, Hals und Brust, Libidoverlust
- **Denkstörungen:** Als Form der formalen Denkstörungen tritt die Denkhemmung auf, inhaltliche Denkstörungen sind Wahn (Schuldwahn, Verarmungswahn u. a.) sowie Zwangsgedanken (Grübelzwang)

Symptome sind:

- Herabgesetzte Stimmung
- Morgentief
- Antriebsstörung
- Körperliche Störungen
- Denkhemmung
- Wahn und Zwangsgedanken
- Suizidalität.

- **Pseudodemenz** (☞ 4.1.2): Vergesslichkeit und Konzentrationsstörungen als Folge der Depression
- **Suizidalität** (Selbsttötungsgedanken)
- **(Hypo-)manische Nachschwankungen:** Leichte Symptome der Manie nach Abklingen der depressiven Phase.

Fallbeispiel

Eine 28-jährige Krankenschwester kommt nach ihrem Nachtdienst in die Klinik. Sie ist in Tränen aufgelöst und berichtet stockend mit leiser Stimme, dass sie auf dem Rückweg von der Arbeit den Impuls verspürt habe, gegen einen Brückenpfeiler zu fahren.

Seit einigen Wochen sei ihre Stimmung so schlecht wie noch nie. Sie könne sich nicht mehr konzentrieren und fühle sich schwach und antriebsarm. Mit ihrer Arbeit und mit dem Haushalt einschließlich der Versorgung ihrer zwei Kinder sei sie überfordert. Deshalb habe sie starke Schuldgefühle. Sie müsse viel grübeln. Seit einer Woche habe sie nicht mehr schlafen können. Außerdem plage sie eine starke innere Unruhe und Angst. Die Beschwerden waren plötzlich und innerhalb weniger Tage aufgetreten. Sie nennt verschiedene Probleme, die allerdings nicht in direktem Zusammenhang mit dem Beginn der Depression stehen. Ihr Vater war ebenfalls an einer Depression erkrankt und hat sich suizidiert. Vor einigen Monaten habe sie sich eine Zeit lang außergewöhnlich gut gefühlt. Damals habe sie viele (zum Teil auch überflüssige) Dinge eingekauft und sich verschuldet.

Diagnostik

Differenzialdiagnose der Depression:
- Anpassungsstörung
- Schizophrenie
- Organisch bedingte psychische Störung
- Medikamentennebenwirkung.

❶ Für die Diagnose einer Depression ist das Gesamtbild aus Symptomen und bisherigem Krankheitsverlauf entscheidend.

Depressive Symptome kommen auch vor bei:
- Anpassungsstörungen im Rahmen von belastenden Lebensereignissen oder schweren körperlichen Erkrankungen
- Schizophrenie
- Organisch bedingten psychischen Störungen
- Nebenwirkungen von Arzneimitteln.

Therapie

Stationäre Behandlung wegen Suizidalität.

❷ Wegen der Selbsttötungsgefahr ist häufig eine stationäre Behandlung erforderlich, mitunter auch gegen den Willen des Erkrankten (☞ 12).

Medikamentöse Therapie

Medikamentöse Therapie mit
- Antidepressiva
- Neuroleptika
- Benzodiazepinen

- **Antidepressiva** (z.B. Saroten®, Aponal®, Cipralex®, Remergil®, Trevilor®) können die Stimmung anheben. Die Wirkung setzt jedoch erst nach ca. 14 Tagen ein. Antidepressiva beeinflussen auch den Antrieb und werden entsprechend eingesetzt. Bei agitierten Depressionen (mit motorischer und affektiver

Unruhe) werden antriebshemmende Antidepressiva verabreicht, bei gehemmten Depressionen antriebssteigernde
- Mit **Neuroleptika** (z.B. Zyprexa®, Seroquel®) wird die Wahnsymptomatik behandelt. Einige Neuroleptika haben auch eine antidepressive Wirkung
- **Benzodiazepine** (z.B. Dalmadorm®, Oxazepam, Valium®) werden zusätzlich bei starker Unruhe, Schlafstörungen und Angst gegeben
- **Lithiumsalze** (z.B. Hypnorex®) und **Carbamazepin** (z.B. Timonil® und Tegretal®) ermöglichen eine Prophylaxe und können bei therapieresistenten Depressionen die Wirkung der Antidepressiva verstärken.

- Lithiumsalzen
- Carbamazepin.

Psychotherapie

Bei schweren Depressionen steht zunächst eine supportive Therapie mit stützenden Gesprächen im Vordergrund. Im Verlauf lassen sich Umgang mit der Erkrankung und Einstellungen, die zur Erkrankung geführt haben (wie gelernte Hilflosigkeit, automatische negative Gedanken), verändern. Im Rahmen von tiefenpsychologischen Verfahren werden zugrunde liegende Konflikte und biografische Ereignisse deutend aufgearbeitet.

Psychotherapeutische Begleitung durch die depressive Phase.

Andere Therapieformen

- **Schlafentzug:** Milderung der Beschwerden, nachdem der Patient eine ganze Nacht oder die zweite Nachthälfte nicht geschlafen hat (☞ 3.6.2)
- **Elektrokrampftherapie** (☞ 3.6.1): bei sehr starken Depressionen mit Suizidgefahr und Wahn.

6

Pflege

Zu Beginn der Behandlung benötigt der Patient Rückzugsmöglichkeiten und das Gefühl, aufgehoben zu sein. Seine Stimmung muss ernst genommen und nicht mit Worten wie »das ist doch alles gar nicht so schlimm, das wird schon wieder« heruntergespielt werden. Leichte Besserungen der Depression werden behutsam rückgemeldet, da der erkrankte Mensch dies zunächst nicht erkennen und annehmen kann. Im weiteren Verlauf steht eine aktivierende Pflege im Vordergrund, bei der der Patient nicht überfordert werden darf, da er sonst schnell das Gefühl bekommt zu versagen.

- Patienten ernst nehmen
- Auf Suizidalität achten
- Im weiteren Verlauf aktivierende Pflege.

Merke

Bei Gabe von antriebssteigernden Antidepressiva besteht ein erhöhtes Suizidrisiko, da die antriebssteigernde häufig vor der antidepressiven Wirkung einsetzt. Fehlt die Stimmungsaufhellung und spürt der Patient gleichzeitig eine Antriebssteigerung, ist die Suizidgefahr besonders groß!

6.2 Manische Episoden

Manien sind gekennzeichnet durch gehobene Stimmung und gesteigerten Antrieb. Wenn die Symptome weniger stark ausgeprägt sind, spricht man von einer Hypomanie. Während einer manischen Episode haben die Patienten in der Regel keine Krankheitseinsicht und gelangen häufig erst dann in eine Behandlung, wenn es zu starken Konflikten mit dem sozialen Umfeld gekommen ist. Im Durchschnitt tritt die Erkrankung im 3. Lebensjahrzehnt auf.

Klinik

Symptome sind:
- Gehobene Stimmung
- Gesteigerte Aktivität
- Ideenflucht
- Größenwahn.

❸ Leitsymptom der Manie sind gehobene Stimmung und Aktivität sowie beschleunigtes Denken.
Folgende Symptome treten auf:
- **Affektivitätsstörungen:** Hochgefühl, Selbstüberschätzung, Distanzlosigkeit, Gereiztheit, kurze depressive Einbrüche mit Suizidgefahr
- **Antriebsstörungen:** Tatendrang, Rededrang, Enthemmung, Umsetzung der Größenideen in Taten (häufig verbunden mit dem hemmungslosen Kauf von Dingen) und Erregung
- **Vermindertes Schlafbedürfnis**
- **Denkstörungen:** Die typischen Denkstörungen sind Ideenflucht (formal) und Größenwahn (inhaltlich)
- **Halluzinationen.**

Fallbeispiel

Ein 45-jähriger Mann kommt in Begleitung seiner Ehefrau zur Aufnahme. Er fühlt sich nicht krank und bleibt nur auf Drängen seiner Ehefrau in der Klinik. Von Beruf ist er Finanzbeamter. Seit einigen Tagen war er nicht mehr bei seiner Arbeit. Er hatte eine Geschäftsidee, von der er sich innerhalb weniger Wochen großen Reichtum verspricht. Um diese Idee umzusetzen, hat er in den letzten Tagen große Summen Geld ausgegeben. Unter anderem bestellte er ein teures Auto und mietete Büroräume an. Im Gespräch berichtet der Patient atemlos von seinen Plänen. Dabei kann er kaum ruhig sitzen bleiben. Seine Stimmung ist sehr gut. Er verspürt einen nie gekannten Tatendrang und hat seit Tagen nicht mehr geschlafen.

Diagnostik

Die Diagnose Manie wird auf Grund der typischen Symptome gestellt. Allerdings können die Symptome der Manie auch in weniger starker Form im Rahmen einer Schizophrenie und bei organisch bedingten psychischen Störungen auftreten.

Therapie

Häufig ist eine Krankenhauseinweisung nötig, damit sich der Patient nicht durch unbesonnenes Verhalten schädigt.

Medikamentöse Therapie

- **Lithium-Salze** (z.B. Hypnorex®), **Carbamazepin** (z.B. Timonil®, Tegretal®) und **Valproinsäure** (z.B. Ergenyl®) wirken in der akuten Phase antimanisch und werden in der Regel (bei mehrphasigen Verläufen) zur Phasenprophylaxe eingesetzt
- **Neuroleptika** (z.B. Zyprexa®, Risperdal®, Truxal®) dämpfen in der akuten Krankheitsphase die Erregung. Dies wird von manisch Erkrankten häufig als unangenehm empfunden.

Medikamentöse Therapie mit:
- Lithium-Salzen
- Carbamazepin
- Valproinsäure
- Neuroleptika.

Psychotherapie

Eine Psychotherapie ist in der akuten Phase kaum möglich. Nach Abklingen der Manie können Auslösefaktoren erarbeitet werden.

Pflege

- Im Umgang mit dem Patienten Ruhe bewahren und dem Patienten klare Anweisungen geben, damit er Struktur erfährt
- Von Redseligkeit und Witzeleien nicht mitreißen, und sich nicht durch Aggressivität provozieren lassen
- Patienten von Außenreizen wie lauter Musik und Fernsehen abschirmen
- Den Aktivitätsüberschuss in sinnvolle Beschäftigungen umlenken.

- Ruhe bewahren
- Nicht mitreißen oder provozieren lassen
- Reiz-Abschirmung.

6.3 Bipolare Störungen

❹ Von einer bipolaren Störung kann gesprochen werden, wenn wenigsten zwei Episoden einer affektiven Störung auftreten. Dabei kann es sich um depressive und (hypo-)manische Phasen im Wechsel oder ausschließlich um manische Phasen handeln, wobei reine manische Verläufe (ohne zumindest kurzzeitige depressive Einbrüche) äußerst selten sind. Es kommen auch gemischte Phasen vor, in denen gleichzeitig die Symptome einer Depression und Manie bestehen. Bipolare Störungen treten früher im Leben auf als andere affektive Störungen. Männer und Frauen erkranken gleich häufig.

Auftreten von wenigstens zwei Episoden einer affektiven Störung.

Häufigkeit

Im Laufe ihres Lebens erkranken ca. 1% aller Menschen an einer bipolaren Störung.

Ursache

Da bipolare Störungen in verschiedenen Kulturkreisen gleich häufig auftreten und eine familiäre Disposition beschrieben ist, wird eine genetische Veranlagung vermutet.

Klinik

Typische Symptome von Depression und Manie.

Es treten die typischen Symptome einer Depression und Manie auf.
Manische Episoden beginnen häufig relativ abrupt und dauern zwischen zwei Wochen und fünf Monaten. Depressive Episoden dauern häufig länger.
Nicht selten werden hypomane Episoden (als »Nachschwankung« nach einer depressiven Episode oder in anderen Phasen des Lebens) übersehen. Das führt dann dazu, dass anstelle einer bipolaren Störung eine depressive Episode diagnostiziert wird.
Relativ häufig besteht eine Komorbidität mit Abhängigkeitserkrankungen.

Nach dem Verlauf werden die bipolaren Störungen unterteilt in
Bipolar I: Es tritt im Verlauf mindestens eine manische Episode auf und
Bipolar II: Neben depressiven Episoden werden auch hypomane Episoden durchlebt.

Therapie

Akuttherapie und Phasenprophylaxe.

Akuttherapie
Die Behandlung der akuten bipolaren Störung ähnelt der Therapie von Manie oder Depression.
Bei der Therapie der bipolaren Depression muss beachtet werden, dass einige (vor allem ältere) Antidepressiva das Umschlagen in eine manische Symptomatik hervorrufen können. Daher werden häufig schon frühzeitig Stimmungsstabilisatoren eingesetzt.
Phasenprophylaxe
Bei wiederholten Krankheitsphasen wird ein Stimmungsstabilisator empfohlen.

Prognose

Außerhalb der Krankheitsphasen besteht meistens eine Symptomfreiheit. Einige erkrankte Menschen neigen aber zu Stimmungslabilität.
Die Erkrankung kann in ein sog. *Rapid Cycling* übergehen, bei dem es innerhalb eines Jahres zu mindestens vier Krankheitsepisoden kommt.

6.4 Anhaltende affektive Störungen

Lang anhaltende Stimmungsstörung.

Einige affektive Erkrankungen verlaufen nicht in Phasen, sondern sind lang dauernde, manchmal fluktuierende Stimmungsstörungen. Obwohl dieser Verlauf dem von Persönlichkeitsstörungen entspricht, werden anhaltende affektive Störungen aber wegen ähnlicher Ätiologie und Therapie zu den affektiven Störungen gezählt. Von einigen Psychiatern werden diese Erkrankungen auch zu leichten Verläufen von depressiven Episoden oder bipolaren Störungen gezählt.

Klinik

Dysthymia

Die Dysthymia ist durch eine chronische depressive Stimmung gekennzeichnet, die aber nicht ausreichend stark ausgeprägt ist, um eine (leichte) depressive Episode zu diagnostizieren. Die Störung beginnt im frühen Erwachsenenalter. Die Erkrankten haben häufig nur wenige zusammenhängende depressionsfreie Tage und sind daher in ihrer persönlichen Entwicklung (beruflich und sozial) stark eingeschränkt. Wenn zusätzlich zur Dysthymia eine depressive Episode auftritt, wird dies als »double depression« bezeichnet.

Chronisch depressive Stimmung.

Zyklothymia

Bei der Zyklothymia liegt eine andauernde Instabilität der Stimmung vor. Es kommt immer wieder zu leichten depressiven oder hypomanischen Zuständen. Die Erkrankten werden manchmal als launisch erlebt. Wegen der wechselnden Stimmungslagen wird die Zyklothymia häufig nicht als Krankheit erkrankt. Es besteht eine Gefahr der Komorbidität mit Abhängigkeitserkrankungen.

Andauernde instabile Stimmung.

Therapie

Die Therapie entspricht der von manischen und depressiven Störungen und besteht aus einer Kombination von Psychotherapie und Pharmakotherapie.

? Übungsfragen

1. Nennen sie typische depressive Symptome!
2. Welche Medikamente werden zur Therapie der Depression angewendet?
3. Was sind Leitsymptome der Manie?
4. Was zeichnet eine bipolare Störung aus?

6

7 Neurotische, Belastungs- und somatoforme Störungen

Psychische Störungen, die in Zusammenhang mit belastenden Ereignissen stehen.

In diesem Kapitel finden sich psychische Störungen, die häufig in Zusammenhang mit belastenden persönlichen Ereignissen stehen. Sie können akut auftreten (wie Anpassungsstörungen oder akute Belastungsreaktionen), aber auch einen chronischen Verlauf haben (wie Angst- und Zwangsstörungen).

Der Begriff »Neurose« findet in der ICD-10 kaum noch Erwähnung und so wird z.B. die *depressive Neurose* nicht mehr als eigenständiges Krankheitsbild angesehen. Stattdessen wird eine depressive Episode oder Dysthymia diagnostiziert. Wenn im Folgenden von »Neurose« die Rede ist, wird darunter eine seelische bzw. psychosozial bedingte Gesundheitsstörung ohne nachweisbare organische Ursache verstanden. Wichtigste Therapieform der Erkrankungen dieses Kapitels ist die Psychotherapie.

Allgemeine Neurosenlehre

Zwei Ansätze erklären Neurosen.

➊ Die Neurosenlehre versucht die Entstehung einer Neurose über zwei unterschiedliche Ansätze zu erklären:

- Lerntheorie
- Psychoanalyse.

Lerntheorie

Neurotisches Verhalten wurde erlernt.

Das neurotische Verhalten ist das Ergebnis von komplexen Lernprozessen, in denen fehlgeleitete Verhaltensweisen verstärkt und gelernt werden (Operantes Konditionieren ☞ 3.1.2).

Psychoanalyse

Neurose als Ausdruck eines abgewehrten Konfliktes.

Die Theorie der Psychoanalyse (☞ 3.1.3) und anderer tiefenpsychologischer Verfahren erklärt Neurosen und deren Entstehung mit verschiedenen Modellen. Eine besondere Bedeutung nimmt die Trieblehre ein (Sexualtrieb und Aggressionstrieb). Wenn die Triebe nicht erfüllt werden oder zwei unvereinbare Bedürfnisse vorliegen, entstehen Konflikte. Können diese (in der Kindheit oder später) nicht gelöst werden, entwickeln sich Gefühle von Frustration oder Aggression.

Abwehrmechanismen haben das Ziel, diese unlustvollen Gefühle oder Wahrnehmungen nicht bewusst werden zu lassen. Bestimmte Ereignisse führen dazu, dass die Bewältigungsstrategien versagen und sich die Symptome einer Neurose zeigen. Hinweise auf Unbewusstes geben *Träume* und *Fehlleistungen* (Versprecher).

Typische Konflikte entstehen aus den gegensätzlichen Wünschen nach Autonomie und Abhängigkeit, Versorgung und Autarkie, Unterwerfung und Kontrolle. Zudem werden Selbstwert- und Identitätskonflike beschrieben. Konflikte entwickeln sich auch zwischen den drei inneren Instanzen **ES** (Triebe), **ICH** (Persönlichkeit), **ÜBER-ICH** (Selbstkontrolle, Normen, Moral). So gerät ein Kind (ICH), das trotz eines elterlichen Verbotes naschen möchte, in einen Konflikt zwischen ES (Trieb möchte naschen) und ÜBER-ICH (Eltern erteilen Verbot). Dieser Konflikt ließe sich durch Aufschieben des Wunsches lösen. Eine andere Möglichkeit der »gesunden« Konfliktlösung ist die *Sublimierung* (Konflikt wird auf ein höheres Ziel verschoben; z.B. Frustration wird in künstlerische Aktivität umgesetzt).

Konflikte innerhalb einer Person zwischen:
- ES
- ICH
- ÜBER-ICH.

Andere Theorien der Neurosen-Entstehung betonen eine Störung der Objektbeziehungen (der Beziehungen zu nahen Bezugspersonen in der frühen Kindheit).

Die neurotischen Symptome ermöglichen eine psychische Entlastung *(primärer Krankheitsgewinn)*. Gleichzeitig wird durch die Symptombildung auch ein sozialer Vorteil z.B. durch vermehrte Beachtung erzielt *(sekundärer Krankheitsgewinn)*.

Abwehrmechanismen

❷ Zu den Abwehrmechanismen eines Konfliktes zählen:

Abwehrmechanismen sind:
- Verdrängung
- Rationalisierung
- Projektion.

Verdrängung

Triebimpulse oder (unangenehme) Erfahrungen werden ins Unbewusste verdrängt.

Rationalisieren

Eigenes Fehlverhalten oder Emotionen werden logisch erklärt.

Projektion

Eigene Wünsche und Impulse werden unbewusst auf einen anderen Menschen verlagert und an diesem kritisiert.

Entwicklungsphasen

Aus psychoanalytischer Sicht durchläuft jedes Kind in seiner psychischen Entwicklung mehrere Phasen. Dabei kann es zu Störungen kommen, die im späteren Leben typische neurotische Erkrankungen hervorrufen:

Orale Phase (bis 2. Lebensjahr)

Das gesamte Erleben des Kindes konzentriert sich auf die Nahrungsaufnahme und auf einen Lustgewinn durch Saugen, geschieht also über den Mund *(lat. os = Mund, Gesicht)*. Es befindet sich in totaler Abhängigkeit von den Eltern. In dieser Phase wer-

- Orale Phase: Lustgewinn über Mund

den durch Wärme und Geborgenheit Sicherheit und Urvertrauen vermittelt. Deshalb führen Störungen in dieser Phase zu Identitätsstörungen, psychosomatischen Störungen, depressiven Episoden und Suchterkrankungen.

- Anale Phase: Lustgewinn über Ausscheidungsorgane

Anale Phase (2.–4. Lebensjahr)

Der Lustgewinn ist nun auf die Ausscheidungsorgane und die Produkte der Ausscheidung gerichtet *(lat. Anus = After)*. Es entwickelt sich die Beherrschung der Körperfunktionen, das Selbstwertgefühl und die Eigenständigkeit des Menschen. Störungen (z.B. durch übertriebene Sauberkeitserziehung) zeigen sich im späteren Leben als zwanghafter Charakter mit Pedanterie und Ordnungsliebe, Sparsamkeit und Geiz, Zwangsstörungen und Streben nach Autonomie und Macht.

- Ödipale Phase: Geschlechtsorgane werden entdeckt.

Ödipale Phase (4.–6. Lebensjahr)

In dieser Phase entdeckt das Kind die eigenen Geschlechtsmerkmale und die des anderen Geschlechtes (Ödipus, Gestalt einer griechischen Sage, heiratete seine Mutter und zeugte mit ihr ein Kind). Es empfindet das gleichgeschlechtliche Elternteil vorübergehend als Rivalen in der Liebe zum anderen Geschlecht (Ödipus-Konflikt: Der Sohn konkurriert mit dem Vater um die Liebe zur Mutter). Der Sohn bewundert und fürchtet den Vater, er liebt die Mutter und ist von ihr enttäuscht. Bei Mädchen gilt dies entsprechend. Störungen in dieser Phase führen zu sexuellen Fehlentwicklungen, Partnerproblemen und Persönlichkeitsstörungen.

Neurosen zeigen sich als
- Psychoneurosen
- Organneurosen
- Charakterneurosen.

Symptome

❸ Neurosen können in Form von verschiedenen psychischen und psychosomatischen Störungen auftreten. Sie lassen sich nach einer traditionellen Klassifikation einteilen:

- **Psychoneurose:** psychische Symptome stehen im Vordergrund
- **Organneurose:** körperliche Symptome, die nicht (oder nicht allein) auf einer Schädigung von Organen, sondern auf einer neurotischen Störung beruhen. Organneurosen zeigen sich in Form von verschiedenen psychosomatischen Erkrankungen, somatoformen und dissoziativen Störungen
- **Charakterneurose:** Zu dieser Gruppe zählen Störungen, die die gesamte Persönlichkeit erfassen (Persönlichkeitsstörungen ☞ 8).

Anamnese zum Ausschluss von OPS.

Diagnostik

Zur Diagnose einer neurotischen Störung werden Symptome und Entstehungsmechanismen erhoben. Bevor eine neurotische Störung diagnostiziert werden kann, müssen organisch bedingte psychische Störungen ausgeschlossen werden.

? Übungsfragen

❶ Nennen Sie die beiden Theorien für die Entstehung von Neurosen!

❷ Welche Abwehrmechanismen kennen Sie?

❸ Was sind Organneurosen?

7.1 Angststörungen

Angststörungen sind durch schwere, nicht realistische Angstsymptome und verschiedene Begleitsymptome gekennzeichnet. Da Angst auch ein Symptom im Rahmen von verschiedenen anderen psychischen Störungen (z. B. Schizophrenie, Depression, Abhängigkeitserkrankungen) aber auch körperlichen Erkrankungen (z. B. Erkrankung von Schilddrüse oder Herz, Migräne) sein kann, müssen diese ausgeschlossen werden, bevor eine Angststörung diagnostiziert werden kann. Angsterkrankungen zählen zu den häufigsten psychischen Störungen. Nach Art und Auslöser der Ängste werden unterschiedliche Angststörungen differenziert.

Schwere, nicht realistische Angstsymptome.

Klinik

Neben dem Angstgefühl und einem Vermeidungsverhalten können bei allen Angsterkrankungen verschiedene Begleitsymptome auftreten:

- Schwindel, Unsicherheit und Schwäche
- Häufig auch vegetative Symptome (Herzklopfen, Schwitzen)
- Atembeschwerden, Beklemmungsgefühl, Übelkeit
- Hitzewallungen oder Kälteschauer
- Gefühllosigkeit oder Kribbelgefühle.

- Angstgefühl
- Vermeidungsverhalten
- Vegetative Symptome.

Bei einigen Patienten stehen die Begleitsymptome im Vordergrund, so dass die Angststörung nur schwer erkennbar ist. Nicht selten entwickeln Patienten mit einer Angststörung auch eine Abhängigkeitserkrankung, weil die Ängste z. B. durch Alkohol gelindert wurden.

Im Verlauf einer Angststörung können **Panikattacken** auftreten, die gekennzeichnet sind durch:

- Starke Ängste
- Abrupten Beginn
- Dauer ca. eine halbe Stunde
- Zahlreiche Begleitsymptome.

Panikattacken.

Therapie

Ohne eine adäquate Therapie droht eine Chronifizierung der Angststörung. Die Therapie besteht häufig aus einer Kombination von Pharmakotherapie und Psychotherapie.

Kombination aus Pharmakotherapie und Psychotherapie.

Benzodiazepine (z.B. Tavor®, Uskan®) helfen in akuten Krankheitsphasen. Da sie ein hohes Abhängigkeitspotenzial besitzen, sollten diese Substanzen nicht (dauerhaft) eingesetzt werden. Antidepressiva – besonders die modernen Präparate wie SSRI, aber auch andere Wirkstoffe – haben bei vielen Patienten eine gute Wirkung auf Angstsymptome. Allerdings können insbesondere SSRI zunächst auf Grund ihres Nebenwirkungsprofils in den ersten Tagen Angstsymptome verstärken. Bei der Psychotherapie ist die Methode der Wahl eine Verhaltenstherapie. Am Beginn der Behandlung steht eine Psychoedukation. Durch ein Angsttagebuch werden die Symptome beschrieben. Lösungsstrategien (z.B. auch durch Entspannungsverfahren) werden geübt.

7.1.1 Phobien

Ursache

Angst in bestimmten Situationen.

Phobien können als Reaktion auf eine furchterregende Situation auftreten. Es baut sich ein »Teufelskreis der Angst« auf: Angstauslösende Situation – Überinterpretation – Interpretation als Gefahr – Angsterleben – Vermeidungsverhalten – Körperliche Reaktion auf Angst (Herzklopfen, Schwitzen) – Einengung der Wahrnehmung/Überinterpretation… Durch Vermeidungsverhalten wird eine Chronifizierung unterstützt.

Klinik

Führt zu Vermeidungsverhalten.

Die Ängste treten in einer bestimmten Situation oder vor einem bestimmten Objekt auf und halten so lange an wie der Patient mit den Angst auslösenden Reizen konfrontiert ist. Der Patient versucht daher, die an sich harmlosen Situationen oder Objekte zu meiden. Das Vermeidungsverhalten kann die Lebensqualität ebenso entscheidend einschränken wie die phobischen Ängste selber. In schweren Fällen äußern sich die Ängste als Panikattacken. Es werden unterschieden:

- **Agoraphobie** *(gr. agora = Platz, Markt)*

Die Ängste treten außerhalb der eigenen Wohnung auf: in Menschenmengen, auf öffentlichen Plätzen, auf Reisen – allein oder in weiter Entfernung von Zuhause

- **Soziale Phobie**

Ängste treten in sozialen Situationen auf – z.B. in kleineren Menschengruppen, bei öffentlichen Veranstaltungen oder persönlichen Kontakten.

Weitere Phobien sind:

- **Klaustrophobie** (in geschlossenen Räumen)
- **Tierphobien** (z.B. vor Spinnen und Schlangen)
- **Prüfungsangst**

- Flugangst
- Höhenangst.

Therapie
Zusätzlich zu den o.g. Methoden wird in der Verhaltenstherapie eine Expositionsbehandlung durchgeführt.

Verhaltenstherapie.

7.1.2 Generalisierte Angststörung

Diese Störung wurde traditionell auch als *Angstneurose* bezeichnet.

Ursache
Die Störung tritt häufig nach langdauernden psychosozialen Belastungen auf.

Klinik
Die generalisierte Angststörung ist gekennzeichnet durch dauerhaftes Angstgefühl, das sich auf eine bestimmte Situation beschränkt. Es entwickelt sich eine Übererregbarkeit mit Schlafstörungen.

7.2 Zwangsstörungen

Diese Störungen wurden traditionell auch als *Zwangsneurosen* beschrieben.

Nicht unterdrückbare Gedanken, Handlungen und Impulse.

Ursache
Zwangsstörungen treten familiär gehäuft auf. Neben der genetischen Verursachung wird auch vermutet, dass Zwangssymptome als Möglichkeit zur Angstreduktion erlernt wurden. Außerdem werden Veränderungen in verschiedenen Hirnregionen beschrieben.

Klinik
Leitsymptome der Zwangsstörung sind Einfälle, die Gedanken und Handeln der Patienten bestimmen. Sie werden als sinnlos und störend empfunden und treten gegen den Willen der Patienten auf als:

- Zwangsgedanken (quälende Ideen, mit denen sich der Patient stereotyp beschäftigt)
- Zwangsimpulse, z.B. das Bedürfnis, sich oder andere zu schädigen, ohne dies in die Tat umzusetzen
- Zwangshandlungen (stereotype Handlungen, die als sinnlos erlebt werden, aber trotzdem nicht unterbrochen werden können), z.B. Waschzwang.

Leitsymptome:
- Zwangsgedanken
- Zwangsimpulse
- Zwangshandlungen.

Oft ist eine Zwangsstörung von Angst begleitet, die auftritt, sobald die Zwangssymptome unterdrückt werden. Auch Depressionen treten häufig auf.

- Verhaltenstherapie
- Pharmakotherapie.

Therapie und Verlauf

Zwangsstörungen beginnen schleichend, häufig schon im Jugend- oder frühen Erwachsenenalter. Ohne Therapie verlaufen sie meistens chronisch.
Die Therapie besteht aus Pharmakotherapie (mit SSRI) und Verhaltenstherapie.

7.3 Somatoforme Störungen

Körperliche Symptome ohne organische Ursache.

Bei den somatoformen Störungen zeigen die Patienten körperliche Symptome, die aber keine organische Grundlage haben. Die Störung betrifft Frauen häufiger als Männer. Ebenso wie die dissoziativen Störungen wurden die somatoformen Störungen traditionell als *hysterische Neurosen* bezeichnet.

Ursache

Das Gefühl von Frustration, Unzufriedenheit und Sorge führt zu einer verstärkten Wahrnehmung körperlicher Beschwerden. Im nächsten Schritt wird dieser Affekt nur noch durch körperliche Beschwerden ausgedrückt.

- Körpersymptome
- Ängste
- Depressionen.

Klinik

Neben den Körpersymptomen treten häufig auch Ängste und Depressionen auf.
Nach der vorherrschenden Symptomatik wird unterschieden in:

- **Somatisierungsstörung:** Patienten klagen über multiple und wechselnde körperliche Beschwerden, die im Laufe vieler Jahre zu zahlreichen Arztbesuchen führen
- **Hypochondrische Störung:** Patienten haben die feste nicht korrigierbare Überzeugung, schwer körperlich krank zu sein
- **Somatoforme autonome Funktionsstörung:** Patienten leiden unter umschriebenen körperlichen Beschwerden, die jeweils einem Organsystem zuzuordnen sind – z.B. Herzneurose (anfallsartige Herzbeschwerden), Colon irritabile, Hyperventilation (schnelles Atmen in Situationen, die eigentlich durch Angst, Wut oder Ausweglosigkeit gekennzeichnet sind)
- **Somatoforme Schmerzsstörung** (psychogenes Schmerzssyndrom): Patienten erleben (häufig ausgelöst durch konkrete Belastungsfaktoren) einen starken Schmerz, ohne dass hierfür eine organische Ursache gefunden werden kann. Der Schmerz kann gedeutet werden als Kommunikationsmittel,

um Aufmerksamkeit zu erhalten, als gegen den eigenen Körper gerichtete Aggression, als Möglichkeit einer Belastung zu entkommen. Der Schmerz kann verschiedene Organsysteme betreffen und sich z.B. als Lumbalgie und Kopfschmerz zeigen. Viele Patienten betreiben einen Schmerzmittelmissbrauch.

Therapie und Verlauf

Somatoforme Störungen verlaufen häufig chronisch. Die Psychotherapie beinhaltet die Psychoedukation und sucht nach anderen Lösungsstrategien für Probleme. Teilweise wird die Therapie durch Medikamente unterstützt.

Psychotherapie.

7.4 Dissoziative Störungen

Im Rahmen von dissoziativen Störungen zeigen Patienten Symptome neurologischer Erkrankungen, ohne dass eine tatsächliche organische Ursache vorliegt. Traditionell wurde die Störung als *hysterische Neurose* oder *Konversionsneurose* bezeichnet. Frauen erkranken häufiger als Männer. Einzelne (leichte) dissoziative Symptome kommen bei ca. 4% aller Menschen vor. Die dissoziative Störung ist deutlich seltener.

Symptome neurologischer Erkrankungen ohne organische Ursache.

Ursache

Auslöser für eine dissoziative Störung ist häufig eine psychische Belastung, der der Patient durch die Symptome ausweichen kann. Das bewusste Erleben der Belastung wird dadurch »ausgeschaltet« (dissoziiert). Neben diesem primären Krankheitsgewinn erhält der Patient auch einen sekundären Krankheitsgewinn durch die Zuwendung, die er erfährt. Nicht selten ähneln die Symptome denen eigener früherer neurologischer Erkrankungen oder denen von nahen Angehörigen.

Auslöser ist eine psychische Belastung.

Klinik

Abhängig vom vorherrschenden Symptom werden verschiedene Formen der dissoziativen Störung unterschieden:

- **Dissoziative Amnesie**: Erinnerungsverlust für traumatische Ereignisse
- **Dissoziative Fugue**: Patienten bewegen sich, ohne dass es ihnen bewusst ist, zielgerichtet und für Außenstehende unauffällig von ihrem üblichen Lebensumfeld weg. Für diesen Zeitraum besteht dann meistens eine Amnesie
- **Dissoziative Bewegungsstörung** mit Lähmungen, Zittern, Gangstörungen oder anderen Symptomen
- **Dissoziative Störung der Sinnesempfindung** mit z.B. Taubheit oder Sensibilitätsstörungen

- **Dissoziative Krampfanfälle** ähneln echten epileptischen Krampfanfällen. Einige Patienten haben neben echten auch dissoziative Anfälle
- **Trance- und Besessenheitszustände.**

Manchmal sind die Symptome symbolhafter Ausdruck des psychischen Befindens (sich ohnmächtig bzw. gelähmt fühlen). In diesem Fall spricht man auch von Konversionssymptomen. Häufig fällt auf, dass die Patienten wenig besorgt auf ihre Symptome reagieren. Vor der Diagnose einer dissoziativen Störung muss zunächst eine organische Erkrankung ausgeschlossen werden.
Eine Ausprägung der dissoziativen Störungen ist die **Multiple Persönlichkeitsstörung.** Sie ist gekennzeichnet durch die Fähigkeit des Betroffenen, **mehrere (Teil-)Persönlichkeiten auszubilden.** Der Wechsel zwischen den Persönlichkeiten tritt in den meisten Fällen aufgrund eines traumatischen Ereignisses auf. Es ist umstritten, ob diese Störung in einigen Fällen auch iatrogen (d.h. im Rahmen von Psychotherapien) ausgelöst wird.

Psychotherapie.

Therapie

Die Psychotherapie besteht vor allem aus Psychoedukation, Entspannungsverfahren und Konfliktbewältigung.

7.5 Anpassungsstörungen

Auslöser sind Belastungen oder Schicksalsschläge.

Auslöser für Anpassungsstörungen sind Schicksalsschläge oder Belastungen, die bei jedem Menschen die typischen Symptome hervorrufen können (z.B. Tod eines nahe stehenden Menschen, Flucht, schwere körperliche Erkrankung). Eine individuelle Veranlagung kann zur Entstehung der Störung beitragen. Die Störung tritt in einem engen zeitlichen Zusammenhang mit dem belastenden Ereignis auf und dauert nicht länger als sechs Monate. Bei einigen Menschen geht die Anpassungsstörung über in eine länger dauernde affektive Störung (z.B. Dysthymia).
Im Unterschied zur »normalen« Reaktion auf einen Schicksalsschlag sind die Symptome bei der Anpassungsstörung so stark, dass sie zu einem großen Leiden führen und das Sozialleben behindern.
Bei der **akuten Belastungsreaktion** auf eine außergewöhnlich schwere Belastung treten die Symptome schneller und heftiger auf und sind nach höchstens drei Tagen nur noch minimal vorhanden.
Ältere Begriffe für die Anpassungsstörung sind *depressive Reaktion* oder *abnorme Erlebnisreaktion.*

Klinik

Häufigstes Symptom sind Depressionen. Es können aber auch (zusätzlich) Ängste und Einschränkungen bei der Bewältigung des Alltags durch Desinteresse, sozialen Rückzug oder Schlafstörungen auftreten.

- Depressionen
- Ängste
- Sozialer Rückzug
- Schlafstörungen.

Therapie

Verschiedene psychotherapeutische Techniken werden angewandt:

- Konfliktzentrierte Psychotherapie
- Stützende Gespräche.

Psychotherapie.

Es kann den Symptomen entsprechend auch eine medikamentöse Therapie erforderlich sein z.B. mit Benzodiazepinen oder Antidepressiva.

7.6 Posttraumatische Belastungsstörungen

Nach einem Trauma (extreme Belastung oder Bedrohung), das als nicht beeinflussbar erlebt wurde, entwickeln ein Viertel der Opfer eine posttraumatische Belastungsstörung *(PTBS)*. Traumatische Ereignisse sind z.B. Naturkatastrophen, schwere Unfälle, kriminelle Handlungen, Vergewaltigungen, Folter, Kriegsereignisse. Neben den direkten Opfern können auch Beobachter und Helfer an einer PTBS erkranken.

Nach einer extremen Belastung oder Bedrohung.

Klinik

- Wiederkehrende, sich aufdrängende Erinnerungen an das Trauma
- Plötzliches Gefühl, als ob das Ereignis wieder aufgetreten ist *(flashback)*
- Albträume
- Vermeidung von an das Trauma erinnernden Situationen und Gedanken
- Schlafstörungen
- Übererregbarkeit, Schreckhaftigkeit
- Reizbarkeit
- Konzentrationsstörungen
- Teilnahmslosigkeit, Gefühl von Betäubtsein.

Therapie

Direkt nach einem Trauma kann eine Krisenintervention dazu beitragen, dass eine PTBS nicht entsteht.

Die Therapie der PTBS besteht aus verschiedenen Psychotherapie-Techniken: Psychoedukation, Entspannungsverfahren, kog-

- Krisenintervention
- Psychotherapie.

nitive Therapie, Expositionstherapie. Dabei durchlebt der Patient die traumatisierende Situation unter dem Schutz der Therapie erneut und lernt diese auszuhalten und zu bewältigen. Ggf. werden verschiedene Psychopharmaka unterstützend eingesetzt: Antidepressiva, Benzodiazepine.

7.7 Psychosomatische Erkrankungen

Auslösung oder Verstärkung körperlicher Krankheiten durch psychische Faktoren. Mit oder ohne Organveränderungen.

❶ Psychosomatische Erkrankungen entstehen aus dem Zusammenspiel von körperlichen und seelischen Vorgängen. Dabei können einerseits körperliche Symptome vorliegen, ohne dass eine organische Erkrankung gefunden werden kann. Hierzu zählen z. B. die **somatoformen** und **dissoziativen Störungen** (☞ 7.3 und 7.4). Diese Störungen werden auch *funktionelle Beschwerden* genannt. Andererseits werden viele körperliche Erkrankungen durch psychische Faktoren z. T. entscheidend mit beeinflusst. Zu den typischen psychosomatischen Erkrankungen zählen:

- Asthma bronchiale
- Atopische Dermatitis
- Essenzielle Hypertonie
- Morbus Crohn und Colitis ulcerosa
- Ulcus ventriculi und duodeni
- Rheumatoide Arthritis.

Ursachen psychosomatischer Erkrankungen

Verschiedene Ursachen für psychosomatische Krankheiten:
- Konversionshandlung
- Konflikt zwischen dem Wunsch nach Abhängigkeit und dem Streben nach Unabhängigkeit
- Nähe-Distanz-Konflikt
- Gefühlsrestriktion
- Narzisstische Fehlregulation
- Aggressive Gehemmtheit
- Depression.

❷ Es werden eine Reihe von typischen psychischen Mechanismen zur Entstehung psychosomatischer Erkrankungen beschrieben:

Konversionsmodell

Psychische Konflikte werden in symbolhafte Erkrankungen umgewandelt (z. B. Lähmungen).

Abhängigkeit, Pseudounabhängigkeit

Bei einer Störung in der oralen Phase verbleibt ein Bedürfnis nach Abhängigkeit. Bei der manifesten Abhängigkeit leben die Patienten dieses Bedürfnis aus. Sie sind angepasst und unterwürfig.
Wird das Bedürfnis nach Abhängigkeit abgewehrt, verhalten sich Patienten scheinbar unabhängig (pseudounabhängig). Tatsächlich selbstständiges Verhalten wird vermieden. Es kommt zu einem Konflikt zwischen dem (kindlichen) Wunsch nach Abhängigkeit und dem (erwachsenen) Streben nach Unabhängigkeit. Entspannungsbedürfnisse werden nur zugelassen, wenn körperliche Beschwerden vorliegen. Dadurch erzielt der Patient einen sog. Krankheitsgewinn (☞ 7).

Nähe- und Distanzkonflikt

Der kindliche Wunsch nach Abhängigkeit gerät in Konflikt mit dem Bedürfnis nach zwischenmenschlicher Distanz.

Gefühlsrestriktion

Patienten haben Schwierigkeiten, ihre Gefühle, Wünsche und Konflikte wahrzunehmen.

Narzisstische Fehlregulation

Ein »Minderwertigkeitsgefühl« stellt sich ein, wenn wichtige Objekte (Personen, Beruf, eigene körperliche Gesundheit) verloren gehen.

Aggressive Gehemmtheit

Die narzisstische Kränkung führt zu Frustration und Aggression. Aus Angst vor einem weiteren Objektverlust wird die Aggression aber unterdrückt.

Depression

Der Aufstau von Aggression führt zu Depression, Trennungsängsten und Hoffnungslosigkeit.

Asthma bronchiale

Anfallsartige Engstellung der Bronchien mit Schleimhautschwellung und erhöhter Produktion von zähem Bronchialschleim.
Neben Allergien und Infektionen tragen auch psychische Faktoren zu einem Asthma-Anfall bei. Bei vielen Asthmatikern wird ein Ambivalenz Konflikt (Streben nach Autonomie mit gleichzeitigen Anklammerungstendenzen) beobachtet. Wenn ein Frustrationsgefühl auftritt, sichert der daraus resultierende Asthma-Anfall Aufmerksamkeit.

Engstellung der Bronchien, Schleimhautschwellung, Schleimbildung. Ambivalenzkonflikt.

Atopische Dermatitis

Es handelt sich um eine chronische, juckende Entzündung der Haut.
Neben allergologischen und autoimmunologischen Faktoren spielen psychische Einflüsse eine Rolle. Vermutlich ist bei den Patienten die Mutter-Kind-Bindung gestört. Belastungen führen zu Krankheitsschüben. Die Krankheit symbolisiert die Suche nach Nähe und Zuwendung (Zeigen der Haut), daraus resultiert Schamgefühl mit Autoaggression (Kratzen) und schließlich Distanz (Ablehnung auf Grund der zerkratzten Haut).
Psychotherapeutisch werden im Rahmen einer Verhaltenstherapie Ersatzhandlungen für das Kratzen entwickelt. Zudem werden Entspannungsverfahren eingesetzt.

Entzündung der Haut.

Suche nach Nähe → Scham → Autoaggression.

Essenzielle Hypertonie

Bluthochdruck ohne körperliche Ursache.

Bluthochdruck ohne erkennbare körperliche Ursache.
Zur Entstehung der Krankheit tragen bei: Vererbung, Ernährung (Kochsalzkonsum) und psychische Faktoren wie Stress, Konflikte und Unterdrückung aggressiver Impulse.
Hilfreich sind Entspannungsübungen, Verhaltenstherapie zum Stressabbau und konfliktzentrierte Gesprächstherapie.

Morbus CROHN und Colitis ulcerosa

Schubweise verlaufende Entzündung des Ileums und Kolons.
Chronische Entzündung des Kolons.
- Veranlagung
- Ernährung
- Psychische Faktoren.

Entzündliche Erkrankung des Verdauungstraktes.
M. CROHN betrifft meistens Ileum und Kolon und verläuft schubweise; Colitis ulcerosa breitet sich kontinuierlich über die Schleimhaut des Kolons aus.
Für die Entstehung der Krankheit werden somatische Ursachen verantwortlich gemacht. Vermutet wird, dass genetische Veranlagung, bestimmte Ernährung und Immunstörungen eine Rolle spielen.
Als Auslöser der Krankheit werden häufig psychische Faktoren beschrieben, z.B. Überforderungssituationen, Verlusterlebnisse und Trennungskonflikte.
Entspannungsverfahren sowie stützende Gespräche kommen zur Anwendung.

Ulcus ventriculi und duodeni

Magen- und Zwölffingerdarmgeschwür.

Erhöhte Säureproduktion im Magen.
Psychische Faktoren:
- Stress
- Belastungssituationen
- Trennungserlebnisse.

Geschwür des Magens oder Zwölffingerdarms auf Grund eines gestörten Gleichgewichtes von Säuregehalt des Magensaftes und protektiven *(schützenden)* Faktoren auf der Schleimhaut.
Eine gesteigerte Sympathikusaktivität, Nikotinabusus oder gastrinproduzierende Tumoren (z.B. Gastrinom) führen zu einer erhöhten Säureproduktion im Magen. Genetische Faktoren sowie eine Besiedelung des Magens mit *Helicobacter pylori* spielen ebenfalls eine Rolle bei der Entstehung eines Ulcus. Verstärkend wirken psychische Faktoren wie Stress, pseudounabhängiges Verhalten oder mangelnde Konfliktbewältigung. Das Ulcus tritt häufig in Belastungssituationen wie Trennungserlebnissen, Verlust von Geborgenheit oder gesteigerten Ansprüchen (z.B. Prüfungssituation) auf.
Sowohl Psychotherapie, um den Umgang mit Stress zu lernen oder Konflikte zu bewältigen, als auch Entspannungstechniken sind angezeigt.

Rheumatoide Arthritis

Autoimmunerkrankung.

Von dieser entzündlichen Allgemeinerkrankung sind vor allem Gelenke und Muskeln betroffen.

Es handelt sich um eine Autoimmunerkrankung. Krisen in zwischenmenschlichen Beziehungen und andere belastende Ereignisse führen zu Krankheitsschüben. Es entsteht ein Teufelskreis aus psychischer Belastung, Schmerz, erhöhtem Muskeltonus, funktioneller Einschränkung.
Psychotherapie (Entspannungsübungen und Konfliktbewältigung) kann die somatische Therapie unterstützen.

? Übungsfragen

❶ Was sind psychosomatische Erkrankungen?

❷ Wie entstehen psychosomatische Erkrankungen und wie werden sie behandelt?

7.8 Essstörungen

Die beiden wichtigsten Essstörungen sind die **Anorexia nervosa** und die **Bulimia nervosa**. An beiden Essstörungen erkranken überwiegend junge Frauen. Bei einigen Patientinnen hat die Essstörung typische Symptome beider Erkrankungen.
Zusätzlich wird auch eine psychogene Hyperphagie beschrieben, bei der ein Kontrollverlust für das Essen auftritt und ein Übergewicht entsteht.

Anorexia nervosa

Bei der Anorexia nervosa *(gr. anorektein = ohne Appetit sein)*, auch *Magersucht* genannt, besteht ein übermäßiger Wunsch, Gewicht zu verlieren.

Wunsch nach Gewichtsverlust.

Verschiedene psychische Faktoren (Abwehr gegen die Identität als Frau, Kampf um Autonomie und ein starkes Kontrollbedürfnis, Schlankheitsideale) verursachen die Anorexie. Die Erkrankung beginnt während oder kurz nach der Pubertät.

Magersucht zum Erreichen eines Schlankheitsideals.

Klinik

Starkes Untergewicht.

- Gewichtsverlust durch extreme Diät, exzessiven Sport, Laxanzienabusus, Erbrechen
- Stolz angesichts der Kontrolle über das Körpergewicht
- Störung des Körperschemas: Die Patienten fühlen sich zu dick, obwohl sie untergewichtig sind
- Angst vor Gewichtszunahme (Gewichtsphobie)
- Fehlende Krankheitseinsicht
- Amenorrhoe *(ausbleibende Regelblutung)* auf Grund von Hormonstörungen durch die Mangelernährung
- Depression

- Körperliche Begleiterscheinungen wie Herzrhythmusstörungen, Exsikkose durch den Mangel an Nährstoffen und Elektrolyten. Die Krankheit kann tödlich verlaufen.

Fallbeispiel

Eine 17-jährige Schülerin sucht auf Anraten ihrer Lehrerin eine Psychiaterin auf, die eine Klinikeinweisung veranlasst. Bei einer Körpergröße von 1,69 Metern wiegt die Patientin nur 37 Kilogramm. In den ersten Wochen der Behandlung kann sie keine Gründe für den Gewichtsverlust benennen und nimmt trotz Behandlungsplan weiter ab. Später berichtet sie, seit etwa fünf Jahren (parallel mit einer depressiven Symptomatik) wenig zu wiegen. Zeitweise habe sie auf Grund familiärer Konflikte nicht mehr gegessen, zum Teil aber auch bewusst gehungert und Abführmittel eingenommen. Derzeit fehle ihr sowohl Appetit als auch Hungergefühl.

Die Patientin lebt noch zu Hause, teilt mit ihrer aktiveren Schwester ein Zimmer und wird von dieser zu Verabredungen mitgenommen. Die familiäre Situation schildert sie als angespannt. Es gebe viel Streit – vor allem zwischen den Eltern und ihren Geschwistern. Sie selbst fühlt sich von ihrer Familie unverstanden; die Familie ist der Auffassung, sie bekomme sehr viel Aufmerksamkeit.

Eine Berufswahl hat die Patientin noch nicht getroffen. Anstehende wichtige Entscheidungen (weiterführende Schule oder Suche einer Lehrstelle) verstärkten den Gewichtsverlust.

Die Magersucht ist in diesem Fall gekennzeichnet durch Autonomie-Wünsche einerseits, aber auch durch eine depressive, selbstzerstörerische Lebensverweigerung. Therapeutische Bemühungen werden als kränkender Einbruch in die Autonomie empfunden.

Therapie

❶ Bei starkem Gewichtsverlust und absoluter Nahrungsverweigerung ist eine Behandlung auf der Intensivstation notwendig. Formen der Psychotherapie sind konfliktbearbeitende Einzel- und Familientherapie sowie Verhaltenstherapie. Klare Strukturen mit Vereinbarungen über eine langsame, kontinuierliche Gewichtszunahme (500–700 g/Woche) müssen geschaffen werden, damit die Ambivalenz gegenüber einer Gewichtszunahme abgebaut wird. Die Patientinnen vermitteln Therapeuten und Pflegepersonal häufig das Gefühl, sie wären zu streng.

Bulimia nervosa

Essanfälle und Erbrechen. Kein Untergewicht.

❷ Die Bulimia nervosa ist gekennzeichnet durch »Essanfälle«, bei denen zwanghaft große Mengen Nahrung verschlungen werden. Um nicht schwerer zu werden, ergreifen die Patienten Gegenmaßnahmen (Erbrechen, Missbrauch von Laxanzien, Fasten). Im Unterschied zur Anorexia nervosa kommt es aber nicht zu einem Gewichtsverlust. Bulimia nervosa ist häufiger als die Anorexia nervosa. Die Ursachen ähneln der Anorexia nervosa. Es findet sich eine hohe Abhängigkeit von sozialen Normen. Das Selbstwertgefühl wird dadurch gestärkt, dass soziale Normen (z.B. ideales Körpergewicht) erfüllt werden.

Klinik

- Essattacken
- Dauernde Beschäftigung mit dem Essen
- Übertriebene Kontrolle des Körpergewichts
- Maßnahmen zur Gewichtsreduktion
- Angst vor Gewichtszunahme
- Häufig besteht auch eine Abhängigkeitserkrankung.

Therapie

Die Psychotherapie zielt auf eine Normalisierung des Essverhaltens und Stabilisierung des Selbstwertgefühls. Antidepressiva können die Therapie unterstützen.

7.9 Sexualstörungen

Zu den Sexualstörungen zählen Störungen von Sexualfunktion, -erleben und -praktiken.

Sexuelle Funktionsstörungen

Bei sexuellen Funktionsstörungen liegt eine Störung im sexuellen Reaktionszyklus vor. Dieser besteht aus folgenden Phasen:

- Erregungsphase
- Plateauphase
- Orgasmusphase
- Rückbildungsphase.

Ursachen

Die Ursachen sexueller Funktionsstörungen können entweder organisch oder/und psychisch bedingt sein, wobei psychische Ursachen überwiegen. Meistens handelt es sich um Angst vor Versagen, zu hohen Erwartungen oder vor Zärtlichkeit, aber auch um Zweifel am Partner. Als organische Ursachen kommen z.B. Querschnittslähmung oder internistische Erkrankungen wie Diabetes mellitus in Betracht sowie Nebenwirkungen von Medikamenten und Alkohol. Auch bei Depressionen findet sich häufig eine sexuelle Funktionsstörung.

- Angst vor Versagen
- Hohe Erwartungen.

Unterscheidung zwischen:
- Störung von Libido und
- Störung der sexuellen Reaktion.

Klinik

- Störung des sexuellen Verlangens (Libido)
  - Fehlen oder Mangel von sexuellem Verlangen sowohl bei Frauen als auch bei Männern
  - Gesteigertes sexuelles Verlangen, z. B. während einer Manie
- Störungen im sexuellen Reaktionszyklus
  - Beim Mann Störungen von Erektion (fehlende oder mangelnde Erektion) und Ejakulation (z. B. Ejakulatio praecox = vorschneller Samenerguss)
  - Bei Frauen Orgasmusstörungen (Frigidität) und Vaginismus (unwillkürlicher Krampf der Vaginalmuskulatur, der ein Eindringen des Penis unmöglich macht) und Schmerzen beim Geschlechtsverkehr (Dyspareunie).

Therapie

Als Therapie kommen bei psychischen Ursachen Sexualberatung und Sexualtherapie (v. a. Verhaltenstherapie) in Frage.

Störungen der Sexualpräferenz

Abweichende Sexualpraktiken.

Als sexuelle Deviationen *(Abweichungen)* werden Impulse, Handlungen oder Fantasien zur sexuellen Befriedigung bezeichnet, die von üblichen Praktiken abweichen. Sie können die Wahl des Sexualpartners bzw. -objektes oder die Sexualpraktiken betreffen. Die traditionelle Bezeichnung lautete »sexuelle Perversionen«. Ursachen sind eine neurotische Fehlentwicklung oder Prägung oder auch Mangel an Intellekt (Oligophrenie, ☞ 10).

Formen

Sexuelle Impulse, Handlungen und Fantasien beziehen auf sich den Partner:

- *Pädophilie:* Sexuelle Aktivität mit Kindern
- *Sodomie:* Geschlechtliche Handlung mit Tieren
- *Nekrophilie:* Geschlechtliche Handlung mit Verstorbenen.

Oder wird erreicht durch bestimmte Praktiken:

- *Exhibitionismus:* Zeigen der eigenen Geschlechtsteile vor Fremden
- *Fetischismus:* Sexuelle Erregung durch leblose Objekte (z. B. Kleidungsstücke)
- *Sadismus, Masochismus:* Zufügen bzw. Erleiden von Schmerzen.

Die Ausübung einiger dieser sexuellen Handlungen verstößt gegen das Gesetz. Anstelle einer Freiheits- oder Geldstrafe kann das Gericht die Behandlung in einem psychiatrischen Krankenhaus anordnen (☞ 12).

Therapie

- Beratung
- Verhaltenstherapie zur Förderung der Selbstkontrolle
- Medikamentöse Behandlung mit Cyproteronacetat (Androcur®), das das männliche Geschlechtshormon Testosteron hemmt.

? Übungsfragen

1. Wie wird eine Magersucht behandelt?
2. Wodurch ist die Bulimia nervosa gekennzeichnet?

8 Persönlichkeitsstörungen

Starke Ausprägung eines bestimmten Persönlichkeitsmerkmals.

➊ Bei diesen Erkrankungen ist jeweils ein bestimmtes Merkmal der Persönlichkeit außergewöhnlich stark ausgeprägt. Es wurde traditionell auch von *Charakterneurosen, abnormen Persönlichkeiten* oder *Psychopathien* gesprochen. Die Betroffenen sind in ihrer Leistungsfähigkeit eingeschränkt und haben Schwierigkeiten, sich sozial zu integrieren. Sie leiden entweder unter ihrer Persönlichkeitsstörung oder aber unter der Reaktion der Umwelt auf ihr Verhalten. Eine Persönlichkeitsstörung besteht bei etwa 5% der Bevölkerung. Bei jeweils einem Drittel der Erkrankten findet man einen

- Ungünstiger Verlauf
- Kompromisshafte Lebensbewältigung
- Günstiger Verlauf.

- *Ungünstigen Verlauf* mit wiederholten behandlungsbedürftigen Krisen u. U. mit Suizidversuch
- *Kompromisshafte Lebensbewältigung* mit Verlust an Vitalität
- *Günstigen Verlauf* mit ausreichender Lebensbewältigung.

Häufig schwächen sich die Symptome im Laufe des Lebens ab. Zur Behandlung führen meistens Beschwerden, die Folge einer Persönlichkeitsstörung sind. Dies führt dann zu einer sog. Doppeldiagnose, z. B. Depression bei paranoider Persönlichkeit. Nicht selten beobachtet man bei den Patienten auch eine Alkohol-, Medikamenten- oder Drogenabhängigkeit.

Ursachen

Folgende Faktoren tragen zur Entstehung von Persönlichkeitsstörungen bei:

- **Seelische Entwicklung:** Schwierige soziale Bedingungen in der Kindheit können zu einer frühen neurotischen Störung führen und die Entwicklung einer Persönlichkeitsstörung fördern
- **Genetische Faktoren:** Unter biologisch Verwandten finden sich vermehrt Persönlichkeitsstörungen
- **Hirnschädigungen:** Auf Grund leichter Hirnschädigungen bei der Geburt ist die »normale« Persönlichkeitsentwicklung gestört.

Diagnostik

Die Diagnose wird aufgrund der typischen Symptome gestellt. Andere psychische Erkrankungen können parallel auftreten und schließen eine Persönlichkeitsstörung nicht zwangsläufig aus.

Therapie

- Stützende Gespräche als Krisenintervention
- Psychotherapie
- Soziotherapie
- Medikamentöse Therapie als vorübergehende Maßnahme. Die medikamentöse Therapie orientiert sich an den Symptomen. Entsprechend der vorherrschenden Symptome werden Neuroleptika (z.B. Truxal®), Antidepressiva (z.B. Stangyl®, Saroten®) und Stimmungsstabilisatoren (☞ 3.5.3) angewendet.

- Psychotherapie
- Medikamentöse Therapie.

❷ Im Folgenden sind Formen von Persönlichkeitsstörungen aufgeführt.

Paranoide Persönlichkeitsstörung

Diese Patienten empfinden Erlebnisse und Erfahrungen als feindlich und gegen die eigene Person gerichtet. Sie haben das Gefühl, von anderen ausgenutzt, erniedrigt oder bedroht zu werden. Sie sind leicht kränkbar und hegen Misstrauen gegen andere. Oft führen sie einen unverbesserlichen Kampf gegen (dieses) Unrecht oder für eine Idee, sind rechthaberisch, unnachgiebig und überempfindlich *(querulatorisches Verhalten)*.

Übertriebenes Misstrauen.

Schizoide Persönlichkeitsstörung

Die schizoide Persönlichkeitsstörung hat keinen direkten Zusammenhang mit der Schizophrenie! Sie ist dadurch gekennzeichnet, dass den Patienten kein normaler Kontakt zur Umwelt möglich ist. In zwischenmenschlichen Beziehungen sind sie misstrauisch und zwiespältig, oft gehemmt im Kontakt. So ziehen sich Patienten mit dieser Persönlichkeitsstörung in ihre eigene Fantasiewelt zurück und isolieren sich als introvertierte, gefühlsarme Einzelgänger von ihrer Umwelt.

Kein normaler Kontakt zur Umwelt möglich.

Dissoziale Persönlichkeitsstörung

Menschen, bei denen eine dissoziale Persönlichkeitsstörung besteht, sind gekennzeichnet durch eine Missachtung von sozialen Regeln und Verantwortungslosigkeit. Sie sind gegenüber ihren Mitmenschen nicht empathisch und können keine längerfristigen Beziehungen eingehen. Ein eigenes Schuldbewusstsein besteht nicht, stattdessen wird Schuld bei anderen gesucht. Die Menschen weisen eine geringe Frustrationstoleranz mit Neigung zu aggressivem Verhalten auf.

Missachtung von sozialen Regeln.

Emotional-instabile Persönlichkeitsstörung

Neigung zu Impulshandlungen.

Es handelt es sich um Menschen mit einer Neigung zu impulsiven (auch gewalttätigen und/oder selbst verletzenden) Handlungen und Stimmungslabilität sowie der Schwierigkeit, Handlungen kurz- und längerfristig voraus zu planen. Es wird unterschieden ein *impulsiver Typus*, bei dem Wutausbrüche im Vordergrund stehen, und ein *Borderline Typus*. Dieser Typus, auch Borderline-Störung genannt, ist geprägt durch eine emotionale Instabilität, ein Gefühl der Leere, die Neigung zu intensiven aber schnell wieder abgebrochenen Beziehungen und eine Störung des Selbstbilds. Diese Faktoren führen dann zu häufigen emotionalen Krisen mit Suizidalität und Selbstverletzungen (auch als Abbau innerer Spannungen). Manchmal lassen sich für die Krisen auch keine konkreten Auslöser finden.

Histrionische Persönlichkeitsstörung

Distanzlosigkeit und Geltungssucht.

Geltungssucht, demonstratives, unechtes Auftreten, Oberflächlichkeit und Distanzlosigkeit sind typische Charakterzüge der histrionischen Persönlichkeit. Diese Persönlichkeiten haben ein starkes Bedürfnis nach Kontakten, sind aber unfähig zu echten Beziehungen. Weiteres Kennzeichen ist eine Erlebnissucht mit Erzählen von Fantasiegeschichten. Oft treten körperliche (Konversions-)Symptome auf (☞ 7.4 Dissoziative Störungen).

Anankastische Persönlichkeitsstörung

Zwanghafte Persönlichkeit.

Diese Persönlichkeitsstörung wird auch *zwanghafte Persönlichkeit* genannt. Die daran erkrankten Menschen sind perfektionistisch, übervorsichtig, pedantisch, eigensinnig. Sie beschäftigen sich viel mit Regeln und Plänen und wünschen, dass sich andere diesen unterwerfen.

Ängstliche Persönlichkeitsstörung

Minderwertigkeitsgefühle.

Wegen Minderwertigkeitsgefühlen werden soziale Beziehungen nur dann eingegangen, wenn man sich sicher ist, gemocht zu werden. Soziale und berufliche Kontakte werden vermieden. Diese Störung wird auch *selbstunsichere* oder *vermeidende Persönlichkeit* genannt.

Asthenische Persönlichkeitsstörung

Abhängigkeit und Entscheidungsunfähigkeit.

Menschen die an einer asthenischen (oder abhängigen) Persönlichkeitsstörung erkrankt sind, können Alltagsentscheidungen nicht alleine treffen und überlassen die Verantwortung für wichtige Entscheidungen anderen Menschen. Sie ordnen sich anderen Menschen unter und haben starke Ängste verlassen zu werden.

Narzisstische Persönlichkeitsstörung

Übersteigertes Selbstwertgefühl.

Narzisstische *(gr. nach dem Jüngling Narkissos, Form des Autoerotismus)* Persönlichkeiten haben ein übersteigertes Selbstwertgefühl mit Größenideen. Dabei treten gleichzeitig Minderwertigkeitsgefühle mit dem Verlangen nach Aufmerksamkeit, Bestätigung und Bewunderung auf. Diese Patienten konzentrieren sich auf die eigene Person mit der Unfähigkeit nachzuempfinden, was andere fühlen. Weiterhin sind sie sehr verletzlich durch Kritik, Niederlagen und Gleichgültigkeit.

Zu den Persönlichkeitsstörungen werden auch Dysthymia, Zyklothymia (☞ 6.4) und die schizotype Störung (☞ 5.2) gezählt.

? Übungsfragen

1. Wodurch zeichnet sich eine Persönlichkeitsstörung aus?
2. Nennen Sie unterschiedliche Formen von Persönlichkeitsstörungen!

8

9 Suchterkrankungen

Verlangen nach einem Suchtmittel.

Sucht ist gleichbedeutend mit dem Begriff Abhängigkeit. Sie ist gekennzeichnet durch ein nicht zu unterdrückendes Verlangen nach einem Suchtmittel. Die Dosis muss immer weiter erhöht werden, um die gleiche Wirkung zu erzielen (Toleranzentwicklung). Eine Person kann abhängig werden von psychoaktiven Substanzen wie Alkohol, Tabletten oder Drogen. Ein Suchtverhalten tritt aber auch in Bezug auf Glücksspiel, Arbeit, Essen, Sexualität und Sport auf.

Ursachen

Erleichterung eines seelischen Drucks.

Fehlende Frustrationstoleranz.

Entwicklung der Abhängigkeit:
- Missbrauch
- Gewöhnung
- Abhängigkeit mit Toleranzentwicklung, Kontrollverlust und Entzugssymptomen.

❶ Zu einer Abhängigkeit führen verschiedene Faktoren. Sie beginnt häufig in Belastungssituationen. Der Gebrauch eines Suchtmittels verändert die Bewusstseinslage und verschafft somit eine – scheinbare – Erleichterung des seelischen Drucks. Bei der Entwicklung einer Abhängigkeit spielt auch die Persönlichkeitsstruktur eine entscheide Rolle: Die Menschen besitzen meist eine fehlende Frustrationstoleranz. Möglicherweise wird die Veranlagung zur Abhängigkeit auch vererbt bzw. durch Beobachtung in der Familie erlernt.

Die **Entwicklung einer Abhängigkeit** verläuft in bestimmten Stadien:
- ❷ Zu Beginn besteht ein übermäßiger Konsum von Suchtmitteln oder Medikamenten, welches als *Missbrauch* bezeichnet wird
- Es folgt ein häufiger Gebrauch des Suchtmittels, welches zur seelischen und körperlichen *Gewöhnung* führt. Es liegt eine gewisse psychische, jedoch keine körperliche Abhängigkeit vor
- Wenn eine Dosissteigerung des Suchtmittels notwendig wird, um dieselbe Wirkung zu erreichen, liegt eine *Abhängigkeit* vor. Es tritt ein Kontrollverlust ein, d. h. der Patient kann nicht mehr selbst über Dosis und Einnahme des Suchtmittels bestimmen und schädigt sich und seinen Körper. Bei Absetzen des Suchtmittels kommt es zu körperlichen Entzugserscheinungen und einem psychischen Zwang, das Suchtmittel einnehmen zu müssen.

Suchterkrankungen treten auch häufig im Rahmen anderer psychischer Störungen (z.B. Angsstörung, bipolare Störung, Schizophrenie) auf. Der Einsatz der Suchtmittel erfolgt zunächst als »Selbsttherapie«. Man spricht von einer »sekundären Abhängigkeit«.

Klinik

❸ Im Rahmen einer Abhängigkeit von Alkohol oder Suchtmitteln werden verschiedene Syndrome, also eine Summe von Symptomen, beobachtet:

Die **akute Intoxikation** zeichnet sich durch vorübergehende Vergiftungserscheinungen wie Erbrechen und Bewusstseinsstörungen nach Einnahme einer größeren Menge des Suchtmittels aus. Sie kann jedoch bei bestimmten Substanzen auch zu lebensbedrohlichen Symptomen führen.

Ein **Entzugssyndrom** tritt auf, wenn Abhängige das Suchtmittel nicht mehr einnehmen, und bessert sich, wenn dieses wieder konsumiert wird. Es kommt zu körperlichen Symptomen wie Schlafstörungen, Zittern, Schwitzen und psychischen Symptomen wie Unruhe, Angst, Depression. Ein Delir (☞ 9.1.3) kann auftreten.

Außerdem werden im Rahmen einer Abhängigkeit verschiedene **organisch bedingte psychische Störungen** beobachtet. Sie sind teils reversibel wie z. B. die Halluzinose (☞ 4.4), u. U. irreversibel, wie das Korsakow-Syndrom (☞ 9.1.3).

Rückfälle treten häufig auf und können zum normalen Krankheitsverlauf gerechnet werden. Die Ursachen für Rückfälle sind zahlreich. Häufig treten Rückfälle in Risikosituationen auf, in denen zuvor Suchtmittel konsumiert wurden. In diesem Fall wird das »Suchtgedächtnis« aktiviert. Manchmal tritt Suchtdruck auch scheinbar ohne Anlass auf. Nicht immer führt somit eine fehlende Bereitschaft oder Motivation des suchtkranken Menschen zu einem Rückfall.

- Akute Intoxikation
- Entzugssyndrom
- Organisch bedingte psychische Störungen
- Rückfälle.

Therapie

Bei der Therapie von Suchterkrankungen müssen die beiden Seiten der Abhängigkeit (psychisch und physisch) beachtet werden. Daher besteht sie aus verschiedenen Phasen:

- Die Kontaktaufnahme zum Suchthilfesystem ist für die meisten suchtkranken Menschen schwierig, da viele Betroffene (und ihr Umfeld) die Krankheit verleugnen. Sachliche **Information** kann dazu führen, dass ein Problemsbewusstsein aufgebaut wird
- **Motivation**: In dieser Phase wird dem Patienten bewusst gemacht, dass eine Abhängigkeit vorliegt
- An diese Phase schließt sich eine körperliche **Entgiftung** an. Diese sollte wegen des Entzugssyndroms in einer Klinik erfolgen
- Nach einer Entgiftung kann sich der Abhängige im Rahmen einer ambulanten oder stationären **Entwöhnung** mit der Sucht auseinander setzen. Während der Therapie lernt er Ursachen seiner Sucht kennen und den Suchtdruck zu bewältigen
- **Selbsthilfegruppen** werden u. U. über viele Jahre aufgesucht. Die Gemeinschaft gibt den Betroffenen Halt und verhindert so Rückfälle.

- Information
- Motivation
- Entgiftung
- Entwöhnung
- Selbsthilfegruppen

In den wenigsten Fällen verläuft der Ausstieg aus einer Abhängigkeitserkrankung so gradlinig wie in der oben beschriebenen Behandlungskette. Man weiß inzwischen, dass viele abhängige Menschen vom Dogma, schnell eine dauerhafte Abstinenz erreichen zu müssen, abgeschreckt werden und daher erst gar nicht in die Therapie kommen. Tatsächlich wird Abstinenz manchmal erst nach jahrelanger Therapie (mit zwischenzeitlichen Rückfällen und Therapieabbrüchen) erreicht. Auf dem Weg zur Abstinenz ist das Ziel der Suchttherapie heutzutage vor allem die Schadensminimierung – Folgeerkrankungen sollen durch Begleitung des suchtkranken Menschen (z.B. durch wiederholte Entgiftungen) verhindert werden. Einige Menschen können ohne einen Suchtstoff nicht auskommen und werden substituiert (z.B. im Methadon-Programm). Andere brauchen eine intensive Begleitung und müssen zeitweise in psychosozialen Wohnheimen leben. Statt einer Behandlungskette wird heute eher von einem Behandlungsnetz gesprochen.

Pflege

Klare Strukturen.

Klare und eindeutige Regeln, die für alle Patienten gleichsam gelten, sind im Umgang mit Abhängigen unumgänglich. Ein Verstoß gegen ein bestehendes Suchtmittelverbot muss vorher festgelegte Konsequenzen haben (z.B. Verweis von der Station), da gerade zu Beginn einer Therapie die Rückfallgefahr im Vordergrund steht. Gleichzeitig sollte sich der Patient jedoch angenommen fühlen und ihm muss immer wieder der Sinn der Behandlung vor Augen geführt werden, damit es nicht zu einem Abbruch der Therapie kommt.

? Übungsfragen

1. Wodurch wird eine Abhängigkeit verursacht?
2. Wodurch unterscheiden sich Abhängigkeit und Missbrauch?
3. Welche Syndrome einer Abhängigkeit gibt es, wann treten sie auf und wie äußern sie sich?

9.1 Alkoholabhängigkeit

9.1.1 Formen des Alkoholismus

Der Alkoholismus (Alkoholabhängigkeit) ist eine häufige Erkrankung: 1–3% aller Erwachsenen sind betroffen. In Deutschland leben schätzungsweise 1,5–2 Millionen Alkoholiker. Männer sind häufiger betroffen als Frauen.

Nach JELLINEK werden fünf Formen des Alkoholismus unterschieden. Sie differenzieren in Bezug auf Trinkverhalten, Kontrollverlust und Abstinenz. Eine Abhängigkeit im engeren Sinne mit Unfähigkeit zur Abstinenz liegt beim Gamma- und Delta-Typ vor.

Formen des Alkoholismus

Typ	Charakteristikum	
Alpha-Typ	Erleichterungstrinker	Psychische Abhängigkeit mit phasenweisem Alkoholkonsum ohne Kontrollverlust. Möglichkeit zur zwischenzeitlichen Abstinenz
Beta-Typ	Gelegenheitstrinker	Unregelmäßiger, übermäßiger Alkoholkonsum ohne Kontrollverlust, z.B. auf Feiern gelegentlicher Rausch
Gamma-Typ	Süchtiger Trinker	Toleranzsteigerung, Kontrollverlust, Entzugssymptome. Abstinenz zeitweise möglich
Delta-Typ	Gewohnheitstrinker, Spiegeltrinker	Regelmäßiger Alkoholkonsum ohne Kontrollverlust (und ohne Rausch). Abstinenz nicht möglich
Epsilon-Typ	Im Volksmund »Quartalssäufer« genannt	Phasenweiser exzessiver Alkoholkonsum mit Kontrollverlust und Fähigkeit zur Abstinenz

❶ Die Entwicklung einer Alkoholabhängigkeit verläuft in vier Phasen:

- 1. **Voralkoholische Phase:** Alkohol »hilft« bei Problemen, d.h. in problematischen Situationen, z.B. nach Konflikten, wird Alkohol konsumiert
- 2. **Prodromalphase:** Toleranzentwicklung, heimliches Trinken, ständiges Denken an Alkohol, Gedächtnislücken nach Räuschen
- 3. **Kritische Phase:** Zwangstrinken, Kontrollverlust, Herunterspielen der Bedeutung des Alkohols, morgendliches Trinken, Verlust von Interessen, Schuldgefühle
- 4. **Chronische Phase:** Tagelange Räusche, ethischer Abbau, Persönlichkeitsveränderung, Toleranzverlust, Alkoholpsychosen, Angstzustände, Zittern, psychomotorische Hemmung; Krankheitseinsicht erst im weiteren Verlauf.

Entwicklung der Alkoholabhängigkeit:
- Voralkoholische Phase
- Prodromalphase
- Kritische Phase
- Chronische Phase.

9.1.2 Symptome und Therapie des Alkoholismus

Klinik

Bei der Alkoholabhängigkeit treten psychische Symptome und körperliche Schäden auf:

Auftreten von
- Psychischen Symptomen und
- Körperlichen Schäden.

Psychische Symptome

- Affektlabilität, Gereiztheit
- Kontrollverlust
- Depressivität (sowohl Ursache als auch Folge der Alkoholabhängigkeit)
- Wesensänderung.

Körperliche Schäden

❷ Durch die Alkoholabhängigkeit kommt es zu Organschädigungen mit folgenden Auswirkungen:

- Leberzirrhose
- Pankreatitis, Gastritis
- Polyneuropathie (☞ Neuro 13.1)
- Herzerkrankungen
- Epileptische Anfälle im Alkoholentzug. Bei etwa 3% der Alkoholabhängigen entwickelt sich zudem eine chronische Epilepsie (☞ Neuro 4)
- Alkoholtoxische Hirnatrophie mit
  - Störung von Gedächtnis und Orientierung
  - Demenz (Korsakow-Syndrom)
  - Kleinhirnatrophie mit Ataxie (Störungen bei Koordination von Bewegungen, z.B. Gangunsicherheit) und Intentionstremor (Zittern bei Zielbewegungen, z.B. beim Greifen nach einem Gegenstand).

Therapie

- Körperlicher Entzug mit Gefahr eines Delirs
- Entwöhnung
- Selbsthilfegruppen
- Medikamente gegen Suchtdruck.

❸ Körperlicher **Entzug** durch Absetzen von Alkohol in stationärer psychiatrischer Behandlung, da sich ein Delir (☞ unten) entwickeln kann. Neben intensiver Überwachung der Vitalfunktionen und medikamentöser Therapie der Entzugssymptome werden in psychotherapeutischen Gesprächen weitere Hilfsangebote vorgestellt. Nicht selten durchlebt ein Alkoholabhängiger den Entzug außerhalb der Psychiatrie in anderen Abteilungen des Krankenhauses. Wenn er etwa wegen einer Fraktur oder einer Gastritis stationär behandelt wird.

Entwöhnung mit psychotherapeutischer Behandlung. Die Erkrankten sollen Frustrationstoleranz und erfolgreiche Konfliktbewältigung lernen.

Unterstützung durch **Selbsthilfegruppen** (Anonyme Alkoholiker, Blaues Kreuz).

Neue **Medikamente** (z.B. Campral®) sollen den Suchtdruck *(craving)* lindern und so Rückfällen vorbeugen.

Pflege

Viele Alkoholiker untertreiben bei ihren Angaben des täglichen Alkoholkonsums. Auf der Station sollte deshalb der Patient offen nach seinen Trinkgewohnheiten gefragt werden, um auf Entzugserscheinungen vorbereitet zu sein.

9.1.3 Syndrome des Alkoholismus

Rausch

Psychische Symptome mit Enthemmung, Euphorie, Störung von Konzentration, Merkfähigkeit, Orientierung und Bewusstsein sowie Amnesie nach Alkoholkonsum. Hinzu treten neurologische Symptome wie Koordinationsstörungen.
Pathologischer Rausch: Geringe Alkoholmengen führen zu rauschähnlichen Symptomen bis hin zum Dämmerzustand.

- Enthemmung
- Euphorie
- Konzentrationsstörung.

Pathologischer Rausch: Rausch unter wenig Alkohol.

Halluzinose

❹ Eine Halluzinose kann unter regelmäßigem Alkoholkonsum auftreten. **Symptome** der Halluzinose sind – meist akustische – Halluzinationen, Depression und Angst.
Die **Therapie** setzt sich zusammen aus dem Entzug und der medikamentösen Therapie mit (hochpotenten) Neuroleptika.

Akustische Halluzinationen unter Alkohol.

Delirium tremens (Delir)

Ein Delir *(lat. delirare = verrückt sein)* ist eine akute organisch bedingte psychische Störung, die häufig nach Absetzen von Alkohol, selten auch während des Trinkens auftritt und drei bis zehn Tage andauern kann. Auf Grund der Herz-Kreislauf-Belastung durch arteriellen Hypertonus und Tachykardie ist der Patient stark gefährdet und kann auch daran versterben (☞ 4.3).

Lebensbedrohliche organisch bedingte psychische Störung im Alkoholentzug.

Klinik

❺ Bei den Symptomen werden *Vorzeichen* (Prodromi; *gr. prodomos = Vorläufer*) und das *Vollbild* eines Delirs unterschieden.

- Vorläufer sind Unruhe, Schlafstörungen, körperliche Störungen wie Tachykardie, arterieller Hypertonus, Schwitzen und Tremor
- Vollbild:
  - Bewusstseinstrübung, Verwirrtheit, Desorientiertheit, Störung von Auffassung und Konzentration, optische Halluzinationen (Patient sieht z.B. Kleintiere auf der Bettdecke), Erregung, Konfabulationen (☞ 2.2)
  - Kreislaufinsuffizienz, epileptische Anfälle, Koma.

Therapie

Die medikamentöse Therapie setzt dann ein, sobald Vorläufer eines Delirs vorliegen. Beim Alkohol-Delir ist für die Therapie ein deutlich verminderter Blut-Alkoholspiegel Voraussetzung. Verschiedene Medikamente stehen zur Verfügung:

- **Distraneurin®** dämpft die Erregung, bessert die körperlichen Symptome und verhindert epileptische Anfälle. *Nebenwirkungen*: Atemdepression, arterieller Hypotonus

- **Hochpotente Neuroleptika** (z.B. Haldol®, Glianimon®) bei starken Halluzinationen und Unruhe
- **Carbamazepin** (z.B. Tegretal®) dient als Prophylaxe epileptischer Anfälle, da diese im Delir wegen der nervalen Übererregbarkeit häufig vorkommen
- **Benzodiazepine** (z.B. Diazepam®) und Neuropleptika (z.B. Atosil®) sedieren
- **Thiamin** (Vitamin B_1– z.B. Neurotrat®) wird bei Polyneuropathie (☞ Neuro 13.1) und ggf. zur Prophylaxe einer WERNICKE-Enzephalopathie (☞ unten) gegeben
- Blutdrucksenkende Medikamente (z.B. Adalat®)
- Infusionstherapie.

Pflege

Im Vordergrund stehen die engmaschige Beobachtung und die regelmäßige Kontrolle der Vitalwerte (RR, Puls, Temperatur) des Patienten, um lebensbedrohliche Veränderungen rechtzeitig zu erkennen. Da die Patienten sehr unruhig, erregt und oftmals sehr ängstlich sind, steht die Vermittlung von Sicherheit im Vordergrund der psychischen Betreuung. Ein ruhiger Umgang sowie Gesten der Zuwendung, z.B. Hand auf den Arm legen, an die Bettkante setzen und eine genaue Information des Patienten über geplante Pflegemaßnahmen geben ihren Beitrag dazu. Nachts sollte sich die Pflegende in Rufweite des Patienten befinden sowie das Zimmer nicht völlig abgedunkelt werden, damit sich der Patient nicht ängstigt.

WERNICKE-Enzephalopathie

❻ Diese Erkrankung ist eine lebensbedrohliche Komplikation nach jahrelanger Alkoholabhängigkeit. Sie ist durch neurologische und psychiatrische Symptome gekennzeichnet. Trotz Therapie sterben 10–20% der Betroffenen an dieser Enzephalopathie (Gehirnschädigung).

Ursache

Störung des Stoffwechsels von Nervenzellen durch Thiamin-Mangel.

Die WERNICKE-Enzephalopathie entwickelt sich bei einem Mangel von Thiamin (Vitamin B_1). Zu diesem Mangel kommt es bei Alkoholikern, wenn sie auf Grund des Alkoholkonsums eine normale Ernährung vernachlässigen oder durch (alkoholbedingte) Magen-Darm-Erkrankungen die Vitaminresorption gestört ist. Durch den Thiamin-Mangel wird der Kohlenhydratstoffwechsel der Nervenzellen gestört, wodurch punktförmige Hämorrhagien (Einblutungen) und atrophische Veränderungen im Hirngewebe entstehen.
Eine erhöhte Kohlenhydratzufuhr (z.B. durch Glukose-Infusionen) verbraucht Thiamin, sodass dadurch die Symptome dieser Enzephalopathie verstärkt werden.

Klinik und Therapie

Psychische Symptome mit Desorientiertheit, Bewusstseinsstörung und Halluzinationen. **Neurologische Symptome** mit Augenmuskelparesen und Ataxie. Unter der hochdosierten i. v. Gabe von Vitamin B_1 können sich die Symptome zurückbilden. Häufig geht die WERNICKE-Enzephalopathie in ein KORSAKOW-Syndrom über.

Psychische und neurologische Symptome. Gabe von Thiamin.

KORSAKOW-Syndrom

❻ Das KORSAKOW-Syndrom (amnestisches Syndrom) ist eine häufig chronisch verlaufende organisch bedingte psychische Störung (☞ 4). Sie beginnt entweder im Laufe einer über Jahre bestehenden Alkoholabhängigkeit, im Anschluss an ein Delir oder als Folge einer WERNICKE-Enzephalopathie. Das KORSAKOW-Syndrom tritt bei 3–5% aller Alkoholiker auf und wird auch »Alkoholdemenz« genannt. Ähnlich wie bei der WERNICKE-Enzephalopathie liegt dem KORSAKOW-Syndrom ein Thiamin-Mangel zu Grunde.

Chronische organisch bedingte psychische Störung nach langjähriger Alkoholabhängigkeit.

Leitsymptome als **Symptomentrias** des KORSAKOW-Syndroms sind:

- Merkfähigkeitsstörungen
- Desorientiertheit
- Konfabulationen (☞ 2.2).

Trotz Therapie mit Thiamin ist es möglich, dass sich die Symptome nicht zurückbilden.

? Übungsfragen

❶ Wie entwickelt sich eine Alkoholabhängigkeit?

❷ Welche körperlichen Folgen kann die Alkoholabhängigkeit haben?

❸ Wie wird eine Alkoholabhängigkeit behandelt?

❹ Wie unterscheiden sich Delir und Halluzinose?

❺ Was sind Vorläufer eines Delirs?

❻ Was ist ein KORSAKOW-Syndrom?

9.2 Medikamenten- und Drogenabhängigkeit

Ebenso wie durch Alkohol kann sich durch den Missbrauch von bestimmten Medikamenten oder Drogen wegen ihrer psychischen Wirkungen eine Abhängigkeit entwickeln. Von diesen Medikamenten und Drogen fallen einige unter das Betäubungsmittelgesetz. Um die gewünschte Wirkung zu erhöhen, werden sogar häufig verschiedene Suchtmittel parallel eingenommen, welches als *Polytoxikomanie* bezeichnet wird. Im Folgenden werden Drogen vorgestellt, die am häufigsten konsumiert werden.

Beruhigungsmittel und Tranquilizer

Eine Medikamentenabhängigkeit beginnt oft durch die Verschreibung eines Schlaf- oder Schmerzmittels. Durch die Erfahrung ihrer beruhigenden, teils euphorisierenden Wirkung kommt es häufig zum Missbrauch.

Benzodiazepine

Benzodiazepine wirken anxiolytisch, sedierend und muskelrelaxierend (☞ 3.5.4). Diese Wirkungen lassen den Konsumenten die Realität eher durch eine »rosarote Brille« betrachten und führen zur Einnahme in Stress- und Belastungssituationen. Probleme werden lediglich ausgeblendet und nicht mehr aktiv gelöst.

Abhängigkeit nach längerfristiger Einnahme.

❶ Die längere Einnahme von Benzodiazepinen führt häufig zu einer psychischen *und* körperlichen Abhängigkeit. Bemerkenswert ist, dass die Entzugssymptomatik noch Wochen nach dem Absetzen beginnen kann. Durch ein langsames, schrittweises Ausschleichen der Benzodiazepine wird dies verhindert.

Entzugssymptome

- Schlaflosigkeit
- Angst, Unruhe, Tremor
- Delir und epileptische Anfälle.

Pflege

In einigen Kliniken ist es Praxis, dass sog. »Einschlafhilfen« verordnet werden. Auch bei »leichten Mitteln« handelt es sich häufig um Benzodiazepine! Da bereits die einmalige Einnahme von Benzodiazepinen bei einem abstinenten Abhängigen zu einem Rückfall in die Sucht führen kann, sollten »Einschlafhilfen« umsichtig eingesetzt werden. Wenn möglich, den Patienten fragen, ob in der Vorgeschichte eine Abhängigkeit bestanden hat und Rücksprache mit dem behandelnden Arzt halten. Im Zweifelsfall gilt: Suchtkranken keine Medikamente mit Abhängigkeitspotenzial verabreichen!

Schmerzmittel

Abhängigkeit bei Kombinationspräparaten mit Codein oder Koffein häufig.

Auch bei Schmerzmitteln besteht die Gefahr einer Abhängigkeit. Vor allem werden die sog. Kombinationspräparate mit Codein oder Koffein auf Grund ihrer euphorisierenden und aufhellenden Wirkung missbräuchlich eingenommen. Hierzu zählen: Optalidon®, Vivimed®, Thomapyrin®.

Opiate

Opiate werden aus Opium, dem getrockneten Saft des Schlafmohns, oder chemisch hergestellt. Hierzu gehören Heroin sowie die Analgetika Morphium, Methadon (Polamidon®), Temgesic® sowie das antitussive (hustenstillende) Codein (z.B. Remedacen®). Schon nach kurzzeitiger Einnahme von bestimmten Opiaten tritt eine Abhängigkeit auf. Die meisten Opiate unterstehen dem Betäubungsmittelgesetz.

Abhängigkeit nach kurzfristiger Einnahme.

Wirkungen

- Euphorie
- Verlangsamung, Schläfrigkeit
- Stimmungslabilität
- Wesensänderung
- Parasympathikusstimulation: typisch sind die stecknadelkopfkleinen Pupillen, Blutdruckabfall, Bradykardie, Müdigkeit, Obstipation u.a.
- Im Entzug: Sympathikuswirkung mit Bluthochdruck, Tachykardie, Durchfall, Unruhe sowie Gliederschmerzen.

Euphorie.

Komplikationen

- Durch gemeinsames Benutzen einer Nadel kann es zu **Infektionen** mit Hepatitis B und HIV kommen
- Durch unsauberen »Stoff«, eine unerwartet hohe Dosis oder Begleitkonsum treten **Intoxikationen** mit Bewusstlosigkeit und Atemnot auf
- Die Betroffenen befinden sich in einem **Problemkreis** von Drogenkonsum, Beschaffungskriminalität und körperlichem Verfall durch schlechte Ernährung.

Therapie

Opiat-Entzug: Im »kalten Entzug« werden die Entzugssymptome symptomatisch mit Medikamenten zur Sedierung (niederpotenten Neuroleptika – z.B. Atosil® oder sedierenden Antidepressiva – z.B. Aponal®), Schmerzbehandlung (z.B. Paracetamol) und ggf. Blutdrucksenkung behandelt. Der »warme Entzug« wird erleichtert durch die ausschleichende Gabe von Methadon (Polamidon®). **Entwöhnung** und neue Sozialisierung durch psychotherapeutische Behandlung.

Entzug mit medikamentöser Unterstützung und Entwöhnung.

❷ **Methadon-Substitution:** Unter bestimmten Voraussetzungen können Opiat-Abhängige von einem Arzt täglich Methadon erhalten. Auf diesem Wege erhalten Abhängige legal das Suchtmittel. Dadurch erfolgt zwar kein Entzug oder eine Entwöhnung, jedoch wird der Problemkreislauf der Beschaffungskriminalität oder Prostitution durchbrochen. Damit werden die Voraussetzungen für eine Therapie und den Einstieg in ein geregeltes Leben geschaffen. Methadon hat keine euphorisierende Wirkung.

Methadon-Programm ermöglicht geregeltes Leben.

Merke

Ehemalige Heroinabhängige sollten keine opiathaltigen Medikamente wie Morphium, Temgesic® oder Remedacen® erhalten.

Cannabis und Marihuana

▪ Euphorie

Cannabis ist das Harz der blühenden Hanfpflanze, Marihuana die getrockneten Blätter und Blüten. Der Wirkstoff selbst ist *Tetrahydrocannabinol.* Eingenommen werden die Substanzen entweder über Rauch oder in verarbeiteten Lebensmitteln, wie z.B. Kuchen. Diese Substanz löst eine gehobene, euphorische Stimmung mit Passivität aus. Oft ist die Realitätswahrnehmung verändert und bei chronischem Gebrauch treten Persönlichkeitsveränderungen auf. Eine körperliche Abhängigkeit kann vorkommen. Evtl. treten »Horrortrips« mit Angstzuständen auf; als seltene Komplikation Haschischpsychosen.

Halluzinogene

LSD und Mescalin. Keine körperliche Abhängigkeit.

Zu dieser Gruppe gehören neben dem synthetisch hergestellten LSD *(Lysergsäurediäthylamid)* auch das aus der Kaktusart *Peyote* gewonnene Mescalin. Es kommt zu keiner körperlichen Abhängigkeit.

Wirkungen

Halluzinationen.

- (Optische) Halluzinationen
- Depersonalisation
- Euphorie
- Im »Horrortrip« Angst, Panik und akute Verwirrtheit.

Die Wirkung kann auch lange Zeit nach Einnahme der Mittel erneut auftreten als sog. *flashback.*

Kokain

Hohes psychisches Abhängigkeitspotenzial.

Kokain wird aus der Koka-Pflanze gewonnen. Kokain als Pulver wird meistens geschnupft und so der Wirkstoff über die Nasenschleimhaut resorbiert. Es entsteht keine ausgeprägte körperliche Abhängigkeit, jedoch besitzt Kokain ein hohes psychisches Abhängigkeitspotenzial.
Die Droge *Crack,* eine Mischung aus Kokain mit anderen Substanzen, wird geraucht. Die Wirkung tritt schneller und stärker ein.

Wirkungen

Euphorie und Rededrang.

Euphorie mit Selbstüberschätzung, Rededrang und vermindertes Schlafbedürfnis sind die typischen Wirkungen des Kokains. An den Rausch schließt sich eine depressive Phase an.

Komplikationen

Erschöpfungszustand.

- Erschöpfungszustände, weil sich die Patienten immer wach fühlen und ihrem Körper keine Ruhepause gönnen
- Intoxikation mit Tachykardie, Schwindel, Tremor, u. U. Atemlähmung
- Epileptische Anfälle
- Kokainpsychose mit Symptomen des Delirs mit Halluzinationen
- Wesensänderung.

Ecstasy

Synthetisiert aus Amphetamin und Mescalin.

Ecstasy ist ein Abkömmling der Psychostimulanz Amphetamin und dem Halluzinogen Meskalin. Es wurde erstmals 1914 unter dem Namen MDMA *(3,4-Methylen-Dioxy-Meth-Amphet-amin)* synthetisiert und ähnlich wie LSD vorübergehend als Hilfsmittel in der Psychotherapie eingesetzt. Heute wird es unter den Bezeichnungen Ecstasy, XTC oder Adam vor allem als »Tanzdroge« angewendet. Ähnlich wirken MDA oder Eve. Allerdings ist die Zusammensetzung der als Tablette angebotenen Droge nicht standardisiert. Es bleibt letztlich unklar, wie viel MDMA in einer Tablette enthalten ist und ob andere Stoffe (z. B. LSD) beigemengt sind. MDMA gilt als Betäubungsmittel, der Verkauf der Droge ist also illegal.

Wirkungen

Entspannung, Euphorie.

Beschrieben werden ein Gefühl der Entspannung und der Abbau von Ängsten verbunden mit einer euphorischen Stimmung.

Komplikationen

Lebensgefährliche Komplikationen sind möglich.

Unter Ecstasy treten z. T. lebensgefährliche internistische Komplikationen wie **Tachykardie, Hypertonus** oder **Nierenversagen** auf, da das Durstgefühl nachlässt. Außerdem wurden Hyperthermie, die durch das Tanzen noch verstärkt wird, und epileptische Anfälle beschrieben.
Vereinzelt provoziert Ecstasy Psychosen, Panikattacken, Depression sowie Schlaf- und Konzentrationsstörungen. Möglicherweise ist MDA (und MDMA) neurotoxisch.

Schnüffelstoffe

Organische Lösungsmittel.

Zu den Schnüffelstoffen gehören organische Lösungsmittel, deren Dämpfe beim Inhalieren einen Rausch auslösen. Am häufigsten werden Klebstoffe und Verdünner »geschnüffelt«. Der Rausch setzt kurz nach dem Inhalieren ein.

Wirkung

- Benommenheit
- Euphorie
- Kontrollverlust mit Fehlhandlungen.

Die Wirkung klingt bei einmaligem Gebrauch innerhalb weniger Minuten ab, kann aber bei wiederholter Anwendung mehrere Stunden anhalten.

Komplikationen

Während des Rausches können Halluzinationen, Erbrechen, Nasenbluten, Hörminderung und Kribbelempfindungen an Händen und Füßen auftreten.

Organschäden möglich.

Beim häufigen Gebrauch werden unterschiedliche Schädigungen beschrieben: Gehirnschädigung, Gehörverlust, Gleichgewichtsstörung, Konzentrationsstörung, Polyneuropathie, Knochenmarksschädigung.

? Übungsfragen

1. Was ist bei der Einnahme von Benzodiazepinen zu beachten?
2. Welche Zielsetzung hat das Methadon-Programm?

10 Oligophrenie

Oligophrenie (*gr. oligo = klein/wenig; phren = Verstand;* geistige Behinderung/Intelligenzminderung) bezeichnet einen *angeborenen* Intelligenzmangel im Gegensatz zur Demenz (☞ 4.1.1), bei der vorhandene intellektuelle Fähigkeiten durch hirnorganische Erkrankungen vermindert werden. Die Oligophrenie an sich ist keine Krankheit. In Folge der Intelligenzminderung können aber verschiedene Störungen auftreten.

Angeborener Intelligenzmangel.

Ursachen

❶ Eine Oligophrenie kann unterschiedliche Ursachen haben:

- Bei einem Teil der Betroffenen wird eine multifaktorielle Vererbung vermutet
- Verschiedene erbliche Stoffwechselerkrankungen (z.B. Phenylketonurie und Hypothyreose) führen neben internistischen und neurologischen Störungen auch zu einer Verminderung der Hirnleistung oder zu einer Hirnschädigung
- Chromosomendefekte: z.B. Trisomie 21
- Vor, während oder kurz nach der Geburt erworbene Hirnschädigungen:
  - Durch Infektionskrankheiten der schwangeren Mutter z.B. Zytomegalie, Toxoplasmose, Röteln
  - Alkohol-, Drogen- und Medikamentenmissbrauch während der Schwangerschaft. Bei geistiger Behinderung auf Grund von Alkoholmissbrauch in der Schwangerschaft wird von dem *embryofetalen Alkoholsyndrom* gesprochen
    Trauma und Sauerstoffmangel bei der Geburt.

- Vererbung
- Stoffwechselerkrankungen
- Chromosomendefekte
- Hirnschädigung.

Klinik

- Verzögerte Entwicklung des Säuglings
- Beeinträchtigung von Intelligenz, Aufmerksamkeit, Merkfähigkeit, Gedächtnis, Denken und Willen. Auf Grund der dadurch eingeschränkten Fähigkeit, Konflikte zu lösen, treten bei Oligophrenen gehäuft Persönlichkeitsstörungen (☞ 8), Belastungsreaktionen (☞ 7) und psychotische Symptome (☞ 5) auf
- Gestörte Psychomotorik mit psychomotorischer Unruhe und Aggressivität
- Körperliche Behinderung durch neurologische Ausfälle
- Epileptische Anfälle.

Verzögerte Entwicklung.

Hinsichtlich der Ausprägung werden drei Schweregrade der Oligophrenie unterschieden:

- Leichte,
- Mittelgradige,
- Schwere und
- Schwerste Intelligenzminderung.

- **Leichte Intelligenzminderung** als leichtester Grad der geistigen Behinderung, IQ 50–69. Der Besuch einer Sonderschule für Lernbehinderte ist möglich, ebenso einen handwerklichen Beruf zu erlernen und diesen an einem sog. beschützten Arbeitsplatz auszuführen. Die leichte Intelligenzminderung entspricht in etwa dem alten Begriff Debilität *(lat. debilitas = Schwäche)*
- **Mittelgradige Intelligenzminderung** mit einem IQ von 35–49, was früher als Imbezibilität *(lat. imbecillus = schwach)* bezeichnet wurde. Ein unabhängiges Leben ist häufig nicht mehr möglich
- **Schwere Intelligenzminderung** (IQ 20–34), die in der Regel mit motorischen Schwächen auf Grund einer Schädigung oder Fehlentwicklung des ZNS verbunden ist
- **Schwerste Intelligenzminderung** (IQ unter 20), die zu einer völligen Hilflosigkeit führt. Diese Störung wurde früher Idiotie *(gr. Idiotes = niedriger Mann, Laie)* genannt. Eine Verständigung ist kaum möglich. Es bestehen schwere neurologische Defizite (z. B. Paresen, Epilepsie, Beeinträchtigung von Hören und Sehen).

Therapie

Förderung der Fähigkeiten durch heilpädagogische Betreuung und Physiotherapie.

❷ Da es sich bei der Oligophrenie nicht um eine Krankheit handelt, steht nicht eine medizinische Betreuung sondern die heilpädagogische Betreuung im Vordergrund. Diese richtet sich nach der jeweiligen Ausprägung der geistigen Behinderung: Förderung der vorhandenen Fähigkeiten, soziale Integration, Leben in speziellen Wohngruppen oder Heimen, Arbeit in Behinderten-Werkstätten. Je nach vorhandenen Fähigkeiten können manche Menschen einen handwerklichen Beruf erlernen und benötigen nur wenig fremde Hilfe; andere hingegen sind pflegebedürftig. Bewegungsstörungen werden mit Physiotherapie behandelt.

Eine **medikamentöse Behandlung** wird dann erforderlich, wenn auf Grund der geistigen Behinderung weitere psychische Störungen auftreten. Dann orientiert sich die Therapie an den Krankheitssymptomen, z. B. Behandlung von Unruhe durch niederpotente Neuroleptika (Truxal®) oder Carbamazepin (z. B. Tegretal®).

Pflege

Die Aufgabe der Pflegenden besteht in Zuwendung und Unterstützung des Patienten bei den ATL, um die vorhandenen Fähigkeiten zu fördern. Wichtig ist dabei, sowohl eine Unter- wie auch eine Überforderung zu vermeiden. Es müssen immer wieder die (eingeschränkten) geistigen Fähigkeiten berücksichtigt werden.

- Zuwendung
- Vermeidung von Unter- oder Überforderung.

? Übungsfragen

1. Wodurch kann eine Oligophrenie entstehen?
2. Worin besteht in erster Linie die Therapie?

11 Krisenintervention und Suizidalität

11.1 Krise

Unzureichende Bewältigung von Belastungen.

❶ Von einer Krise spricht man, wenn es einem Menschen nicht gelingt, bestimmte belastende Ereignisse oder eine geänderte Lebenssituation zu bewältigen.

Stress, Konflikt, Verlust, Krankheit, Katastrophen.

Ursachen

Auslöser einer Krise können Stresssituationen, Konflikte oder Verlusterlebnisse sein. Weitere Ursachen sind körperliche oder seelische Krankheiten oder Ereignisse wie Flucht, Verfolgung, Krieg und Katastrophen.

Merke

Eine Krise zeigt letztlich eine Überforderung des Betroffenen und die Grenze der individuellen Belastbarkeit.

- Verzweiflung
- Gefahr der Suizidalität.

Klinik

Eine Krise lässt sich auch den psychischen Reaktionen (z.B. Belastungsreaktion ☞ 7.6) zuordnen. Leitsymptome einer Krise sind vor allem Verzweiflung und Hilflosigkeit. Weitere Symptome sind Angst und Depressivität. Im Rahmen einer Krise kann die Gefahr der Suizidalität bestehen.

Krisenintervention zur Lösung von Konflikten und Aufzeigen von Perspektiven.

Therapie

Bei der Behandlung wird von einer **Krisenintervention** gesprochen, die in einer Kurztherapie besteht. Diese Möglichkeit wird dem Betroffenen über ambulante Hilfsangebote wie Beratungsstellen, Gesundheitsamt, niedergelassene Psychiater und Psychologen angeboten. Bei der Kurztherapie wird einerseits durch den persönlichen Kontakt die Krisensituation gelindert, andererseits werden dem Patienten Lösungsmöglichkeiten und neue Perspektiven eröffnet. Dabei wird die die Krise auslösende Situation aufgezeigt, geklärt und mit Unterstützung des Therapeuten bewältigt.

Bei sehr großem Leidensdruck und der Unfähigkeit, den Alltag zu bewältigen, oder einer erhöhten Suizidalität ist die Klinikaufnahme indiziert.

11.2 Suizidalität

❷ Als suizidal *(engl. suicide = Selbsttötung)* werden Menschen bezeichnet, die in belastenden Situationen Selbsttötung als (einzigen) Ausweg ansehen. Suizid ist eine relativ häufige Todesursache: Jährlich nehmen sich in der Bundesrepublik 20 von 100000 Menschen das Leben. Die Zahl der Suizidversuche ist um das 10–20fache höher. Zum Suizidversuch führt meistens ein relativ spontaner Entschluss. Zwischen dem Erwägen und der Durchführung dieser Kurzschlusshandlung liegen dann nur wenige Stunden. Bei länger bestehender Suizidalität (der Gefahr, Selbsttötung zu begehen) werden Suizidversuche genauer geplant und entschiedener durchgeführt.

Selbstmordgefährdung in Krisen und im Rahmen von körperlichen und seelischen Krankheiten.

Ursachen

Ein erhöhtes Suizidrisiko wird beobachtet bei:

- Krisen
- Psychisch Kranken mit Depression oder Schizophrenie; auch während der Therapie im Krankenhaus (z.B. als Bilanz der schwerwiegenden Erkrankung oder aber unter dem Einfluss imperativer Stimmen)
- Suchtkranken
- Unheilbar körperlich Erkrankten
- Alleinstehenden
- Suizidversuch in der Vorgeschichte oder Suiziden in der Familie.

Nicht selten ist einen Suizidversuch Ausdruck eines Appells oder eines Hilferufes. Vor allem, wenn ein Selbstmord mit Schlaftabletten versucht wird, entspringt dies oft rückblickend mehr dem Wunsch nach Ruhe oder einer Verschnaufpause als einer tatsächlichen Todessehnsucht. Im Moment der Tabletteneinnahme will der Patient jedoch den Tod erzielen. Ein Suizidversuch kann auch gedeutet werden als Fluchtreaktion aus einer unerträglich gewordenen Lebenswelt, als autoaggressives Verhalten oder als Ausdruck einer Aggression gegen die Umwelt oder Mitmenschen.

- Hilferuf
- Wunsch nach Ruhe
- Fluchtreaktion
- Autoaggressives Verhalten.

Klinik

❸ Ein Suizidversuch kündigt sich häufig an mit den Symptomen des *präsuizidalen Syndroms*:

- Einengung von Bewusstsein und Gefühlen, Rückzug in die Isolation, Vereinsamung
- Aggressionen werden gegen die eigene Person gerichtet, Schuldgefühle treten auf
- Suizidfantasien, die zunächst noch nicht konkret sind.

Ankündigung durch das präsuizidale Syndrom.

Aus diesem präsuizidalen Syndrom entwickelt sich die Suizidalität in *drei Stadien:*

Entwicklung der Suizidalität:
1. Erwägung
2. Ambivalenz
3. Entschluss.

- Der Suizid wird erwogen, d.h. die Selbsttötung erscheint als Lösung der Probleme
- Es besteht noch Unsicherheit und Ambivalenz, d.h. die Selbsttötung wird als Hilferuf angekündigt
- Der Entschluss steht fest: Die Selbsttötung wird vorbereitet. Der Patient erscheint unauffällig und weniger depressiv, sozusagen »die Ruhe vor dem Sturm«.

Zeichen einer erhöhten *Suizidgefahr* sind:
- Angst
- Schon länger bestehende schwere Depressivität
- Schuldgefühle mit Selbstbezichtigungen
- Aussichtslosigkeit
- Aggressivität.

Merke

Suizidalität rechtzeitig erkennen durch direkte Frage nach Selbstmordabsichten.

Die Abschätzung der Suizidalität ist nicht immer einfach, da Patienten, die tatsächlich den Entschluss zum Suizidversuch gefasst haben, gelöst (also wenig suizidal) erscheinen. Im Zweifelsfall muss daher direkt nach dem Lebensmut und Selbsttötungsabsichten gefragt werden. Daran anschließen kann sich die Frage nach dem Grund, warum der Patient keine Suizidgedanken mehr hat. Das Ziel ist, die Suizidalität rechtzeitig zu erkennen und dem Patienten gezielte Lebenshilfe zu geben.

Therapie

Jeder Suizidversuch sollte ernst genommen werden und zu einer psychiatrischen oder psychotherapeutischen Behandlung führen. Dies gilt auch dann, wenn sich ein Patient schnell von Suizidalität distanziert. Die Therapie besteht aus:
- Behandlung der Grunderkrankung, z.B. Schizophrenie, Sucht
- Krisenintervention (häufig im Rahmen einer stationären Behandlung).

? Übungsfragen

1. Was ist eine Krise?
2. Wie entwickelt sich Suizidalität?
3. Woran erkennt man Suizidalität?

12 Gesetzliche Grundlagen

Oftmals sind psychisch Kranke auf Grund ihrer Erkrankung nicht mehr schuld- oder geschäftsfähig oder müssen unter Umständen vorübergehend zwangsweise in einer psychiatrischen Abteilung untergebracht werden. Die notwendigen Bestimmungen dazu sind in verschiedenen Gesetzen enthalten, die Folgendes regeln:

- Schuldfähigkeit
- Geschäftsfähigkeit
- Fahrtüchtigkeit
- Einrichtung einer Betreuung
- Unterbringung und Behandlung in einem psychiatrischen Krankenhaus.

Schuldfähigkeit

Das **Strafgesetzbuch** (StGB) und das **Bürgerliche Gesetzbuch** (BGB) regeln die *Schuldfähigkeit.* Wer bei Begehung einer Straftat an einer schwerwiegenden seelischen Störung leidet und deshalb sein Handeln nicht bewusst steuern kann, ist nicht oder nur vermindert schuldfähig. Bei Bewusstseinsstörungen und Oligophrenie ist die Schuldfähigkeit ebenfalls eingeschränkt. Das BGB schließt bei Schuldunfähigkeit in bestimmten Fällen eine Haftung fur Schaden aus, die ein Schuldunfahiger verursacht hat.

Schuldunfähigkeit: Handlungen können nicht bewusst gesteuert werden.

Geschäftsfähigkeit

Geschäftsunfähig im Sinne des BGB sind Menschen, die an einer Störung der Geistestätigkeit leiden und auf Grund dieser ihren Willen nicht frei bestimmen können. Einkäufe oder in diesem Zustand abgeschlossene Verträge können rückgängig gemacht werden.

Geschäftsunfähigkeit: Störung der Geistestätigkeit.

Fahrtüchtigkeit

Die *Fahrtüchtigkeit* ist ausgeschlossen bei Patienten mit akuten organisch bedingten psychischen Störungen und Suchterkrankungen sowie bei der Therapie mit Psychopharmaka, wenn zentralnervöse Nebenwirkungen auftreten.

Einrichtung einer Betreuung

Betreuung für befristete Zeit und bestimmte Aufgaben.

❶ An Stelle der Entmündigung ist 1992 die Einrichtung einer Betreuung getreten. Diese wird durch das **Betreuungsgesetz** (BtG) geregelt. Für chronisch psychisch Kranke und körperlich, geistig oder seelisch Behinderte kann das zuständige Vormundschaftsgericht eine Betreuung einrichten, wenn diese ihre Angelegenheiten nicht mehr selbstständig regeln können. Den Antrag auf Betreuung stellen die Betroffenen, aber auch Angehörige oder Ärzte. Für die Einrichtung einer Betreuung ist ein ärztliches Gutachten erforderlich. Ein Betreuer wird für bestimmte Aufgaben (z. B. Regelung der finanziellen Angelegenheiten, Bestimmung des Aufenthaltsortes, Gesundheitsversorgung) befristet bestellt. Das Gericht prüft regelmäßig, ob die Betreuung verlängert werden muss. Eine Betreuung wird häufig bei Demenzkranken, schweren Persönlichkeitsstörungen oder chronisch Schizophrenen eingerichtet. Durch die Betreuung ist nicht zwangsläufig die Geschäftsfähigkeit eingeschränkt.

Unterbringung und Behandlung in einem psychiatrischen Krankenhaus

Anordnung einer psychiatrischen Behandlung bei krankheitsbedingter Eigen- oder Fremdgefährdung.

❷ In der Regel erfolgt die Behandlung in einem psychiatrischen Krankenhaus auf freiwilliger Basis. Einige Erkrankungen gehen jedoch mit einer fehlenden Krankheitseinsicht einher. In Ausnahmefällen kann ein Richter die Unterbringung in einem psychiatrischen Krankenhaus (auf einer geschlossenen Station) anordnen. Dies ist aber nur dann möglich, wenn psychisch Kranke auf Grund ihrer Erkrankung sich selbst, z. B. durch Suizidversuch, oder andere, z. B. durch Aggressivität mit Körperverletzung, gefährden. Man spricht dann von einer Eigen- oder Fremdgefährdung.

Verschiedene Gesetze regeln diese Unterbringung:

PsychKG:
- Anordnung der Unterbringung nach ärztlichem Gutachten
- Richterliche Entscheidung spätestens am nächsten Tag.

❸ **Unterbringungsgesetze** (Gesetz für Psychisch Kranke: PsychKG) werden von den einzelnen Bundesländern festgelegt. Das Verfahren ist daher in Deutschland nicht einheitlich. Vor Unterbringung nach dem PsychKG prüft ein psychiatrisch erfahrener Arzt, ob eine psychische Erkrankung *und* eine Eigen- bzw. Fremdgefährdung vorliegen. Wird eine Unterbringung angeordnet, so muss spätestens bis zum Ablauf des nächsten Tages ein Richter nach einer persönlichen Anhörung des Betroffenen darüber entscheiden, ob und wie lange diese zulässig ist. Der Zeitraum der Unterbringung beträgt in der Regel wenige Wochen. Die Unterbringung wird wieder aufgehoben, wenn sich der Gesundheitszustand des Patienten deutlich gebessert hat und keine akute Eigen- oder Fremdgefährdung mehr vorliegt.

Betreuungsgesetz.

Auch im Rahmen einer **Betreuung** kann eine Behandlung in einem psychiatrischen Krankenhaus angeordnet werden, wenn sie zuvor vom zuständigen Vormundschaftsgericht genehmigt worden ist.

Bei Straftätern, die nach dem **Strafgesetzbuch** auf Grund einer psychischen Erkrankung schuldunfähig sind, kann das Gericht eine Unterbringung in einem psychiatrischen Krankenhaus (ggf. in einer geschlossenen Abteilung) anordnen, wenn eine Gefahr für die Allgemeinheit besteht (z. B. Sexualstraftäter).

Strafgesetzbuch.

? Übungsfragen

1. Was ist eine Betreuung?
2. Aus welchem Grund kann ein Patient gegen seinen Willen in einem psychiatrischen Krankenhaus behandelt werden?
3. Welche Gesetze regeln eine Zwangseinweisung?

Neurologie

Die Neurologie, die »Lehre von den Krankheiten der Nerven«, beschäftigt sich mit den Erkrankungen des zentralen und peripheren Nervensystems. So wie der Aufbau des Nervensystems komplex und faszinierend ist, so können seine Erkrankungen vielfältige Erscheinungen zeigen. Für die Diagnose der Krankheitsbilder ist immer die sorgfältige Anamnese notwendig. Die genaue Ursache und das Ausmaß der Erkrankung kann jedoch häufig nur mit Hilfe apparativer Verfahren geklärt werden. Deshalb sind diese in einem eigenen Kapitel zusammengefasst. Im Mittelpunkt der Therapie neurologischer Erkrankungen stehen verschiedene Medikamente, von denen einige auch in der Psychiatrie (☞ 3.5) eingesetzt werden, sowie die physiotherapeutische Behandlung des Patienten. Operationen sind nur in Einzelfällen indiziert. Somit sind die therapeutischen Möglichkeiten überschaubar, weshalb sie bei den einzelnen Krankheitsbildern genauer aufgeführt werden.

1 Untersuchungs-methoden

1.1 Anamnese

- Symptomatik
- Medikamente
- Persönliche Situation
- Seelische Verfassung.

In der Neurologie ist eine sorgfältige Anamnese für die Diagnosestellung notwendig, da nervale Störungen Auswirkungen auf den gesamten Organismus mit ganz unterschiedlichen Symptomen haben können. Zusätzlich wird der Patient nach Einnahme von Medikamenten mit Einfluss auf das Nervensystem sowie zu seiner persönlichen Situation und seelischen Verfassung gefragt.

1.2 Körperliche Untersuchung

- Neurologischer Status
- Internistischer Status.

Bei der sog. körperlich-neurologischen Untersuchung werden oft schon wichtige Symptome erkannt, die entscheidend auf die Diagnose hinweisen. Dabei wird vor allem auf die Funktions- und Leistungsfähigkeit des Nervensystems geachtet und der sog. **neurologische Status** festgestellt.
Da neurologische Störungen auch im Rahmen von internistischen Erkrankungen auftreten, untersucht ein Neurologe auch innere Organe und die Herz-Kreislauf-Funktion.

1.2.1 Funktion der zwölf Hirnnerven

- Sinnesfunktion
- Muskelfunktion
- Reflexe.

Die Funktion der zwölf Hirnnerven (N. I–XII) wird bei jeder neurologischen Untersuchung überprüft.
Dabei werden die Hirnnerven über die Funktion der **Sinnesorgane** getestet auf:

- Störung der Sehkraft allgemein oder in einzelnen Bereichen des Gesichtfeldes (N. II)
- Hörstörungen (N. VIII)
- Gleichgewichtsstörungen (N. VIII)
- Störung der Geruchswahrnehmung (N. I)
- Sensibilitätsstörungen der Gesichtshaut (N. V), Kornealreflex (☞ 1.2.2).

Die Funktion einzelner **Muskeln** wird überprüft:

- Augenmuskeln (N. III, N. IV, N. VI): Finger des Untersuchers mit den Augen folgen

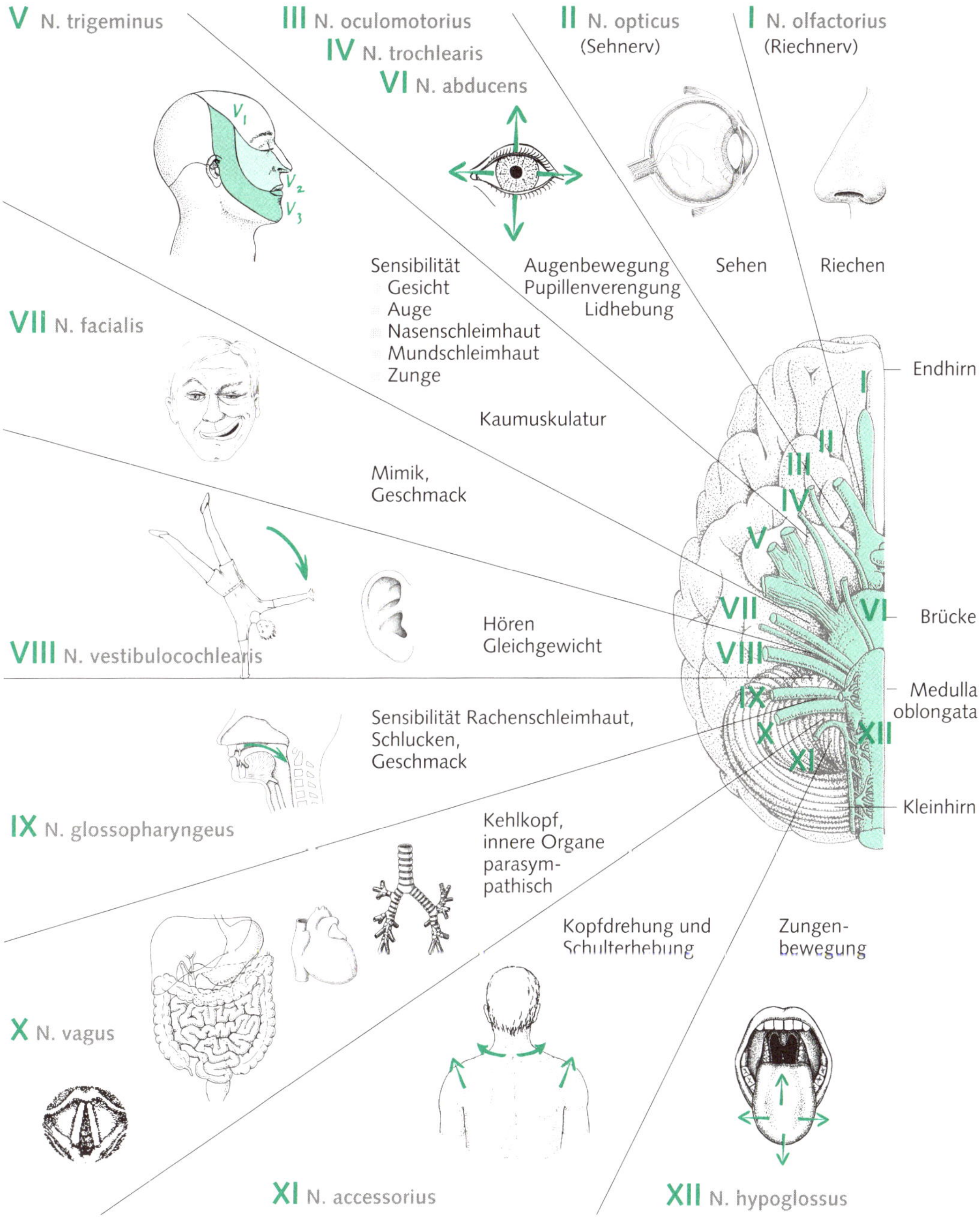

Abb. 1.1

Übersicht über die zwölf Hirnnerven und ihre Funktion. Die Hirnnerven versorgen hauptsächlich die Kopf- und Halsregion. Nur der N. vagus verlässt diese Region und zieht hinunter in den Bauchraum zu zahlreichen inneren Organen. [L190]

- Mimische Muskulatur (N. VII): Grimassieren, Lidschluss und Pfeifen
- Muskulatur der Zunge und des Rachens (N. IX, N. X, N. XII): Herausstrecken der Zunge und Würgereflex (☞ 1.2.2)
- M. sternocleidomastoideus, M. trapezius (N. XI): Drehen des Kopfes, Heben der Schultern
- Kaumuskulatur (N. V): Öffnen des Mundes.

Die Funktion der Hirnnerven ist im Rahmen verschiedener neurologischer Erkrankungen mit beeinträchtigt. Bei wenigen Krankheiten stehen die Hirnnervenstörungen im Vordergrund: Trigeminus-Neuralgie (☞ 9.4) und Fazialisparese (☞ 13.3.1).

1.2.2 Reflexe

Eigenreflexe

Reizaufnahme und -antwort im selben Organ.

Zur Prüfung des Eigenreflexes wird die Sehne eines Muskels durch den Schlag eines Reflexhammers gedehnt. Dieser Reiz wird im Rückenmark direkt auf ein motorisches Neuron übertragen. Der gedehnte Muskel zieht sich im Anschluss reflexartig zusammen. Liegt eine Schädigung dieses Rückenmarksegmentes oder der beiden beteiligten Nerven vor, lässt sich der Reflex nicht auslösen.
Wichtige Eigenreflexe sind:
- Bizepssehnenreflex (BSR)
- Trizepssehnenreflex (TSR)
- Radiusperiostreflex (RPR)
- Patellarsehnenreflex (PSR)
- Achillessehnenreflex (ASR).

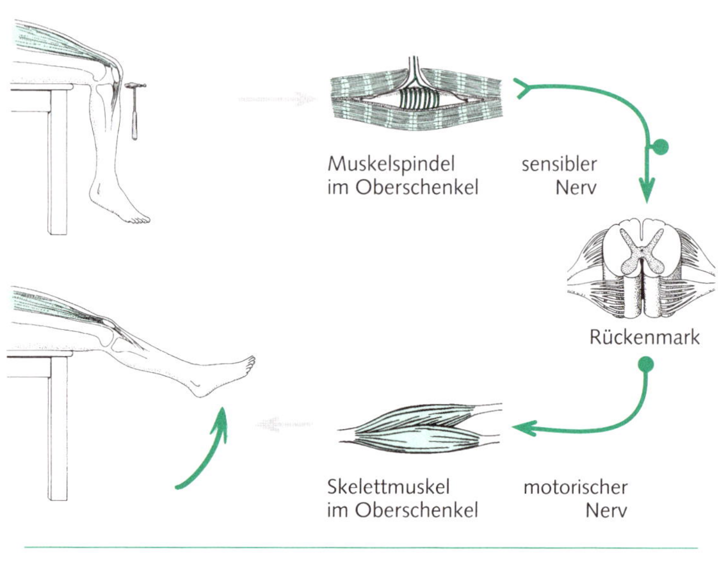

Abb. 1.2
Beispiel eines Reflexbogens anhand des Eigenreflexes der Patellarsehne. [A400-190]

Fremdreflexe

Fremdreflexe sind komplexer aufgebaut, da Reizaufnahme und Reizantwort in verschiedenen Organen liegen. An der Reflexantwort (Kontraktion des Muskels) sind mehrere Neurone beteiligt. Zu den Fremdreflexen gehören:

- *Würgereflex* (Reizung der Rachenhinterwand löst Würgen aus)
- *Kornealreflex* (Berührung der Hornhaut bewirkt Lidschluss)
- *Bauchhautreflex* (Nadelstrich über die Bauchhaut von lateral nach medial führt zur Kontraktion der Bauchmuskeln).

Reizaufnahme und -antwort in verschiedenen Organen.

Pathologische *(krankhafte)* **Reflexe** treten bei Störungen der motorischen Bahnen im ZNS auf. Zu diesen zählt der **Babinski-Reflex.** Bei jeder neurologischen Untersuchung wird er durch Bestreichen des äußeren Randes der Fußsohle geprüft. Beugt sich hierbei die Großzehe nach oben, während die übrigen Zehen abgespreizt werden, ist der Babinski-Reflex positiv, d.h. ein pathologischer Reflex liegt vor.

Pathologischer Reflex: Babinski-Reflex.

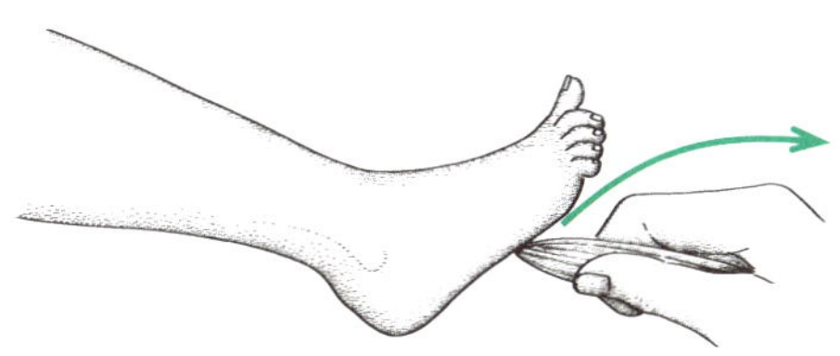

Abb. 1.3
Babinski-Reflex [L190]

1.2.3 Motorik

Die Motorik wird durch die Funktionsprüfung der Muskeln untersucht, dabei wird zwischen der Ausprägung der Muskulatur, der Muskelkraft sowie dem Muskeltonus unterschieden.

Prüfung der Motorik:
- Muskelfunktion
- Muskulaturausprägung
- Muskelkraft
- Muskeltonus.

Muskelatrophie

Eine Muskelatrophie (*Rückbildung* der Muskulatur) fällt schon bei der Inspektion (Betrachtung) des Körpers auf. Die gesamte Muskulatur kann betroffen sein, z.B. infolge Unterernährung oder mangelnder körperlicher Betätigung. Die Atrophie einzelner Muskeln ist häufig auf fehlende nervale Versorgung zurückzuführen.

Auftreten von Muskelatrophie bei:
- Immobilität
- Nervenschädigung.

Muskelkraft

Bei Störungen der Muskelkraft wird zwischen einer **Parese** *(Schwäche)* oder **Paralyse, Plegie** *(Lähmung)* einzelner Muskeln oder ganzer Extremitäten unterschieden. Eine latente Parese fällt erst im Armhalte- oder Beinhalteversuch dadurch auf, dass die

Störungen der Muskelkraft:
- Parese
- Paralyse
- Plegie.

Extremität langsam absinkt. Die Störung der Muskelkraft wird nach Paresegraden 0 (keine Aktivität) bis 5 (normale Funktion) eingeteilt.

Muskeltonus ↑ bei:
- Spastik
- Rigor.

Muskeltonus

Der Muskeltonus wird durch passives Bewegen der Gelenke geprüft. Er kann herabgesetzt, also *hypoton*, oder gesteigert, *hyperton*, sein. Eine hypertone Muskulatur zeigt sich z.B. in einer **Spastik** (verstärkte Anspannung der Muskulatur mit federndem Widerstand) bei bestimmten Krankheitsbildern, z.B. als Folge eines Schlaganfalles (☞ 5.1.2), oder durch **Rigor** (Tonuserhöhung mit nicht federndem Widerstand – Zahnradphänomen), z.B. im Rahmen von extrapyramidalen Erkrankungen (☞ 10).

1.2.4 Sensibilität

Die Überprüfung der Sensibilität gibt wichtige Hinweise auf die nervale Versorgung bestimmter Körpersegmente. Hierzu werden die verschiedenen Qualitäten der Sensibilität an Regionen der Haut überprüft:

Oberflächen- und Tiefensensibilität werden geprüft.

- *Oberflächensensibilität*: Berührung, Temperatur, Schmerz
- *Tiefensensibilität*: Vibrationsempfinden (mit einer Stimmgabel, die auf Knöchel oder Schienbein gehalten ein »Kribbelgefühl« auslöst), Erkennen von Lage und passiven Bewegungen der Zehen und Finger (Lagesinn), Entziffern von Zahlen, die mit dem Finger auf die Haut geschrieben werden.

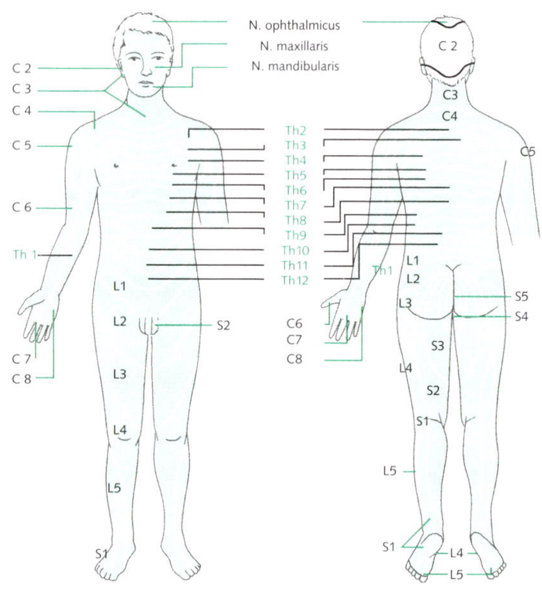

Abb. 1.4 Dermatome (nach Hansen und Schliack) [A300-157]

Störungen der Sensibilität

- *Missempfindungen:* Parästhesie (Kribbelgefühl), Dysästhesie (schmerzhafte Missempfindung), Hyperästhesie/Hypästhesie (gesteigerte/verminderte Empfindlichkeit für Reize), Hyperpathie (gesteigerte Empfindung aller Reize)
- *Gestörtes Schmerzempfinden:* Hypalgesie/Analgesie/Hyperalgesie (verminderte/aufgehobene/gesteigerte Schmerzempfindung).

Sensibilitätsstörungen durch Schädigung von:

- Rückenmarkssegmenten
- Peripheren Nerven.

Erkrankungen des Rückenmarks oder der Spinalnerven zeigen einen Sensibilitätsausfall in den entsprechenden Dermatomen (Abb. 1.4).
Die Schädigung eines peripheren Nerven führt zu einem Sensibilitätsausfall in dem Hautgebiet, das durch den Nerven versorgt wird (☞ 13.3).

1.2.5 Koordination

Die Koordination von Bewegungsabläufen wird vom **Kleinhirn** gesteuert. Allgemein wird eine Störung der Koordination als **Ataxie** bezeichnet. Um Erkrankungen in diesem Bereich festzustellen wird deshalb bei neurologischen Erkrankungen die Koordination des Patienten über folgende Versuche überprüft:

- *Zielversuche:* Finger-Nase- und Knie-Hacken-Versuch
- *Standversuch:* Stehen mit ausgestreckten Armen bei geschlossenen Augen

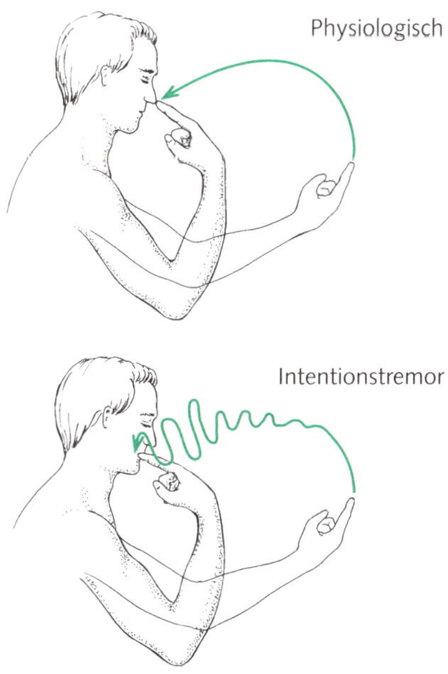

Abb. 1.5
Finger-Nase-Versuch
[A400-190]

- *Tretversuch:* auf der Stelle treten bei geschlossenen Augen
- *Gangprüfung:* Blindgang, Seiltänzergang (gehen mit geschlossenen Augen bzw. auf einem fiktiven Seil).

Ataxie:
- Zerebellär
- Spinal
- Peripher.

Symptome bei Kleinhirnschädigung:
- Ataxie
- Skandierende Sprache
- Intentionstremor
- Nystagmus.

Ataktische Bewegungsabläufe

Da eine Ataxie sowohl durch eine Kleinhirnschädigung als auch durch Störung anderer Strukturen verursacht werden kann, unterscheidet man:

- **Zerebelläre Ataxie:** Hier liegt eine Störung von Koordination und Gleichgewichtsregulation im Kleinhirn *(Cerebellum)* vor. Die Bewegungsstörung lässt sich durch Sichtkontrolle nicht korrigieren und ist bei geöffneten Augen ebenso deutlich ausgeprägt wie bei geschlossenen. Weitere Zeichen einer **Kleinhirnschädigung** sind: **Skandierende Sprache** (abgehackter Sprachfluss), **Intentionstremor** (zunehmendes Zittern bei Zielbewegungen, Abb. 1.5) und **Nystagmus** (unwillkürlich zuckende Bewegung der Augen), Schwindel.
- **Spinale** und **periphere Ataxie:** Die Koordinationsstörung ist durch eine Schädigung der sensiblen Bahnen des Rückenmarks (spinale Ataxie – z. B. bei Tabes dorsalis ☞ 6.6.2) oder von peripheren sensiblen Nerven (z. B. Polyneuropathie ☞ 13.1) bedingt.

1.2.6 Vegetative Funktionsprüfung

Neurologische Ausfälle des vegetativen Nervensystems zeigen sich in der Funktionsstörung verschiedener Organe, z. B. Blasenentleerung. Zur Diagnostik werden verschiedene Untersuchungen durchgeführt, die Reaktionen des vegetativen Nervensystems provozieren:

- Prüfung der Blasenentleerung
- Schweißversuch der Haut: Die Haut wird mit Jodlösung und Stärkepulver bestrichen, anschließend wird die Schweißsekretion durch das Trinken von Lindenblütentee angeregt. Der Schweiß löst die Jod-Stärke-Reaktion aus und die Haut verfärbt sich violett.

1.3 Neuropsychologische Untersuchung

Zur neurologischen Untersuchung gehört auch die Beobachtung, ob psychologische Funktionen durch die Erkrankung eingeschränkt sind (*Psychopathologie,* ☞ Psych 2). Neuropsychologische Symptome deuten häufig auf umschriebene Defekte hin und treten nicht selten kombiniert auf.

1.3.1 Neuropsychologischer Befund

Wichtige neuropsychologische Störungen sind:

Aphasien

Aphasien sind Sprachstörungen auf Grund einer Schädigung des Sprachzentrums. Abhängig von der Lokalisation der Schädigung werden verschiedene Formen beschrieben :

- **Motorische Aphasie** (Broca) durch Störung des Sprechens: Die Patienten hören und verstehen alles, können aber nicht oder nur mit Mühe sprechen (Telegrammstil). Die Sätze sind verkürzt. Die motorische Aphasie muss von der **Dysarthrie** (Störung der Motorik des Sprechens mit verwaschener Sprache) unterschieden werden
- **Sensorische Aphasie** (Wernicke) durch Störung des Sprachverständnisses: Die Patienten können zwar gut artikuliert sprechen, die Sätze und Worte ergeben aber keinen Sinn. Es finden sich Wortneubildungen (Neologismen) und Wortverwechselungen
- **Globale Aphasie:** Sprechen und Sprachverständnis sind beeinträchtigt
- **Amnestische Aphasie** durch Störung der Erinnerung: Den Patienten fehlen einzelne Worte, die sie zu umschreiben versuchen.

Aphasie (Sprachstörung):
- Motorisch
- Sensorisch
- Global
- Amnestisch.

Apraxie

Bei der Apraxie ist die Bewegungs- und Handlungsfolge gestört. Einzelbewegungen werden nicht zu sinnvollen Handlungsfolgen.

Apraxie (Störung der Bewegungsfolge).

Hemineglect

Die Patienten vernachlässigen eine Raum- und Körperhälfte, ohne dass Bewusstsein oder Orientierung beeinträchtigt sind.

Hemianopsie

Der Ausfall der Sehbahnen oder des Sehzentrums führt zu einer halbseitigen Sehstörung.

Agnosie

Das (optische, taktile oder akustische) Erkennen von Gegenständen und Personen ist beeinträchtigt.

Agnosie (Störung des Erkennens).

1.3.2 Bewusstsein

Zum neurologischen Befund gehört die Prüfung des Bewusstseins. Störungen des Bewusstseins treten bei verschiedenen akuten neurologischen Erkrankungen auf. Mit zunehmender Schwere werden Bewusstseinsstörungen als Benommenheit, Somnolenz,

Einteilung von Bewusstseinsstörungen:
- Benommenheit
- Somnolenz

- Sopor
- Koma.

Sopor oder Koma bezeichnet. Sie werden (insbesondere nach einem Schädel-Hirn-Trauma) auch nach der **Glasgow-Koma-Skala** eingeteilt. Hierbei werden die in der jeweiligen Rubrik erzielten Werte addiert.

Glasgow-Koma-Skala

Aktion	Reaktion	Bewertung
Augenöffnen	spontan	4
	auf Ansprache	3
	auf Schmerzreiz	2
	keine Reaktion	1
Verbale Reaktion	orientiert	5
	desorientiert	4
	inadäquate Antwort	3
	unverständliche Laute	2
	keine Reaktion	1
Motorische Reaktion Reaktion auf Schmerzreize	befolgt Aufforderungen	6
	gezielte Schmerzabwehr	5
	ungezielte Schmerzabwehr	4
	Beugesynergismen	3
	Strecksynergismen	2
	keine Reaktion	1

Pflege

Um den genauen Wachheitszustand des Patienten zu beurteilen, ist die Glasgow-Koma-Skala nicht immer ausreichend und differenziert genug. So berücksichtigt sie nicht, in welcher Art der Patient, z. B. mit Grimassen oder Bewegungen auf Reize wie vertraute Stimmen oder Berührungen, Geräusche oder Lichtreize reagiert. Diese Beobachtungen sollten jedoch im Pflegebericht sorgfältig dokumentiert werden, um Änderungen exakt beurteilen zu können.

1.4 Spezielle Untersuchungsmethoden

1.4.1 Elektroenzephalogramm

EEG-Veränderungen:
- Allgemeinveränderungen
- Herdbefunde
- Krampfpotenziale.

Das Elektroenzephalogramm (EEG) zeichnet Hirnströme auf, die durch die Aktivität der Nervenzellen entstehen. Dazu werden kleine Elektroden an der Kopfhaut befestigt. Die Untersuchung dauert etwa 30 Minuten und ist schmerzfrei. Hirnströme zeigen normalerweise über dem gesamten Gehirn ein regelmäßiges Wellenmuster. Über einem Tumor oder einer Blutung sind die Wellen häufig langsamer, sog. *Herdbefund.* Bei der Epilepsie werden typische Wellenformen, sog. *Krampfpotenziale,* gesehen. Diffuse Hirnerkrankungen ergeben ein unregelmäßiges Muster verlangsamter Wellen über dem gesamten Hirn oder einer Hemisphäre im Sinne einer *Allgemeinveränderung.*

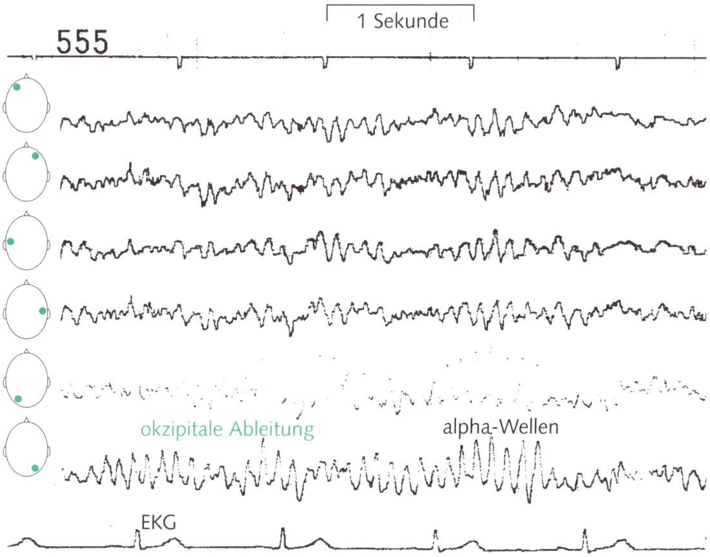

Abb. 1.6
EEG [O141]

1.4.2 Evozierte Potenziale

EP: Spezielle Prüfung der Sinnesorgane.

Die Evozierten Potenziale (EP) geben Auskunft darüber, ob Sinnesorgane, die Nervenleitung von den Sinnesorganen zum Gehirn oder die Reizverarbeitung gestört ist. Dazu wird durch einen spezifischen Reiz das Sinnesorgan stimuliert, z. B. durch Betrachten eines flackernden Schachbrettmusters oder Hören eines kurzen Klick-Tons. Gleichzeitig wird im EEG überprüft, ob dieser Reiz auch zu einer Aktivitätssteigerung der Hirnströme führt.

Evozierte Potenziale werden zur Prüfung verschiedener Sinnesqualitäten angewendet:

- **Visuell evozierte** Potenziale (VEP) überprüfen das Sehen
- **Akustisch evozierte** Potenziale (AEP) überprüfen das Hören
- **Somatosensibel evozierte** Potenziale (SEP) überprüfen durch Reizung eines Bein- oder Armnerves die Erregungsleitung der sensiblen Bahnen.

1.4.3 Elektromyographie

EMG: Aktivitätsmessung der Muskelfasern.

Die Elektromyographie (EMG) misst die elektrische Aktivität von Muskelzellen. Dazu wird eine dünne Elektrode in den Muskel gestochen. Ein gesunder Muskel zeigt in Ruhe keine Aktivität, während bei verschiedenen Muskel- und Nervenerkrankungen eine Spontanaktivität beobachtet wird oder bei Muskelanspannung veränderte Aktionspotenziale gesehen werden.

1.4.4 Elektroneurograhie

ENG und NLG: Prüfung von Nervenschädigung.

Nervenschädigungen können mittels einer Elektroneurographie (ENG), d.h. durch die Bestimmung der Nervenleitgeschwindigkeit (NLG), genau lokalisiert werden. Dabei wird durch eine Elektrode ein elektrischer Reiz auf den Nerven übertragen und so ein Aktionspotenzial ausgelöst. Dieses wird fortgeleitet und etwas weiter entfernt von einer anderen Elektrode aufgezeichnet. Schädigungen der Markscheiden führen zu einer Verlangsamung der NLG. Bei einem Riss der Nervenfaser wird der Reiz überhaupt nicht fortgeleitet.

1.4.5 Liquoruntersuchung

Bildung des Liquors

Der Liquor cerebrospinalis wird in den Plexus choroidei der Hirnventrikel gebildet. Während ein Teil der Flüssigkeit im Gehirn verbleibt, dieses umspült und teilweise resorbiert wird, fließt der Rest durch den 3. und 4. Ventrikel ab und umgibt das Rückenmark.

Lumbalpunktion

Liquorentnahme zwischen L3 und L4.

Der Liquor wird durch eine Lumbalpunktion (LP) aus dem Wirbelkanal entnommen. Dazu sitzen oder liegen die Patienten mit gebeugtem Rücken (Katzenbuckel), so dass die Dornfortsätze der Wirbel weit auseinander stehen. Unter sterilen Bedingungen erfolgt zwischen dem Dornfortsatz des 3. und 4. Lendenwirbels die Punktion zur Entnahme des Liquors. Die Patienten sollten anschließend eine 24-stündige Bettruhe einhalten und viel trinken. Werden sog. atraumatische Nadeln (Sprotte-Nadeln) verwendet, dauert die Bettruhe nur wenige Stunden.

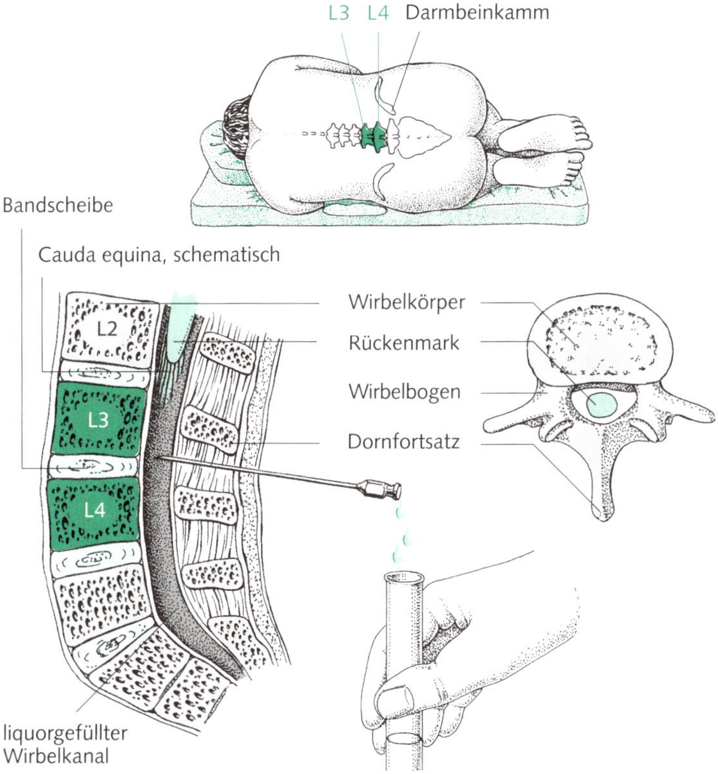

Abb. 1.7 Lumbalpunktion beim liegenden Patienten. Der Einstich auf Höhe L3/L4 ist ungefährlich, weil das Rückenmark bereits auf Höhe L2 endet. [A400-190]

Komplikationen

Komplikationen einer Lumbalpunktion sind selten: Am Ort der Lumbalpunktion liegen im Wirbelkanal die Nervenwurzeln der Cauda equina. Sie können durch die Punktion gereizt werden. Bei unsterilem Arbeiten kann es zu Entzündungen oder bei falscher Punktionstechnik zu vorübergehenden Lähmungen durch Nervenschäden kommen.

- Nervenwurzelreizung
- Entzündung
- Lähmungen
- Kopfschmerzen.

Bei einer Erhöhung des Hirndrucks (☞ 2) darf keine Lumbalpunktion erfolgen. Denn nach der Druckentlastung infolge der Punktion wird der Hirnstamm wird auf Grund des fehlenden Gegendrucks nach unten »rutschen« – eine Einklemmung lebenswichtiger Zentren im Hinterhauptsloch droht (Abb. 2.1).

Relativ häufig klagen Patienten im Anschluss an eine LP vorübergehend über Kopfschmerzen, die durch Aufsetzen verstärkt werden.

Normalbefund:
- Klar
- Farblos
- Zellfrei
- Glukose 50–70 mg/dl
- Eiweiß 15–35 mg/dl.

Liquoruntersuchung

Physiologisch ist der Liquor klar und farblos, hat einen Glukosegehalt von ca. 50–70 mg/dl, einen Eiweißgehalt von 15–35 mg/dl und enthält wenige Zellen. Die Zellzahl wird unter dem Mikroskop in einer speziellen Zählkammer bestimmt. Diese nimmt ca. 3 µl Liquor auf, daher wird auch von Drittelzellen gesprochen. Normal sind bis $^{12}/_{3}$ Zellen (oder 5 Zellen/µl). Bei einigen neurologischen Erkrankungen, z.B. Meningitis, Enzephalitis, Subarachnoidalblutung oder der Multiplen Sklerose, ändert sich in typischer Weise die Zusammensetzung des Liquors:

- Trübe Farbe, Eiter (Granulozyten), erhöhte Zellzahl, Verminderung des Glukosegehaltes und Nachweis von Bakterien und Antikörpern deuten auf eine bakterielle Entzündung hin (☞ 6)
- Blut weist auf eine Hirnblutung hin (☞ 5.3)
- Bei erhöhtem Eiweißgehalt besteht der Verdacht auf einen Tumor (☞ 2.2).

1.4.6 Doppler- und Duplex-Sonographie

Sonographie zur Gefäßdiagnostik:
- Extrakraniell
- Transkraniell.

Mit der **Doppler-Sonographie** *(Ultraschall)* wird der Blutfluss in den Gefäßen gemessen. Es basiert auf dem Phänomen, dass Erythrozyten ein Ultraschall-Signal reflektieren und sich dabei die Frequenz des Signals abhängig von ihrer Geschwindigkeit verändert (Doppler-Effekt). So lassen Verengungen und Verschlüsse *(Stenosen)*, z.B. der hirnversorgenden Arterien, darstellen.
Bei der **Duplex-Sonographie** können zusätzlich die Blutgefäße selbst dargestellt werden. Dadurch lassen sich z.B. auch Veränderungen an der Gefäßwand *(Plaques)* zeigen, die den Blutfluss noch nicht beeinflussen.
Beide Verfahren können Gefäße *extrakraniell* (im Bereich des Halses) oder *transkraniell* (durch die Schädelkalotte) darstellen. Sie sind nicht schmerzhaft und Nebenwirkungen sind noch nicht bekannt.

1.4.7 Röntgendiagnostik

Bildgebende Verfahren:
- Röntgen
- Myelographie
- Angiographie
- DSA
- Computertomographie.

Die einfache Röntgenaufnahme zeigt nur knöcherne Strukturen von Schädel und Wirbelsäule. Frakturen oder Knochenmetastasen können so diagnostiziert werden. Für Aussagen über Gefäße und Spinalkanal, muss zusätzlich Kontrastmittel gegeben werden.

Myelographie

Bei der Myelographie wird nach einer Lumbalpunktion Kontrastmittel in den Spinalkanal injiziert. Bei einer anschließenden Röntgenaufnahme (oder Computertomographie) werden so Nervenwurzeln und Weite des Spinalkanals dargestellt.

Angiographie

Arterien werden mittels einer Angiographie sichtbar. Ein Katheter wird in der Leistenbeuge in die A. femoralis eingeführt und bis zum Abgang der hirnversorgenden Arterien A. carotis und A. vertebralis vorgeschoben. Nach Gabe von Kontrastmittel erscheinen die Arterien auf dem Röntgenschirm hell. Auf diese Art lassen sich Blutungen, Gefäßverengungen und Gefäßmissbildungen nachweisen (☞ Abb. 4.4). Mögliche Komplikationen sind allergische Reaktionen durch das jodhaltige Kontrastmittel oder Durchblutungsstörungen.

Digitale Subtraktionsangiographie

Bei der digitalen Subtraktionsangiographie (DSA) werden Nativ- und Kontrastaufnahmen angefertigt. Durch eine digitale Bildverarbeitung werden die Bildinformationen von einander subtrahiert. Es entsteht ein Bild, in dem nur die kontrastmittelgefüllten Gefäße (ohne Weichteile und Knochen) zu sehen sind. Das Kontrastmittel wird arteriell oder venös (i.v.-DSA) appliziert.

Computertomographie

Die Computertomographie (CT) ist inzwischen eine der wichtigsten Untersuchungen bei neurologischen Erkrankungen. Mit Hilfe von Röntgenstrahlen, die die Dichte der Körpergewebe in verschiedenen Schichten bestimmen, werden schichtweise Aufnahmen ausgewählter Körperpartien hergestellt. Ein Computer verarbeitet die Werte dieser Dichtemessung zu den typischen Schichtbildern.

Im craniellen CT (CCT) des Schädels werden Knochen, Hirngewebe und Liquorräume »scheibchenweise« dargestellt. Nach Gabe von Kontrastmittel lassen sich auch Gefäße beurteilen. So

Darstellung von:
- Knochen
- Hirngewebe
- Liquorräumen
- Gefäßen
- Blutungen
- Tumoren
- Bandscheiben.

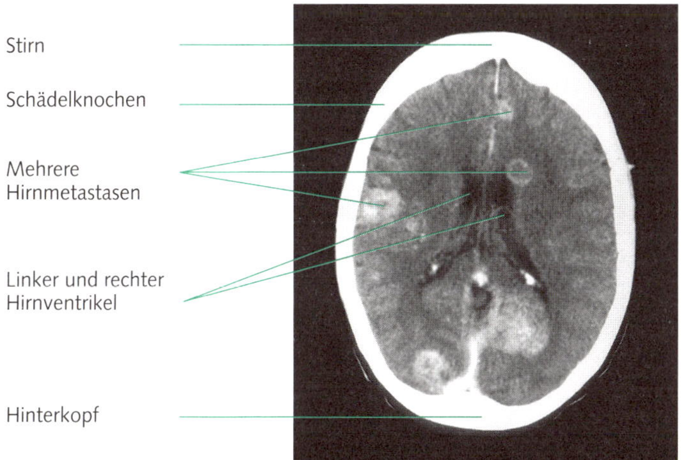

Abb. 1.8 CCT mit Kontrastmittel. Metastasen eines malignen Tumors sind über das gesamte Hirngewebe verteilt. [T170]

können im CCT u.a. Tumoren, Blutungen, Hirninfarkte, Hirnatrophie oder eine Schädelbasisfraktur erkannt werden. Ein CT der Wirbelsäule zeigt eventuelle Tumoren und Veränderungen der Bandscheiben und der Wirbelsäule.

1.4.8 Kernspintomographie

Vorteile des MRT:
- Keine Strahlenbelastung
- Aufnahmen in drei Ebenen möglich
- Genauere Darstellung.

Die Kernspintomographie stellt ähnlich wie ein CT Organe in Schichten dar. Sie wird auch als *Magnetresonanztomographie* (MRT) oder *nuclear magnetic resonance* (NMR) bezeichnet. Die Bilder werden nicht durch Röntgenstrahlen, sondern durch ein **Magnetfeld** erzeugt. Magnetische Impulse versetzen Wasserstoffkerne in Schwingungen. Nach Abschalten des Magnetes kehren die Atome in die Ausgangsposition zurück. Dabei wird Energie frei, die gemessen und von einem Computer in Schichtbilder umgewandelt wird. Abhängig davon, zu welchem Zeitpunkt gemessen wird, lassen sich verschiedene Gewebestrukturen darstellen.
Der Patient wird keiner Strahlenbelastung ausgesetzt und das Hirngewebe genauer darstellt. Es eignet sich daher sehr gut zur Diagnostik kleiner Tumoren oder Multiple-Sklerose-Herde (☞ 7).
Auf Grund der magnetischen Felder kann bei Patienten, die Metalle im Körper tragen, wie Herzschrittmacher, Hüftprothesen, kein MRT durchgeführt werden.

1.4.9 Szintigraphie

Darstellung von:
- Durchblutung
- Stoffwechselvorgängen
- Knochenveränderungen
- Liquorraumvergrößerung.

Die Szintigraphie nutzt die Tatsache, dass der Körper **radioaktive** Stoffe genauso aufnimmt und verarbeitet wie nicht radioaktive. Bestimmte radioaktiv markierte Stoffe, die sich bevorzugt in Hirngewebe, Knochen oder Liquorräumen anreichern, werden intravenös verabreicht. Anschließend wird in einer Röntgenuntersuchung die Strahlung gemessen und sichtbar gemacht. Auf diese Weise ist es möglich, Durchblutung und bestimmte Stoffwechselvorgänge des Gehirns, Knochenveränderungen oder eine Vergrößerung der Liquorräume abzubilden.

1.4.10 Biopsie

Gewebeentnahme aus:
- Muskeln
- Nerven
- Hirngewebe.

Veränderungen des Muskel- oder Nervengewebes lassen sich anhand von **Gewebeproben** genau feststellen. Dazu wird eine Biopsie, eine Entnahme von Gewebe, notwendig. Ohne weitere Komplikationen kann dies bei Muskelbiopsien erfolgen, bei Nervenbiopsien hingegen bleiben durch die Entnahme Ausfälle zurück. Deshalb wird diese nur bei sensiblen Nerven, die kleine Hautareale versorgen, vorgenommen. Hirngewebe wird nur zur genauen Diagnostik eines Tumors entnommen.

2 Intrakranielle Druckerhöhung

Verschiedene Prozesse im Gehirn führen zu einer Steigerung des intrakraniellen *(lat. intra = innen; kranium = knöcherner Schädel)* Drucks, also einer Erhöhung des Drucks innerhalb des Schädels. Als Ursache kommen Raumforderungen jeglicher Art in Betracht: Tumoren, Hydrozephalus, Hirnabszess, Hirnblutung, traumatisches Hirnödem und Sinusthrombose.

2.1 Hirndruck

Ursachen

❶ Da das Gehirn von dem Schädelknochen fest umschlossen ist, führt jegliche Raumforderung, eine Zunahme der Liquormenge und vermehrtes intrakranielles Blutvolumen zu einer Druckerhöhung im Schädel, zum sog. Hirndruck. Die Folge ist ein verminderter venöser Abfluss. Zudem kommt es auf Grund einer Autoregulation zwischen Hirndruck und arterieller Durchblutung zu einer Minderperfusion des Gehirns. Es reichern sich toxische Stoffwechselprodukte an, die die Gehirnzellen schädigen und zum Ungleichgewicht zwischen intrazellulärem und intravasalem Volumen führen: es entsteht ein toxisches **Hirnödem**, welches den Hirndruck weiter erhöht.

Ursachen von Hirndruck:
- Raumforderungen
- Liquormenge ↑
- Intrakranielles Blutvolumen ↑.

Klinik

Allgemeine Zeichen des Hirndrucks sind:
- **Mydriasis** (Pupillenerweiterung): lichtstarre, weite Pupille
- **Druckpuls:** harter, verlangsamter, gut tastbarer Puls
- **Augenmuskelstörungen**
- **Stauungspapille:** der erhöhte Liquordruck markiert ein Ödem um die Sehnervenpapille, das bei der Spiegelung des Augenhintergrundes sichtbar ist.

Allgemeine Zeichen bei Hirndruck:

Es wird zwischen akutem und chronischem Hirndruck unterschieden:
Leitsymptom eines **akut** auftretenden Hirndrucks sind dumpfe Kopfschmerzen. Hinzu kommen Übelkeit, Erbrechen, Singultus (Schluckauf) und zunehmende Bewusstseinsstörungen bis zum Koma.
Leitsymptom des **chronisch** erhöhten Hirndrucks sind psychische Auffälligkeiten: Antriebsminderung, Verhaltensauffälligkeit,

Unterscheidung zwischen akutem und chronischem Hirndruck.

Apathie, Störung von Orientierung, Merkfähigkeit und Aufmerksamkeit.

Diagnostik

- **Neurologische Untersuchung**
- Spiegelung des Augenhintergrundes
- **CCT** und **MRT** stellen das Hirnödem und Raumforderungen dar und zeigen die Verdrängung der umliegenden Hirnstrukturen
- Im **EEG** zeigen sich Allgemeinveränderungen und Herdbefunde.

- Oberkörperhochlagerung
- Mannit und Sorbit
- Glukokortikoide
- Forcierte Diurese
- Therapie der Ursache.

Therapie

Allgemeine Therapie bei Hirndruck und Hirnödem:

- **Hochlagerung des Oberkörpers** auf 30° verbessert den venösen Abfluss
- **Osmotherapie:** Die Substanzen Mannit und Sorbit erhöhen die Osmolalität des Blutes und entziehen durch die Konzentrationsdifferenz Wasser aus dem Hirngewebe. Über einen anderen Wirkmechanismus werden auch mit dem Glukokortikoid Dexamethason (z.B. Fortecortin®) Ödeme ausgeschwemmt
- **Forcierte Diurese** (künstlich erhöhte Urinausscheidung) senkt das Blutvolumen und damit die Liquorproduktion.

Die weitergehende Therapie richtet sich nach der jeweiligen Ursache und ist unter den entsprechenden Krankheitsbildern nachzuschlagen.

Engmaschige Überwachung von:

- Vitalzeichen
- Vigilanz
- Pupillenreaktion
- Korrekter Lagerung.

Pflege

Patienten mit Hirndruck werden engmaschig überwacht, um einen weiteren Anstieg des Hirndruckes rechtzeitig zu erkennen: Vitalwerte, Vigilanz und Pupillen regelmäßig überprüfen. Patienten mit erhöhtem Oberkörper lagern, welches gleichzeitig Aspirationsprophylaxe ist, da sie wegen Übelkeit und reduzierter Schutzreflexe aspirationsgefährdet sind. Bei der Pflege ist generell darauf zu achten, dass der Kopf des Patienten in Mittelstellung liegt und nicht seitlich abknickt, damit der venöse Abfluss durch Kompression der Jugularvenen nicht weiter eingeschränkt wird. Die Grundpflege muss bei Patienten mit Hirnödem übernommen werden.

Einklemmungssyndrom

Folgen der Hirneinklemmung sind Schädigungen von:

- Hirnstamm

❷ Wenn trotz Therapie der Hirndruck weiter ansteigt, verschiebt sich die Hirnmasse (sog. *Massenverschiebung*) in Richtung Foramen occipitale, da die Schädelkalotte in alle anderen Richtungen die Ausdehnung des Gehirns begrenzt. Folge ist die Einklemmung *(Herniation)* der Gehirnmasse am Foramen occipitale oder am Tentoriumschlitz (zeltförmige Duraplatte in der hinteren Schädelgrube). Dadurch wird der Hirnstamm mit Hirnstammreflexen, Kreislauf- und Atemzentrum geschädigt.

- Hirnstammreflexen
- Atem- und Kreislaufzentrum.

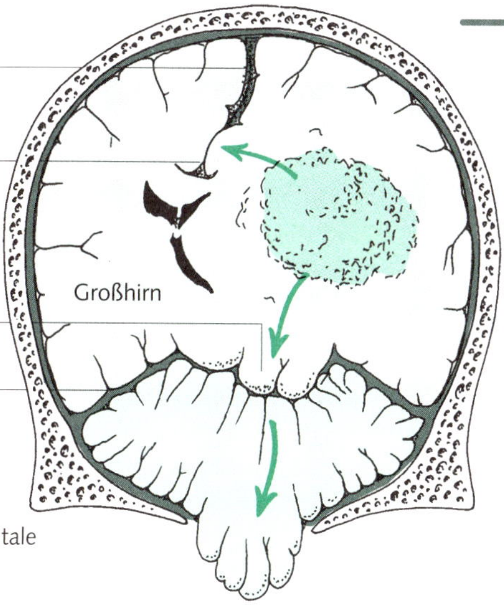

Abb. 2.1 Einklemmung infolge Massenverschiebung. [A400-190]

Klinik

Je nach Grad und Schwere der Einklemmung sind die Symptome unterschiedlich stark ausgeprägt:

- Bewusstseinsstörung bis hin zum Koma
- Veränderte Pupillenreaktion durch den Druck auf den N. oculomotorius: Pupillen werden zunehmend weit und lichtstarr
- Beuge-Streck-Synergien: Beugung der Arme und Streckung der Beine zunächst durch sensible Reize ausgelöst
- Streckkrämpfe: Streckung von Rumpf und Extremitäten mit Innenrotation der Arme und Beugung der Finger im weiteren Verlauf, sog. Dezerebrationshaltung *(lat. decerebration = Enthirnung)*
- Hirnstammreflexe, wie Kornealreflex oder Würgereflex, erlöschen
- Die Atmung ist bei einer beginnenden Einklemmung unregelmäßig mit periodischer Schwankung der Atemtiefe. Später stellt sich eine Tachypnoe, anschließend eine Schnappatmung ein.

- Bewusstseinsstörung
- Pupille weit und lichtstarr
- Streckkrämpfe

Hirntod

Fortschreitende Einklemmungssymptome → Hirntod.

❸ Bei Fortschreiten der Einklemmung und ausbleibender Entlastung tritt der Hirntod ein. Das bedeutet den **vollständigen irreersiblen Funktionsausfall** des Gehirns, der durch folgende Symptome gekennzeichnet ist:

- Koma
- Ausfall aller Hirnstammreflexe (der Patient hat lichtstarre, weite entrundete Pupillen)
- Ausfall der Atmung, Abfall von Körpertemperatur, Blutdruck und Puls
- Nulllinie in der EEG-Kurve als Ausdruck für fehlende Aktionen
- Dopplersonographie oder Angiographie: Die Durchblutung des Gehirns ist unterbrochen.

Apallisches Syndrom

- Großhirnfunktion ausgefallen
- Vegetative Funktionen intakt.

❸ Überlebt ein Patient eine Einklemmung oder andere schwere Hirnerkrankungen, tritt anschließend oft ein apallisches Syndrom auf. Durch die Schädigung von Kortex (Großhirnrinde), Thalamus oder des Hirnstamms sind alle afferenten und efferenten Bahnen zwischen Körper und Kortex unterbrochen. Somit ist die Großhirnfunktion ausgefallen, die vegetativen Funktionen sind jedoch intakt.

Ursache

Hypoxischer Hirnschaden (»zu wenig Sauerstoff«) durch SHT (☞ 8.1) mit Hirnödem, nach Atem- oder Kreislaufstillstand oder nach einer Enzephalitis (☞ 6.3).

Klinik

- Aufgehobene Willkürmotorik
- Tetraspastik
- Starrer, zielloser Blick
- Pathologische Reflexe
- Vegetative Funktionsstörungen.

Der Patient öffnet die Augen, der Blick ist starr oder schweift ziellos umher. Eine Kontaktaufnahme ist ebenso wenig möglich wie eine gezielte Motorik. Es kommt eine Tetraspastik vor. Häufig lassen sich pathologische Reflexe (z. B. Babinski) auslösen. Die Regulation der vegetativen Funktionen, z. B. von Speichel- und Schweißproduktion, ist gestört.
In einigen Fällen bilden sich die Symptome langsam innerhalb von Wochen bis Monaten zurück.

Locked-in-Syndrom

- Bewegungs- und Sprachunfähigkeit
- Bewusstseinsklarheit.

Bei einer Störung von Nervenbahnen zwischen Kortex und Hirnstamm (z. B. nach Hirnstamminfarkt) kann sich ein Locked-in-Syndrom ausbilden. Der Patient ist wach und nimmt im Unterschied zum apallischen Syndrom die Umwelt wahr. Er kann aber nicht sprechen oder sich bewegen. Eine Kommunikation mit der Umwelt ist bei einigen Patienten noch über Lidschluss möglich.

? Übungsfragen

❶ Warum kommt es zum Hirndruck?

❷ Was sind die Folgen eines steigenden Hirndrucks?

❸ Welche Funktionen sind beim apallischen Syndrom ausgefallen, worin besteht der Unterschied zum Hirntod?

2.2 Tumoren

Tumor bezeichnet eigentlich jede umschriebene Schwellung von Gewebe. Meistens meint man mit dem Begriff allerdings ein Neoplasma *(gr. Neo = neu, plasma = Gewebe)*, demnach neugebildetes Körpergewebe. Diese Neoplasmen gehen von verschiedenen Zellen bzw. Gewebestrukturen des Körpers aus. Im Gehirn betrifft dies z.B. die Gliazellen (Hüll- und Stützgewebe), die Meningen (Hirnhäute), Nervenscheiden oder die Hypophyse.

Tumoren können ausgehen von:
- Nervenzellen
- Meningen
- Nervenscheiden
- Hypophyse.

❶ Jede Tumorart tritt im Gehirn sowohl an bestimmten Orten, als auch während bestimmter Lebensalter bevorzugt auf. Ein typischer Tumor von Kindern und Jugendlichen ist z.B. das Medulloblastom. Ältere Menschen erkranken häufiger an einem Meningeom, Glioblastom, Neurinom oder Hypophysenadenom.
❷ Die Malignität hängt von der Art des Tumors, der Wachstumsgeschwindigkeit, der Neigung zur Metastasierung (Bildung von Tochtergeschwülsten) und seinem Wachstumsort ab. Jeder Tumor wirkt raumfordernd und kann einen Hirndruckanstieg verursachen. Deshalb können auch benigne (gutartige) Tumoren durch Einklemmung zum Tode führen.
Vom Zelltyp zählen zu den **benignen** Tumoren Neurinom, Meningeom und Hypophysenadenom. **Maligne** (bösartige) Tumoren sind Glioblastom und Medulloblastom.
Die wichtigsten Tumorarten werden in den folgenden Abschnitten vorgestellt.

Auftreten von Tumoren:
- An bevorzugten Lokalisationen
- In bestimmten Altersstufen.

Tumormalignität ist abhängig von:
- Art des Tumors
- Lokalisation
- Wachstumsgeschwindigkeit
- Metastasierung.

Klinik

Folgende Symptome deuten daraufhin, dass ein Gehirntumor vorliegt:
- Psychische Befunde: Antriebsminderung, Interesselosigkeit, Bewusstseinsstörung
- Epileptische Anfälle
- Neurologische Ausfälle am Ort des Tumorsitzes, z.B. Parese, Ataxie
- Hirndruckzeichen (☞ 2.1).

Diagnostik

- **Neurologische Untersuchung**, um Ausfälle und Herdsymptome zu bestimmen
- **CCT** und **MRT** zeigen Lage und Größe des Tumors an. Hieraus kann häufig bereits auf die Tumorart geschlossen werden
- Im **EEG** stellen sich ggf. Herdbefunde dar
- Die **histologische** Untersuchung einer Gewebebiopsie klärt den Zelltyp (gut- oder bösartig).

Therapie

- Operation
- Chemotherapie
- Bestrahlung.

Eine operative Entfernung ist von Größe und Lage des Tumors abhängig. Voraussetzung für eine Operation ist ein relativ geringes Risiko für bleibende neurologische Ausfälle. Je nach Zelltyp sind auch Bestrahlung und Chemotherapie als Therapie möglich.

2.2.1 Medulloblastom

- Kleinhirn
- Maligner Tumor
- Kinder und Jugendliche.

Das Medulloblastom ist der häufigste maligne Hirntumor bei Kindern und Jugendlichen und ist meist im Kleinhirn lokalisiert. Er zeichnet sich durch schnelles Wachstum aus.

Klinik

- Erbrechen, Kopfschmerzen, Stauungspapille
- Kleinhirnsymptome mit Ataxie (☞ 1.2.5)
- Hypotonie.

Therapie und Prognose

- Schnelles Wachstum
- Operation und Strahlentherapie.

Das Medulloblastom ist sehr strahlenempfindlich. An eine Operation schließt sich daher eine Strahlentherapie an, die eine vollständige Heilung bringen kann. Häufig treten jedoch Rezidive auf.

2.2.2 Astrozytom

- Ausgehend von Gliazellen
- Kleinhirn, Stammganglien, Hirnstamm, Thalamus
- Kinder und Jugendliche.

Dieser Tumor geht von Astrozyten (einer Gliazell-Art) aus und wächst häufig im Kleinhirn, kann aber auch in Stammganglien, Hirnstamm und Thalamus vorkommen. Es erkranken vor allem Kinder und Jugendliche.

Klinik

- Nackenschmerzen, Erbrechen
- Kleinhirnsymptome: Ataxie und Nystagmus.

Therapie und Prognose

- Operation
- Selten Rezidive.

Ein Astrozytom des Kleinhirns ist gut operabel und tritt in der Regel nicht erneut auf. In anderen Hirnarealen ist eine Operation nicht oder nur eingeschränkt möglich, so dass die Prognose dann sehr schlecht sein kann.

2.2.3 Glioblastom

Dieser Tumor entsteht – ähnlich wie das Astrozytom und das Medulloblastom – aus der Glia. Am Glioblastom erkranken vor allem Menschen um das 50. Lebensjahr. Der Tumor wächst schnell und infiltierend in das umgebende Gewebe.

- Ausgehend von Gliazellen
- Höheres Lebensalter
- Schnelles und infiltratives Wachstum.

Klinik

- Kopfschmerzen
- Hemiparesen
- Epileptische Anfälle.

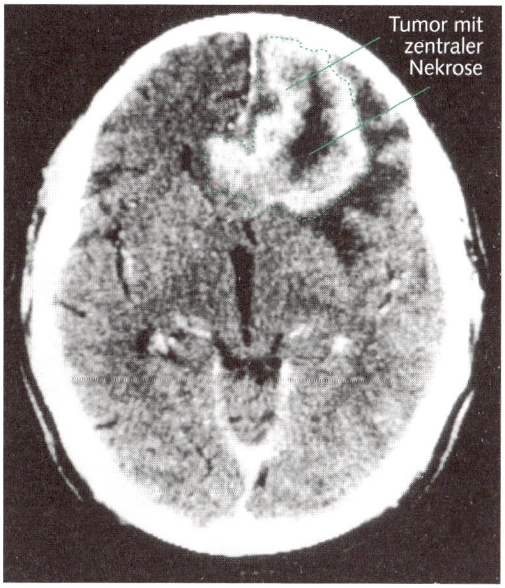

Abb. 2.2
Gliazelltumor im CT [X113]

Therapie und Prognose

Eine totale Entfernung des Tumors ist nicht möglich. Strahlentherapie, teilweise Entfernung und Kortikoide können das Leben der Patienten um einige Monate verlängern.

- Keine Operation möglich
- Strahlentherapie und Kortikoide.

2.2.4 Neurinom

- Ausgehend von SCHWANN-Zellen
- Befall von N. VIII und Hinterwurzeln
- Mittleres Lebensalter.

Dieser Tumor stammt von den SCHWANNschen Zellen, die die Markscheide eines Nerven bilden, ab. Sie treten am VIII. Hirnnerven (N. vestibulocochlearis) und an den Hinterwurzeln des Rückenmarks auf. Es erkranken Menschen im mittleren Lebensalter.

Klinik

- Einseitige Hörverschlechterung und Ohrgeräusche als Leitsymptome
- Schwindel
- Missempfindungen an der Gesichtshaut, wenn das Neurinom auf den sensiblen N. trigeminus drückt
- Hirndruckzeichen.

Ein Neurinom im Wurzelbereich des Rückenmarks (sog. Sanduhrneurinom) kann zu Schmerzen und im weiteren Verlauf zu einer Querschnittslähmung führen.

- Operation.

Therapie und Prognose

Bei rechtzeitiger Operation kann der Tumor vollständig entfernt werden.

2.2.5 Meningeom

- Ausgehend von den Meningen
- Wachstum langsam, verdrängend und infiltrierend
- Mittleres Lebensalter.

Meningeome gehen von dem Gewebe der Hirnhäute *(Meningen)* aus. Sie wachsen sehr langsam, verdrängen das Gehirn und infiltrieren in den umgebenden Knochen. Sie treten erst im mittleren Lebensalter in Erscheinung.

Klinik

- Epileptische Anfälle
- Neurologische Herdsymptome je nach Lokalisation des Tumors: z. B. Kopfschmerzen in der Augenhöhle und Sehstörungen bei einem Keilbeinmeningeom
- Hirndruckzeichen treten erst spät auf.

- Operation
- Gute Prognose.

Therapie und Prognose

Ein Meningeom hat eine gute Prognose, da es häufig vollständig operativ entfernt werden kann.

2.2.6 Hypophysenadenom

Adenome allgemein sind Tumoren, deren Ursprung Drüsenzellen sind. Die Hypophyse produziert sowohl sog. *glandotrope* Hormone, d.h. Hormone, die wiederum die Hormon-Produktion anderer Hormondrüsen steuern, z.B. der Schilddrüse oder der Nebennierenrinde, als auch Hormone, die direkt auf Zielzellen wirken. Die Hypophyse besteht aus einem Vorderlappen, der auch als Adenohypophyse bezeichnet wird, und einem Hinterlappen, auch Neurohypophyse genannt. Hypophysenadenome gehen von den Drüsenzellen des Vorderlappens aus und führen zu Störungen im Hormonhaushalt, entweder sind sie **hormonaktiv,** d.h. es kommt zu einer vermehrten Produktion von Hypophysenhormonen, oder **hormoninaktiv.**

- Ausgehend von Drüsenzellen der Adenohypophyse
- Hormonaktiv oder hormoninaktiv.

2

Klinik

Die Hypophyse liegt in der Sella turcica *(Türkensattel)*. Durch die Kompression der benachbarten Sehnerven-Kreuzung kommt es zu allgemeinen Symptomen:

- Gesichtsfeldeinschränkungen
- Kopfschmerzen.

❸ **Hormonaktive** Tumoren verursachen folgende Symptome:

- *Akromegalie* bei Erwachsenen und Riesenwuchs bei Jugendlichen: Vergrößerung der Akren, Nase, Kinn, Hände durch die Produktion von Wachstumshormon (GH)
- *Cushing-Syndrom* mit Stammfettsucht, Bluthochdruck, Osteoporose auf Grund erhöhter Kortisol-Spiegel durch vermehrte ACTH - Produktion
- Einfluss auf Geschlechtshormone: *Impotenz* und *Libidoverlust* beim Mann und *Infertilität* und gesteigerte Milchproduktion bei der Frau durch die vermehrte Prolaktin-Produktion.

Hormonaktive Tumoren sezernieren:

- Wachstumshormon
- ACTH
- Geschlechtshormone.

Hormoninaktive Adenome führen zu einer Einschränkung der Produktion eines oder mehrerer Hormone. Es kommt zu:

- *Addison-Syndrom* durch ACTH-Mangel
- *Apathie* und andere Symptome einer Hypothyreose durch TSH-Mangel
- *Amenorrhoe, Libido-* und *Potenzverlust* durch Gonadotropin-Mangel.

Hormoninaktive Tumoren führen zu Mangel an:

- ACTH
- TSH
- Geschlechtshormonen.

Therapie

Auf Grund seiner Lage wird der Tumor durch die Nase oder den Schädel operativ entfernt: transnasaler oder transkranieller Zugangsweg.
Häufig fällt nach der Operation die Produktion eines oder mehrerer Hormone aus, die dann durch Medikamente ersetzt werden müssen.

- Operation
- Hormonsubstitution.

2.2.7 Hirnmetastasen

- Häufig bei Bronchial- und Mamma-Ca
- Multiples Auftreten
- In der Nähe von Arterien.

Hirnmetastasen gehen von verschiedenen Tumoren aus: Am häufigsten stammen sie vom Bronchial- oder Mammakarzinom. Da die Tumorzellen hämatogen (über das Blut) gestreut werden, finden sich die Metastasen in der Nähe von Arterien. In der Regel kommen gleichzeitig mehrere Absiedlungen vor.

Klinik

Die Symptome treten innerhalb weniger Tage oder Wochen auf:

- Bewusstseinstrübung, Verwirrtheit
- Herdsymptome
- Epileptische Anfälle.

Therapie und Prognose

Eine Operation wird meistens nur bei einzelnen rindennahen Hirnmetastasen durchgeführt, die früh diagnostiziert werden konnten. Zytostatika, Strahlentherapie und Kortikoide verlängern bei inoperablen Metastasen die Überlebenszeit des Patienten.

2.2.8 Meningeosis leucaemica und lymphomatosa

- Bei Leukämie und Non-Hodgkin-Lymphomen
- Infiltrate
- Blutungen.

Die Meningeosis leucaemica tritt bei der Hälfte aller an einer akuten lymphatischen Leukämie Erkrankten auf. Es finden sich leukämische Infiltrate perivaskulär *(um Gefäße herum)* und diffuse Blutungen.
Bei einem Non-Hodgkin-Lymphom treten als Komplikation intrazerebrale Lymphome auf. Dies wird als Meningeosis lymphomatosa bezeichnet.

- Hirnnervenausfälle
- Kopfschmerzen, Meningismus
- Übelkeit.

Klinik

Leitsymptom beider Erkrankungen sind Hirnnervenausfälle (v.a. Fazialisparese). Außerdem treten Kopfschmerzen, Übelkeit und Meningismus auf.

Diagnostik

Im **Liquor** finden sich eine hohe Zellzahl und maligne Zellen.

Therapie und Prognose

Chemotherapeutika werden intrathekal (in den Liquorraum) gegeben. Dadurch verlängert sich in vielen Fällen die Überlebenszeit.

? Übungsfragen

❶ Welcher Hirntumor tritt besonders im Kinder- und Jugendalter, welche treten bevorzugt in der zweiten Lebenshälfte auf?

❷ Wovon hängt die Malignität eines Hirntumors ab?

❸ Was sind typische Symptome eines hormonaktiven Hypophysentumors?

2.3 Hydrozephalus

Beim Hydrozephalus (»Wasserkopf«) sind die Liquorräume vergrößert, wodurch Hirngewebe verdrängt und geschädigt wird (siehe auch Normaldruckhydrozephalus ☞ Psych 4.1.3).

Ursachen

Zum Hydrozephalus führt ein Ungleichgewicht zwischen Sekretion und Resorption des Liquors (☞ 1.4.5). Physiologisch wird der Liquor im Subarachnoidalraum resorbiert. Resorptionsflächen und Abflusswege (3. und 4. Ventrikel) können durch Tumoren, Verwachsungen oder Entzündungen blockiert sein. Eine vermehrte Liquorproduktion als Ursache ist selten. Der »Überschuss« von Liquor führt zu einem erhöhten Hirndruck (☞ 2.1).

Ungleichgewicht zwischen Liquorproduktion und -abfluss.

Klinik

❶ Die Symptome sind vom Lebensalter abhängig:
Bei Säuglingen sind die Schädelnähte noch nicht geschlossen, wodurch sich durch den Druck des gestauten Liquors die Fontanellen erweitern und der Kopf größer wird. Nach dem Schluss der Schädelnähte (ca. ab 3. Lebensjahr) treten psychoorganische Symptome auf:

- Verlangsamung
- Störung von Merkfähigkeit und Konzentration
- Gangunsicherheit
- Kopfschmerzen
- Blaseninkontinenz.

- Säuglinge → erweiterte Fontanellen.
- Kinder und Erwachsene → psychoorganische Symptome.

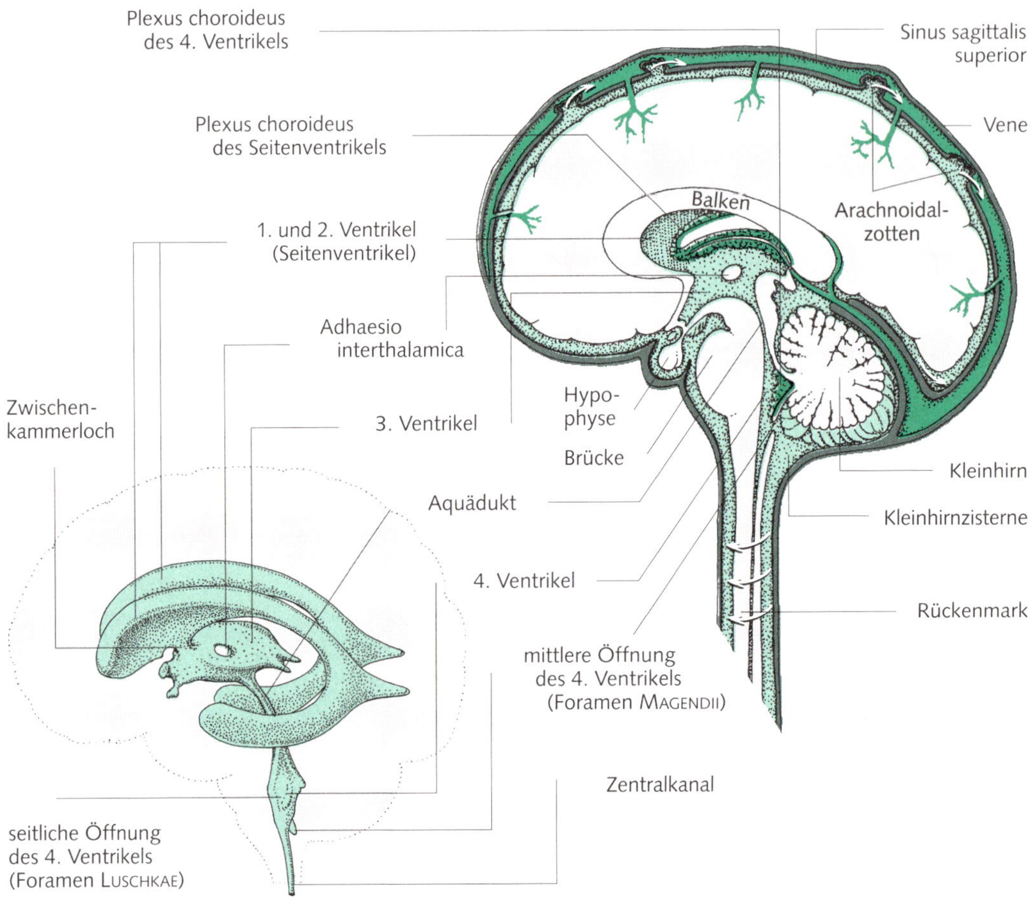

Abb. 2.3
Das Ventrikelsystem des Gehirns. Die beiden Seitenventrikel sind über die Zwischenkammerlöcher mit dem 3. Ventrikel verbunden. Der dünne Aquädukt verbindet den 3. mit dem 4. Ventrikel. Von dort aus bestehen zwei seitliche und eine mittlere Öffnung zum Subarachnoidalraum. [A400-190]

Therapie und Prognose

- Forcierte Diurese.

Medikamentös wird durch Diurese (erhöhte Urinausscheidung) eine Abnahme der Liquormenge erreicht.

- Ventrikelshunt.

Operativ wird über ein Bohrloch im Schädelknochen ein sog. Ventrikelkatheter in die erweiterten Seitenventrikel vorgeschoben und eine künstliche Verbindung zwischen Liquorraum und Herzvorhof oder Bauchhöhle gelegt. Durch diesen **Shunt** fließt der überschüssige Liquor über die V. jugularis in den rechten Vorhof oder in die Bauchhöhle ab. Wenn die Shunt-Operation rechtzeitig erfolgt, bleiben keine oder nur geringe Schäden zurück.

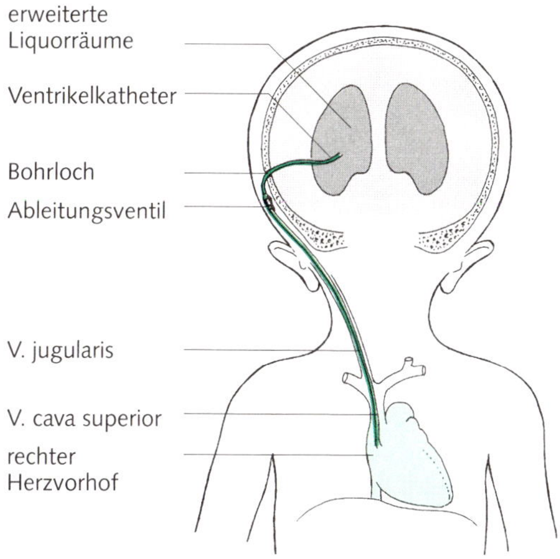

Abb. 2.4 Liquorableitung in den rechten Vorhof [A400-190]

? Übungsfrage

❶ Worin unterscheidet sich der Hydrozephalus beim Erwachsenen und beim Säugling?

3 Lähmungen

Die Willkürmotorik wird vom primären motorischen Rindenfeld, das in der vorderen Zentralwindung *(Gyrus praecentralis)* des Großhirns liegt, gesteuert. Dort liegt das erste motorische Neuron. Je nach Komplexität der Bewegung sind unterschiedlich viele Neurone notwendig. Der sog. **Homunkulus** stellt diese unterschiedliche Gewichtung des motorischen Rindenfeldes des menschlichen Körpers dar.

Von der Hirnrinde ziehen die Axone, gebündelt in der Pyramidenbahn, durch die innere Kapsel zunächst ins verlängerte Mark. Dort kreuzen die meisten Fasern zur Gegenseite und verlaufen in der weißen Substanz des Rückenmarks (☞ Abb. 10.1).

Im Vorderhorn des Rückenmarks enden die Nervenbahnen des ersten motorischen Neurons und treffen auf das zweite motorische Neuron. Dessen Axone verlassen das Rückenmark segmental mit dem Spinalnerven und erreichen schließlich die Muskelfasern. Bei Schäden des motorischen Rindenfeldes oder der Nervenbahnen erhält die Muskulatur keine Nervenreize, das bedeutet, sie ist gelähmt. Je nach Ort und dem Ausmaß der Schädigung fallen unterschiedliche Muskelgruppen aus.

Ist das erste motorische Neuron betroffen, spricht man von einer **zentralen Lähmung.** Ein Schaden am zweiten motorischen Neuron führt zur **peripheren Lähmung.** Störungen im Muskel führen zur **myogenen Lähmung.**

- Zentrale Lähmung → 1. Neuron
- Periphere Lähmung → 2. Neuron
- Myogene Lähmung → Muskelschaden.

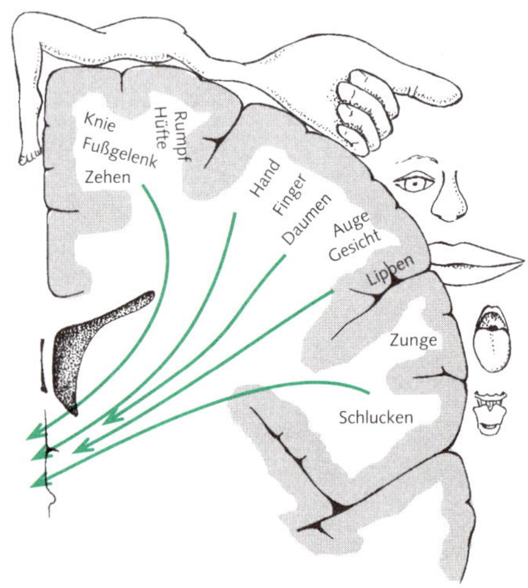

Abb. 3.1
Homunkulus im Bereich des primären motorischen Rindenfeldes. Das Körperschema steht dabei auf dem Kopf. Körperbereiche, deren Bewegung größere Präzision verlangt, sind hier stärker repräsentiert.
[A400-190]

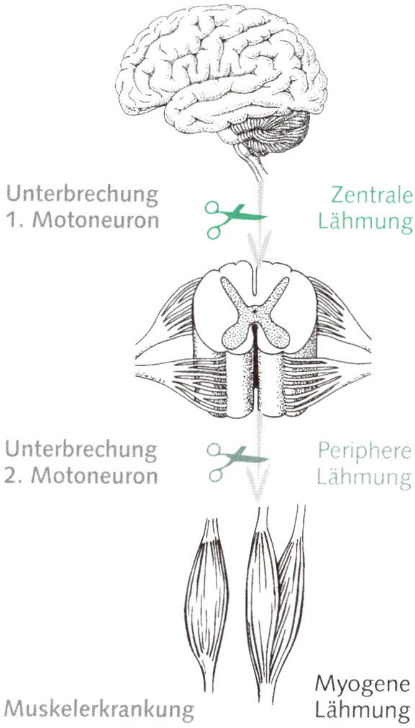

Abb. 3.2 Zentrale, periphere und myogene Lähmungen [A400-190]

- **Parese** *(Inkomplette Lähmung):* Minderung einer oder mehrerer nervaler Funktionen
- **Plegie** *(Komplette Lähmung):* Ausfall der motorischen und sensiblen nervalen Funktion
- **Tetraplegie:** Schädigung des Halsmarks mit kompletter Lähmung aller 4 Extremitäten
- **Paraplegie:** Schädigung ab Brustmarkbereich mit kompletter Lähmung 2 symmetrischer Extremitäten (beide Beine)
- **Spastische Lähmung:** erhöhter Muskeltonus
- **Schlaffe Lähmung:** schlaffer Muskeltonus.

3.1 Zentrale Lähmung

❶ Zentrale Lähmungen sind Folge einer Schädigung des 1. Motoneurons durch Tumoren (☞ 2.2), Schlaganfall (☞ 5.1.2) oder direkter Verletzung des Rückenmarkes (☞ 12.1, Querschnittslähmung). Die mögliche Schädigung liegt im gesamten Verlauf des ersten motorischen Neurons zwischen der motorischen Rinde und dem Vorderhorn des Rückenmarks.

Weitere zentrale Störungen der Motorik sind Ataxie (☞ 1.2.5) und extrapyramidale Erkrankungen (☞ 10).

Ursachen:
- Tumor
- Schlaganfall
- Rückenmarksverletzung.

- Spastik
- Masseninnervation
- Eigenreflexe ↑
- Pathologische Reflexe
- Keine Muskelatrophie.

Klinik

❷ Leitsymptom ist die **spastische Lähmung.** Die spastische Tonuserhöhung tritt jedoch häufig nicht direkt nach der Schädigung auf, sondern entwickelt sich innerhalb von Tagen bis Wochen.
Zusätzliche Symptome sind:

- Verlust der Feinmotorik: Beim Versuch, eine einfache Bewegung auszuführen, wird die Muskulatur der gesamten Extremität aktiviert, sog. *Masseninnervation*
- Gesteigerte Eigenreflexe. Es treten sog. pathologische Reflexe auf, z. B. BABINSKI-Reflex (☞ 1.2.2).

Typisch ist jedoch, dass **keine Muskelatrophie** entsteht, da das periphere Neuron intakt bleibt. Wenn die Schädigung oberhalb der Kreuzung der Pyramidenbahn liegt, treten die Symptome auf der Gegenseite auf.
Spezielle Symptome und Therapie ☞ 5.1.

Pflege

In der Frühphase einer zentralen Lähmung stehen spastikhemmende Lagerungen und Bewegungen (BOBATH) im Vordergrund.

3.2 Periphere Lähmung

Ursachen:
- Vorderhornschädigung
- Spinalwurzel- und Plexusschaden
- Schaden eines peripheren Nerven.

Ursache peripherer Lähmungen ist eine Schädigung des zweiten motorischen Neurons (☞ Abb. 12.1). Dieses hat seinen Zellkern im Vorderhorn des Rückenmarks. Es verläuft durch Spinalwurzel und Plexus und wird schließlich Teil eines peripheren Nerven. Zu einer Läsion kann es in jeder dieser Strukturen kommen. Dabei unterscheiden sich die Symptome abhängig vom Ort der Schädigung.

- Schlaffe Lähmung
- Muskeltonus ↓
- Eigenreflexe erloschen
- Keine pathologischen Reflexe
- Parese oder Plegie
- Muskelatrophie.

Klinik

❸ Leitsymptom der peripheren Lähmung ist die **schlaffe Lähmung:**

- Hypotonie
- Parese oder Plegie
- Atrophie der Muskulatur, da diese keine Nervenimpulse erhält
- Ausfall der Eigenreflexe.

Bei einer Schädigung der *Vorderwurzel* sind alle Muskeln, die von diesem Teil des Rückenmarks innerviert werden, betroffen.
Wird der *Plexus* geschädigt, kommt es neben motorischen Ausfällen auch zu Sensibilitätsstörungen.

Die Symptome von Schädigungen *einzelner Nerven* sind in Kapitel 13.3 beschrieben.

? Übungsfragen

1. Wo liegt die Schädigung bei einer zentralen Lähmung?
2. Welchen Lähmungstyp sieht man bei der zentralen Lähmung?
3. Welches ist das Leitsymptom einer peripheren Lähmung?

4 Anfallsleiden

Epilepsie: Unkontrollierte Entladung von Nervenzellen.

Unter dem Begriff Anfallsleiden werden verschiedene Erscheinungsformen von sog. epileptischen Anfällen zusammengefasst. Synonym wird auch von Epilepsien *(Epilepsie = Fallsucht)* gesprochen. Allen gemein ist, dass sich Nervenzellen des Gehirns spontan unkontrolliert entladen. Etwa 10 % der Bevölkerung zeigen eine solche erhöhte Anfallsbereitschaft. Die Hälfte von ihnen haben einmalig im Leben einen Anfall, wiederholte epileptische Anfälle kommen bei 0,5 % aller Menschen vor. Die meisten Erkrankungen beginnen vor dem 25. Lebensjahr.

4.1 Ursachen und Symptome der Anfallsleiden

Einteilung der Epilepsien:

- Idiopathisch ↔ Symptomatisch
- Fokal ↔ Generalisiert.

Epilepsien werden abhängig von ihren Ursachen in zwei Gruppen eingeteilt:

- Bei einer *genuinen* (angeborenen) oder *idiopathischen* Epilepsie (ca. 50 % aller Epilepsien) lässt sich keine Ursache für das Anfallsleiden bestimmen
- Als *symptomatisch* werden die Epilepsien bezeichnet, denen eine Hirnschädigung zu Grunde liegt wie Tumor, Blutung, Entzündung, Trauma oder Alkoholintoxikation bzw. -entzug.

Einteilung

Anfallsleiden treten in verschiedenen Formen und mit unterschiedlichen Verläufen auf. So können entweder das gesamte Gehirn oder nur Teilbereiche von der unkontrollierten Entladung betroffen sein. Deshalb werden die Anfälle in zwei Gruppen eingeteilt: **generalisierte** (☞ 4.3) und **fokale Anfälle** (☞ 4.4).

Die Entladung bleibt oft nicht auf einzelne Zellen begrenzt und kann sich ungehemmt über das gesamte Hirngewebe oder einzelne Hirnareale ausbreiten, deshalb können auch fokale Anfälle in einen generalisierten Anfall münden. Symptome und Therapie der einzelnen Anfallsformen werden weiter unten vorgestellt.

- ↑ Erregbarkeit der Hirnzellen
- ↓ der Krampfschwelle
- Spontanentladungen.

Ursachen

Ursache von Anfallsleiden, egal welcher Form, ist eine erhöhte Erregbarkeit der Gehirnzellen. Folgende Einflüsse setzen die sog. Krampfschwelle der Zellen herab; die Zellen entladen sich dann leichter:

- Stoffwechselstörungen
- Medikamente, z.B. auch Neuroleptika und einige Antidepressiva (☞ Psych 3.5)
- Alkoholabhängigkeit (☞ Psych 9.1)
- Drogen, z.B. Ecstasy (☞ Psych 9.2)
- Hyperventilation
- Hypoglykämie.

❶ Bestimmte Auslöser können bei entsprechender Veranlagung zu einer Spontanentladung der Nervenzellen führen: Licht- und andere Sinnesreize sowie Alkoholkonsum und Schlafentzug.

Symptome

Typische Symptome oder Erscheinungen bei epileptischen Anfällen sind:

- **Aura** *(lat., gr. = Schein, Lufthauch, ☞ 4.4.2)*
- **Absence:** Plötzliche Abwesenheit über 10–30 Sek. Der Patient hält in seiner Tätigkeit inne, hat einen starren Blick, blasse Hautfarbe und zeigt keine Reaktion auf Ansprache. In der Regel stürzt er jedoch nicht.
- Myoklonische und tonische **Anfälle** mit Sturz des Patienten
  - (myo)klonisch = kurze, ruckartige Bewegungen
  - tonisch = kontinuierliche Muskelanspannung.

4.2 Diagnostik und Therapie der Anfallsleiden

Diagnostik

- **EEG:** Häufig sind während und kurz nach einem Anfall im EEG typische Wellenformen nachzuweisen. Allerdings kommen bei Epileptikern auch normale Hirnströme vor. In diesem Fall wird durch Provokationsmethoden wie Hyperventilation, Stimulation durch Lichtreize, Schlafentzug versucht, die Epilepsie-Wellen auszulösen
- In **CCT** und **MRT** lassen sich bei der symptomatischen Epilepsie Hirnschädigungen nachweisen
- Nach einem Anfall lässt sich häufig im Labor eine Erhöhung des Enzyms Creatinkinase (CK) und des Hormons Prolaktin nachweisen. Die CK ist ein Enzym im Muskelstoffwechsel, welches bei vermehrter Muskelaktivität, die bei einem Anfall auftritt, freigesetzt wird.

- EEG mit typischen Wellenformen
- Provokationsmethoden
- CCT, MRT
- CK ↑
- Prolaktin ↑.

Differenzialdiagnose

Synkope:
- Kürzere Dauer
- Amnesie
- Ohnmacht.

Synkope: Anfallsartige, kurze Bewusstlosigkeit wegen vorübergehender Mangeldurchblutung des Gehirns. Es kann eine kurzzeitige Amnesie (Erinnerungslücke) bestehen. Eine Synkope dauert in der Regel kürzer als ein generalisierter epileptischer Anfall. Den Patienten wird schwarz vor Augen. Sie sinken danach mit schlaffem Muskeltonus zu Boden.

Psychogener Anfall:
- Keine Verletzungen
- Muskelzuckungen nicht tonisch-klonisch
- Zugekniffene Augen
- Opisthotonus.

Psychogener Anfall: Diese Anfallsform wird als Konversionsstörung gedeutet (☞ Psych 7.3). Im Unterschied zu einem epileptischen Anfall gleiten die Patienten zu Boden, ohne sich zu verletzen, die Muskelzuckungen sind nicht tonisch-klonisch und die Augen werden zugekniffen. Es kann ein Opisthotonus mit Zurückwerfen des Kopfes und Überstrecken des Rumpfes auftreten. Häufig lassen sich diese Anfälle durch Schmerzreize unterbrechen.

Schlafanfälle.

Narkolepsie ist eine seltene Krankheit mit einem anfallsweise einsetzenden unwiderstehbarem Schlafbedürfnis (Hypersomnie). Die Krankheit wird vererbt oder durch andere Hirnerkrankungen (Trauma, Tumor, Entzündung) verursacht. Das Hauptsymptom sind Schlafanfälle, die wenige Sekunden bis Minuten andauern und in allen Lebenslagen auftreten.

Therapie

- Benzodiazepine
- Phenytoin
- Carbamazepin
- Valproinsäure
- Barbiturate.

Verschiedene antiepileptische **Medikamente** stehen einer Prophylaxe und einer Therapie eines epileptischen Anfalls und Anfallsleidens zur Verfügung. Am häufigsten werden folgende Wirkstoffe verwendet:

- **Benzodiazepine** (z.B. Rivotril®, Diazepam) hemmen die Erregung der Nervenzellen. Sie werden daher in erster Linie eingesetzt, um einen Anfall zu unterbrechen. Bei einer Langzeitbehandlung kann eine Gewöhnung mit Abhängigkeit eintreten (☞ Psych 9.2) *Nebenwirkungen:* Müdigkeit, Speichelfluss, Bronchialsekretion, Atemdepression
- **Phenytoin** (z.B. Zentropil®, Phenhydan®) stabilisiert die Zellmembranen. *Nebenwirkungen:* Kleinhirnschädigung (Ataxie, Gangunsicherheit, Tremor, verwaschene Sprache), Zahnfleischhyperplasie, allergische Reaktionen
- **Carbamazepin** (z.B. Timonil®, Tegretal®) stabilisiert die Zellmembranen. *Nebenwirkungen:* Müdigkeit, Schwindel, Ataxie, Blutbildveränderungen, allergische Hautreaktionen
- **Valproinsäure** (z.B. Orfiril®) erhöht die Konzentration des inhibitorischen Transmitters Gamma-Aminobuttersäure (GABA). *Nebenwirkungen:* Tremor, Gewichtszunahme, Müdigkeit, Haarausfall, gastrointestinale Beschwerden
- **Barbiturate** (z.B. Luminal®) heben die Krampfschwelle. *Nebenwirkungen:* Müdigkeit, Verlangsamung, Ataxie.

Ggf. Kombination mehrerer Wirkstoffe.

Reicht eine Monotherapie mit einem Präparat nicht aus, werden zwei Wirkstoffe kombiniert. Zusätzlich zu den oben genannten Präparaten stehen dazu folgende Stoffe zur Verfügung:

- **Vigabatrin** (z.B. Sabril®), *Nebenwirkungen*: Vigilanzstörung, Gewichtszunahme
- **Lamotrigin** (z.B. Lamictal®), *Nebenwirkungen*: allergische Hautreaktionen, Schwindel, Ataxie, Vigilanzstörung
- **Gabapentin** (z.B. Neurontin®), *Nebenwirkungen*: Schwindel, Ataxie, Tremor, Vigilanzstörung
- **Topiramat** (Topamax®), *Nebenwirkungen*: Müdigkeit, Schwindel, Ataxie, Tremor, Nystagmus, Übelkeit.

Kontrolle der Serumspiegel!

Antiepileptika (*Antikonvulsiva*) benötigen für die optimale Wirkung einen bestimmten Blutspiegel. Ist er zu niedrig, so wirken sie nicht, ist er zu hoch, kommt es vermehrt zu unerwünschten Nebenwirkungen. Deshalb müssen die Serumspiegel bei Neueinstellung und wiederholten Anfällen kontrolliert werden.
Wenn eine medikamentöse Therapie nicht wirksam ist, kann bei bestimmten Epilepsieformen über eine neurochirurgische **Operation** die Ausgangsregion der Anfälle entfernt werden.

Lebensführung

Epilepsie-Erkrankte, deren letzter Anfall weniger als zwei Jahre zurückliegt, dürfen kein Auto steuern und keine Maschinen bedienen.

Auslösende Reize meiden!

Bei bekannter Anfallsneigung müssen auslösende Reize wie Flackerlicht (alte Fernseher, Disco-Besuch), Schlafentzug und Alkoholkonsum vermieden werden.

Pflege

Im Anfall:

- Spitze und harte Gegenstände aus der Umgebung des Patienten entfernen, damit er sich nicht verletzt
- Patient nicht alleine lassen und von äußeren Reizen abschirmen
- Patient nicht festhalten, um eigene Verletzungen und Verletzung des Patienten zu vermeiden
- Atmung, RR und Puls sowie Pupillenreaktion kontrollieren
- Keinen Mundkeil verwenden! Er könnte die Mundhöhle verletzen oder aspiriert werden
- Wichtig ist auch, die Art und Form des Anfalles genau zu beobachten: Ist der Patient bewusstlos? Wie sehen die Muskelaktionen aus: tonisch oder klonisch?

Nach dem Anfall:

- Bis zur Wiedererlangung des Bewusstseins in stabiler Seitenlage lagern
- Dokumentation der Beobachtungen.

4.3 Generalisierte Krampfanfälle

- Kinder und Jugendliche → Petit mal
- Erwachsene → Grand mal.

❷ Bei generalisierten Anfällen wird das gesamte Gehirn von den pathologischen Entladungen erfasst. Zu dieser Gruppe zählen die **Petit-mal-Anfälle,** an denen Kinder und Jugendliche erkranken sowie **Grand-mal-Anfälle** der Erwachsenen.

4.3.1 Petit-mal-Anfälle

Petit-mal-Anfälle:
- Altersgebunden
- Absencen
- Bewusstseinsstörungen
- Myoklonien.

Petit-mal-Anfälle, aus dem Französischen übersetzt »kleines Übel«, sog. kleine epileptische Anfälle, treten im Kindes- und Jugendalter auf. Sie zeichnen sich häufig durch Absencen mit Bewusstseinsstörungen und Myoklonien aus. Jede Anfallsart tritt in einem jeweils typischen Lebensalter erstmals auf. Hierzu gehören:

Blitz-Nick-Salaam-Anfälle

- 1. Lebensjahr
- Bei Hirnschädigung und Stoffwechselstörungen
- Dauer wenige Sekunden
- Anfallsserien
- Therapie mit Benzodiazepinen, Kortikoiden
- Evtl. später Übergang in fokale oder generalisierte Anfälle.

Blitz-Nick-Salaam-Anfälle (BNS-Anfälle) beginnen erstmals im ersten Lebensjahr. Die einzelnen Krämpfe dauern nur wenige Sekunden. In einer Serie können aber bis zu 50 Anfälle aufeinander folgen. Ursache sind vor allem Hirnschädigungen und Stoffwechselerkrankungen.

Klinik
- Ruckartige *(Blitz)* Vorwärtsbewegung des Kopfes *(Nick)*
- Einschlagen der Arme (wie beim *Salaam*-Gruß)
- Anheben von Beinen und Rumpf
- Bewusstseinstrübung.

Therapie
- Benzodiazepine.
- Zusätzlich u. U. auch Glukokortikoide.

Prognose
Ohne Behandlung oder bei zu spät einsetzender Therapie kommt es zu Hirnschädigungen, die sich in einer Hemmung von körperlicher und geistiger Entwicklung zeigen. BNS-Krämpfe enden mit dem fünften Lebensjahr und können in fokale oder generalisierte Anfälle übergehen (s. u.).

Myoklonisch-astatische Anfälle

- Vorschulalter
- Ähnlich wie BNS-Krämpfe
- Auftreten nach dem Erwachen
- Therapie mit Valproinsäure, Benzodiazepinen, Kortikoiden.

Myoklonisch-astatische Anfälle (myoklonisch = blitzartige, unregelmäßige Muskelzuckung; astatisch = unfähig zu stehen) äußern sich durch plötzliche Stürze. Sie beginnen im Vorschulalter. Meist kommt es nach dem morgendlichen Erwachen zu diesen Anfällen.

Klinik

- Beugung der Arme
- Bewegung von Muskeln des Gesichtes und Mundes
- Plötzlicher Tonusverlust (Kind stürzt wie vom Blitz getroffen zu Boden).

Therapie

- Valproinsäure
- Benzodiazepine
- Zusätzlich u. U. Glukokortikoide.

Pyknolepsie

Die Pyknolepsie ist durch sehr häufig hintereinander auftretende Anfälle gekennzeichnet, z. T. mehr als 100 pro Tag. Jeder einzelne Anfall dauert nur wenige Sekunden. Die Erkrankung beginnt zwischen dem 4. und 14. Lebensjahr und ist genetisch bedingt.

- 4.–14. Lebensjahr
- Genetische Ursachen
- Anfallsserien
- Dauer wenige Sekunden
- Therapie mit Valproinsäure
- Ausheilung oder Übergang in kleine oder große Anfälle.

Klinik

- Absence (☞ 4.1)
- Rhythmische Bewegungen von Augenlid, Kopf und Armen
- Keine Aura im Unterschied zu psychomotorischen Anfällen (☞ 4.4.2)

Therapie und Prognose

Valproinsäure.

Bei je einem Drittel der Erkrankten kommt es zu einer Ausheilung, zu weiterbestehenden kleinen Anfällen oder zu einem Übergang in große Anfälle.

Impulsiv Petit mal

Das Impulsiv Petit mal tritt erstmals in der Pubertät auf. Die Erkrankung ist genetisch bedingt. Zu Anfällen kommt es kurz nach dem Aufwachen.

- Pubertät
- Genetische Ursachen
- Auftreten nach dem Erwachen
- Therapie mit Valproinsäure und Barbituraten.

Klinik

- Zucken von Armen und Schultern (Tasse wird z. B. weggeschleudert), der Patient stürzt jedoch nicht
- Leichte Bewusstseinstrübung.

Therapie

Valproinsäure und Barbiturate.

4.3.2 Grand-mal-Anfälle

- 5.–25. Lebensjahr
- Nach oder bei Hirnschaden
- Entwicklung aus anderen Anfallsformen möglich
- Dauer von wenigen Minuten
- Typische Symptome
- Therapie mit verschiedenen Antiepileptika.

Eine genuine Grand-mal-Epilepsie beginnt häufig zwischen dem 5. und 25. Lebensjahr. Ist sie durch eine frühkindliche Hirnschädigung verursacht, setzt die Erkrankung früher ein. Ein späterer Beginn ist häufig Zeichen einer Hirnerkrankung (Tumor, Narbengewebe nach einem Schlaganfall oder einer Hirnoperation). Grand-mal-Anfälle können sich auch aus anderen epileptischen Anfallsarten entwickeln.

Klinik

Ein generalisierter Anfall dauert in der Regel wenige Minuten an. Die Symptome treten in etwa in folgender Reihenfolge auf:

- Initialschrei
- Patient stürzt zu Boden
- Tonische Krämpfe: Beine überstreckt, Arme gebeugt oder gestreckt
- Klonische Zuckungen.

Weitere Symptome sind:

- Weite, lichtstarre Pupillen, verdrehte Augen
- Zungenbiss
- Einnässen, Einkoten
- Terminalschlaf (im Anschluss an einen Anfall)
- Bewusstseinsstörung während oder im Anschluss an einen Anfall.

Während bzw. nach dem Anfall kann es zu Frakturen und Muskelkater durch plötzliche starke Muskelkontraktionen kommen.

Therapie

Verschiedene Antiepileptika werden einzeln oder in Kombination angewendet. Medikament der ersten Wahl ist Valproinsäure.

4.4 Fokale Anfälle

- Jedes Lebensalter
- Herdsymptome
- Meistens bedingt durch Raumforderungen
- Evtl. sekundäre Generalisation.

Bei fokalen Anfällen (Herdanfällen) sind nur einzelne Hirnareale von der epileptischen Erregung betroffen: Die Symptome beschränken sich auf die entsprechenden Körperregionen. Das Bewusstsein bleibt bei den meisten Formen erhalten. Diese Anfälle können in jedem Lebensalter einsetzen und werden meistens durch hirnorganische Veränderungen (z.B. Tumor) verursacht. Fokale Anfälle können (sekundär) generalisieren.

4.4.1 Einfache fokale Anfälle

Bei diesen Anfällen kommt es zu isolierten Wahrnehmungsstörungen, Empfindungsstörungen oder motorischen Symptomen – abhängig von der betroffenen Hirnregion. Die Wahrnehmungsstörungen können alle Sinnesgebiete betreffen und werden als Aura bezeichnet. Sie imponieren beispielsweise als kurze optische oder szenische Halluzinationen. Das Bewusstsein ist bei einfachen fokalen Anfällen nicht gestört.
Zu der Gruppe der einfachen Anfällen zählen die **Jackson-Anfälle** und die **Adversiv-Anfälle.**

- Jackson- und Adversiv-Anfälle
- Aura
- Empfindungsstörungen
- Motorische Störungen
- Bewusstsein ungetrübt
- Therapie mit Carbamazepin, Phenytoin
- Evtl. Operation.

4

Jackson-Anfälle

Bei den Jackson-Anfällen wird zwischen **motorischen** Jackson-Anfällen, bei denen nur Zuckungen auftreten, und **sensiblen** Jackson-Anfällen, die sich durch Missempfindungen auszeichnen, unterschieden. Die Symptome breiten sich über eine Körperhälfte aus. Selten gehen sie auch auf die andere Körperhälfte über. Typischerweise treten sie bei Hirntumoren auf. Im Anschluss an einen Anfall kann eine flüchtige Parese (Todd-Lähmung) auftreten.

Adversiv-Anfälle

Adversiv-Anfälle *(lat. versus: gegen, nach)* zeichnen sich durch typische Wendebewegungen aus. Der Patient blickt zur Seite, dreht den Kopf zum angehobenen Arm und verharrt in dieser »Fechter-Stellung«.

Therapie

- Medikamentöse Therapie mit Carbamazepin oder Phenytoin
- Ggf. neurochirurgische Entfernung des Tumors.

4.4.2 Komplexe fokale Anfälle

Komplexe fokale (partielle) Anfälle *(Synonym: psychomotorische Anfälle)* entwickeln sich aus einfachen fokalen Anfällen. Zusätzlich zu den motorischen, sensiblen und sensorischen Symptomen zeigen die Patienten eine Bewusstseinsstörung. Eine Variante aus dieser Gruppe sind psychomotorische Anfälle.
Psychomotorische Anfälle treten relativ häufig auf. Gekennzeichnet sind sie durch Zuckungen der mimischen Muskulatur.

- Entwicklung aus einfachen fokalen Anfällen
- Motorische, sensible, sensorische Symptome.

Klinik

Ein komplexer fokaler Anfall verläuft in zwei Stadien:

Komplexe fokale Anfälle:
- Aura
- Bewusstseinstrübung
- Mimische Zuckungen
- Amnesie
- Therapie mit Carbamazepin, Phenytoin.

1. Stadium

❸ **Aura** mit körperlichen und psychischen Symptomen:
- Veränderung der Sinneswahrnehmung
- Stimmungsänderung, die Patienten sind ängstlich
- Halluzinationen, Déjà-vu-Gefühl (☞ Psych 2.2)

2. Stadium

- Bewusstseinstrübung, die bis zu 2 Minuten andauern kann
- Orale Automatismen wie Kauen, Schmatzen, Schlucken u.a.
- Vegetative Symptome: Pupillenerweiterung, Speichelfluss, Harndrang
- Patienten fallen nicht zu Boden
- Amnesie für die Zeit des Anfalls.

Therapie

Carbamazepin und Phenytoin.

4.5 Status epilepticus

Lebensbedrohlicher Zustand!

❹ Folgen epileptische Anfälle in Serien aufeinander, ohne dass der Patient bei generalisierten Anfällen das Bewusstsein wiedererlangt, spricht man von einem Status epilepticus. Dieser ist lebensbedrohlich: Es kann sich ein Hirnödem entwickeln, das schließlich zu einem Herz-Kreislaufversagen führt.

Erstmaßnahme: Diazepam.

Therapie

- Benzodiazepine (z.B. Rivotril® und Diazepam) in ausreichender Dosis zunächst rektal später ggf. i.v.
- Phenytoin (unter EKG-Kontrolle)
- Phenobarbital (z.B. Luminal®)
- Valprosinsäure (Ergenyl®).

4.6 Psychische Veränderungen im Rahmen eines Anfallsleidens

Bei einer Epilepsie können unterschiedliche psychische Veränderungen auftreten.

Dämmerzustand.

Dämmerzustände

Nach einem Anfall werden Dämmerzustände beobachtet. Das Bewusstsein ist verändert, und der Patient wirkt in sich versunken. Es besteht eine Amnesie für die Zeit dieses Zustandes.

Epileptische Psychose

Im Gegensatz zu einem Dämmerzustand ist bei einer paranoid-halluzinatorischen epileptischen Psychose im Anschluss an einen Anfall das Bewusstsein nicht gestört. Die Psychose kann Wochen bis Monate anhalten. Symptome und Therapie entsprechen der Schizophrenie (☞ Psych 5.1).

Paranoid-halluzinatorische epileptische Psychose.

Wesensänderung

Eine epileptische Wesensänderung tritt bei etwa einem Drittel der Anfallskranken auf. Typische Symptome sind Verlangsamung in Denken und Antrieb sowie Gereiztheit mit Neigung zu Aggressivität und Wutausbrüchen.

Epileptische Wesensveränderung:
- Verlangsamung
- Antriebsmangel
- Euphorie, Depressivität
- Gereiztheit, Aggressivität.

Epileptische Demenz

In einem Krankheitsverlauf mit häufigen und schweren Anfällen kann sich eine epileptische Demenz entwickeln. Ursache dafür ist die hirnorganische Schädigung auf Grund der Anfälle und Stürze auf den Kopf. Die Symptome entsprechen einem chronischen hirnorganischen Psychosyndrom (☞ Psych 4.2) mit Minderung der intellektuellen Leistung. Wesensänderung und Demenz werden verstärkt durch die (Neben-) Wirkung der anti-epileptischen Medikamente.

Demenz.

Verstimmungszustände

Weiterhin können bei Epilepsiekranken Verstimmungszustände auftreten, die Stunden bis Tage anhalten und mit einem Anfall enden. Symptome sind Euphorie oder Depressivität mit Neigung zu Suizid.

Verstimmung.

? Übungsfragen

1. Wodurch können epileptische Anfälle ausgelöst werden?
2. Wie unterscheiden sich Grand-Mal- von Petit-mal-Anfällen?
3. Was ist eine Aura und wann tritt sie auf?
4. Wodurch ist ein Status epilepticus charakterisiert?

5 Gefäßbedingte Erkrankungen

»Schlaganfall« durch:
- Zerebrale Ischämie
- Subarachnoidalblutung.

Wenn sich eine neurologische Symptomatik schlagartig einstellt, wird umgangssprachlich von einem »Schlaganfall« gesprochen. Unter diesem Überbegriff werden alle akut auftretenden neurologischen Erkrankungen auf Grund einer Störung der Blutversorgung des Gehirns zusammengefasst. Zwei wichtige Ursachen lassen unterscheiden: die Durchblutung ist beeinträchtigt durch eine Gefäßverengung oder einen Gefäßverschluss (zerebrale Ischämie) oder eine Arterie ist geplatzt (Subarachnoidalblutung ☞ 5.3).

5.1 Zerebrale Ischämien

Zerebrale Ischämien, d.h. zentrale (auf das ZNS bezogene) Durchblutungsstörungen, beeinträchtigen die Blutversorgung in den betroffenen Hirnarealen. Sie stellen die häufigste Ursache eines »Schlaganfalles« dar.

Vorläufer eines Hirninfarktes.

- TIA:
  - Seh- und Sensibilitätsstörungen
  - Drop attacks
  - Kurzfristiger Gedächtnisverlust
  - Rückbildung in 24 h.

- PRIND:
  - Symptome ähnlich wie bei TIA
  - Rückbildung bis zu 3 Wochen.

Abhängig von Dauer und Erscheinungsbild werden vier **Verlaufsformen** der zerebralen Ischämie unterschieden, wobei TIA und PRIND als Warnhinweise auf einen Hirninfarkt zu deuten sind:

- ❶ Bilden sich die neurologischen Symptome wie Seh- oder Sensibilitätsstörungen innerhalb von 24 Stunden zurück, spricht man von einer **TIA** = **T**ransitorisch **i**schämische **A**ttacke, *(transitorisch, lat.= vorübergehend)*. Eine TIA kann sich auch in *drop attacks* (Stürzen ohne Bewusstseinsverlust, kurzzeitige Sehstörungen) und Episoden mit Gedächtnisverlust zeigen. Da eine TIA als Vorläufer eines Hirninfarktes gilt, sollte nach einem solchen Ereignis eine intensive Diagnostik erfolgen
- Bilden sich die Ausfälle erst nach einigen Tagen zurück, handelt es sich um ein **PRIND** = **P**rolongiertes **r**eversibles **i**schämisches **n**eurologisches **D**efizit
- Ein **progredienter Infarkt** ist durch eine Zunahme der Symptomatik innerhalb einiger Stunden (bis Tage) gekennzeichnet
- Länger bestehende Ausfälle werden als **Hirninfarkt** bezeichnet. Durch den Untergang von Hirngewebe entsteht eine bleibende neurologische Symptomatik, die sich nur inkomplett oder gar nicht zurückbildet bzw. zum Tode führt. Der Hirninfarkt steht an dritter Stelle der Todesursachen.

5.1.1 Ursachen zerebraler Ischämien

❷ Die Durchblutungsstörung kann verschiedene Ursachen haben:

- Gefäßwandveränderungen der hirnversorgenden Gefäße
- Verschluss durch Embolien
- Störung der Hämodynamik.

Gefäßwandveränderungen

Die häufigste Ursache ist die **Arteriosklerose** (»Gefäßverkalkung«) der hirnversorgenden Arterien. Durch Ablagerungen von fett- und kalkhaltigen Stoffwechselprodukten (»arterio-sklerotische Plaques«) in der Gefäßwand nimmt der Durchmesser der Arterien ab. Die Durchblutung des zu versorgenden Gebietes ist vermindert und Funktionsstörungen treten auf.

Bekannte *Risikofaktoren* für Gefäßwandveränderungen sind Bluthochdruck, Diabetes mellitus, Zigarettenrauchen, orale Kontrazeptiva und Hyperlipidämie (erhöhte Blutfette). Gefäßerkrankungen anderer Organe (koronare Herzkrankheit und periphere Verschlusskrankheit) weisen darauf hin, dass auch die Gefäße der hirnversorgenden Arterien geschädigt sind.

Weiterhin können Gefäße auch von außen durch andere Ursachen wie Hämatome oder Tumoren verengt werden.

Risikofaktoren der Arteriosklerose:

- Bluthochdruck
- Diabetes mellitus
- Rauchen
- Orale Kontrazeptiva
- Hyperlipidämie
- Gefäßerkrankungen anderer Organe.

Embolien

An arteriosklerotisch veränderten Gefäßwänden können sich Thromben bilden. Lösen sich diese oder Plaques ab und verschließen ein Blutgefäß, kommt es zu Embolien.

Thromben, die Embolien verursachen, treten häufig bei Herzrhythmusstörungen (z.B. Vorhofflimmern) durch den unregelmäßigen Blutfluss im Herzen sowie an künstlichen Herzklappen auf. Aus dem Herzen werden die Gerinnsel über den Blutstrom in das Gehirn geschwemmt und verschließen dort kleine Gefäße.

Risikofaktoren der Embolie:

- Herzrhythmusstörungen
- Künstliche Herzklappen.

Störungen der Hämodynamik

Sind die hirnversorgenden Arterien verengt, führt ein vorübergehend erniedrigter Blutdruck zu einer Minderdurchblutung. Auch die Viskosität des Blutes (Zähflüssigkeit auf Grund vermehrter Erythrozyten) spielt eine Rolle bei der Entstehung von Ischämien. In seltenen Fällen können auch Gerinnungsstörungen zu einem Schlaganfall führen.

Infarktrisiko ↑ bei:

- Hämoglobin ↑
- Blutdruckabfall
- Gerinnungsstörungen.

5.1.2 Hirninfarkt

Der Hirninfarkt, Schlaganfall, Gehirnschlag, zerebraler Insult oder Apoplex ist verantwortlich für 15 % aller Todesfälle.

Klinik

- Kontralaterale Hemiparese
- Aphasie
- Dysathrie
- Agnosie und Apraxie
- Bewusstseinsstörungen
- Sensibilitätsstörungen
- Inkontinenz.

Die Symptome des Hirninfarktes sind davon abhängig, welche Hirnarterie verschlossen und damit, welches Hirnareal (sog. Infarktbezirk) vom Gewebeuntergang betroffen ist.
Da sowohl die absteigenden motorischen als auch die aufsteigenden sensiblen Nervenbahnen kreuzen, werden die neurologischen Ausfälle immer auf der entgegengesetzten Körperhälfte zum Infarktgebiet sichtbar. Eine Ausnahme bilden Erkrankungen des Hirnstamms bzw. des Rückenmarks.
❸ Häufiges Symptom eines Hirninfarktes ist die **kontralaterale Hemiparese,** die halbseitige Muskellähmung oder -schwäche, an der entgegengesetzten Körperhälfte. Die Muskellähmung ist zunächst immer schlaff, erst nach einigen Tagen entwickelt sich eine **Spastik** (zentrale Lähmung, ☞ 3.1).

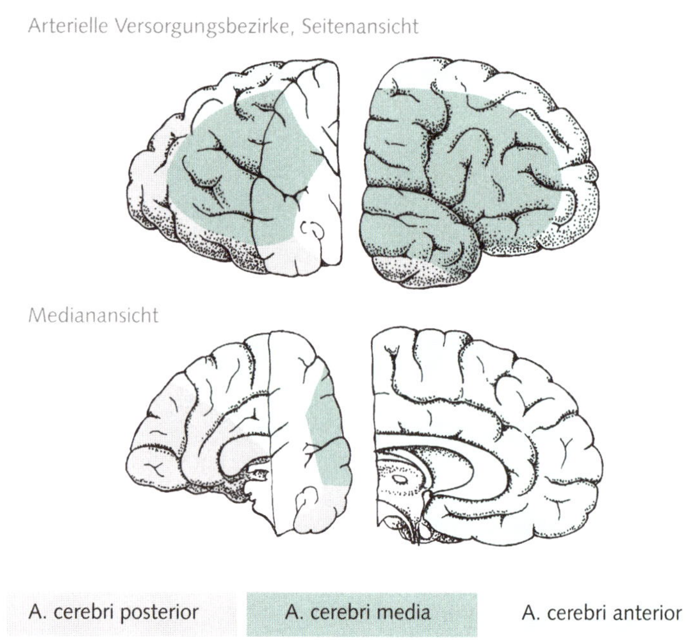

Abb. 5.1 Die arterielle Versorgung der Großhirnabschnitte. Entsprechend der Funktion der einzelnen Hirnabschnitte treten beim Verschluss der versorgenden Arterien unterschiedliche neurologische Ausfälle auf. [A300-190]

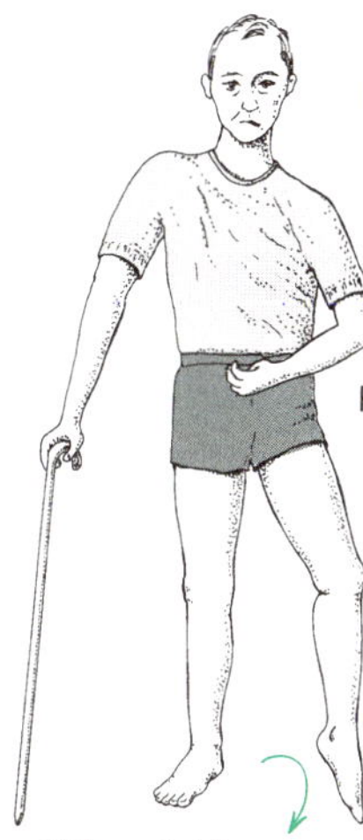

Abb. 5.2 Patient mit linksseitiger Parese [A300-190]

5

Weitere Symptome sind:

- **Aphasien** (☞ 1.3.1) durch Verschluss (von Ästen) der A. cerebri media. In der Regel treten Aphasien bei Infarkten der dominanten (linken) Hirnhälfte auf. Abhängig von der Lokalisation der Schädigung werden verschiedene Aphasien unterschieden:
  - Motorische Aphasie
  - Sensorische Aphasie
  - Amnestische Aphasie
- Dysarthrie, Hemianopsie, Agnosie und Apraxie (☞ 1.3.1)
- **Bewusstseinsstörungen** mit Schwindel und Erbrechen bis zum Koma
- Kontralaterale Sensibilitätsstörungen
- Inkontinenz
- Es kann sich ein Hirnödem (☞ 2.1) entwickeln.

Diagnostik

Da ein Hirninfarkt verschiedene Ursachen haben kann, ist eine breite Diagnostik notwendig. Zusätzlich wird so das Ausmaß der Funktionsbeeinträchtigung und der organischen Schäden festgestellt.

Breite Diagnostik wegen unterschiedlicher Ursachen und zum Ausschluss einer Hirnblutung.

- Bei einer **neurologischen Untersuchung** werden die Ausfälle dokumentiert; der **Babinski-Reflex** ist bereits frühzeitig positiv (☞ 1.2.2)
- Bei der **Auskultation** der Halsgefäße deuten Strömungsgeräusche auf Stenosen hin
- Im **CCT** wird der Infarkt häufig erst nach einigen Stunden bis Tagen als Bereich mit verminderter Dichte sichtbar. Manchmal zeigen sich aber schon kurz nach dem Ereignis sog.

»Frühzeichen« (verdickte A. media). Eine Hirnblutung zeigt sich in der Regel sofort als Areal erhöhter Dichte
- Im **MRT** lässt sich ebenfalls das Infarktareal darstellen
- **EKG und Echokardiographie:** Das EKG sichert ein Vorhofflimmern; in der Echokardiographie sind Thromben auf den Herzklappen oder in der Herzkammer sichtbar
- Die **Dopplersonographie** (☞ 1.4.6) kann Stenosen der hirnversorgenden Arterien nachweisen
- Mit Hilfe der **Angiographie** und der **DSA** (☞ 1.4.7) wird der Ort eines Gefäßverschlusses gefunden
- Das **EEG** kann einen Herdbefund oder Allgemeinveränderungen zeigen
- **Labor:** BZ-Stix, um eine Hypoglykämie (Unterzuckerung) auszuschließen. Ggf. werden auch Untersuchungen von speziellen Gerinnungsfaktoren und Entzündungswerten veranlasst.

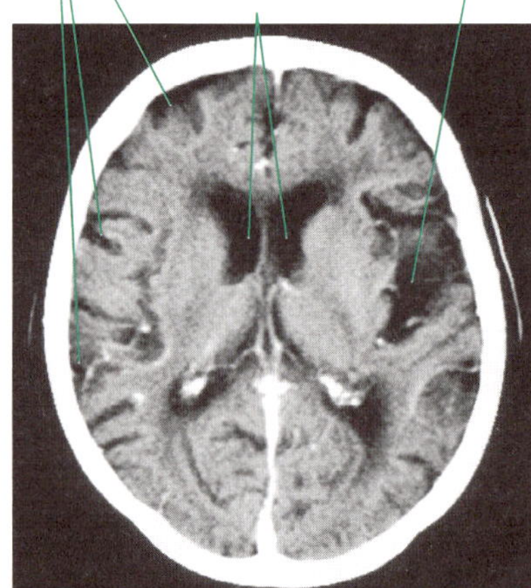

Abb. 5.3 Ausgedehnter Schlaganfall im CCT. Die rechtsseitige dunkle »Höhle« entspricht abgestorbenem Hirngewebe. Als weiteren Befund erkennt man erweiterte Liquorräume. [B117]

Differenzialdiagnose

Folgende Erkrankungen können dieselben Symptome eines Schlaganfalls zeigen und müssen deshalb ausgeschlossen werden:
- Intrazerebrale Massenblutungen (☞ 5.3) z. B. durch Riss eines Aneurysmas oder durch Gerinnungsstörungen
- Fokale Epilepsie (Todd-Lähmung, ☞ 4.4.1)
- Hirntumor und -metastasen

- Hypertensive Krise
- Hypoglykämischer Schock.

Therapie

Die Symptome eines Schlaganfalls (*engl. stroke*) erfordern eine sofortige Therapie, durch die der eingetretene Schaden begrenzt und weiteren Hirninfarkten vorgebeugt werden soll. In verschiedenen neurologischen Kliniken wurden zur intensiveren Versorgung der Patienten spezielle Stationen, sog. **stroke-units**, eingerichtet.

- Intensive Behandlung (z. B. Stroke Unit)
- Atmung, Kreislauf und Blutzucker stabilisieren
- Evtl. Lyse
- Heparinisierung
- Rezidiv-Prophylaxe
- Ggf. Operation
- Physiotherapie, Logopädie und Ergotherapie.

- **Kreislaufstabilisierung** und **Sicherung der Atmung:** Nach einem Schlaganfall tritt häufig ein hoher Blutdruck auf, der jedoch nicht zu stark gesenkt werden darf, um eine ausreichende Durchblutung des Gehirns (und insbesondere der Umgebung der Infarktareale) zu gewährleisten
- Zufuhr von **Sauerstoff**
- Kontrolle des **Blutzucker**-Spiegels: Sowohl zu hohe wie zu niedrige Blutzucker-Werte sollen vermieden werden
- **Verbesserung der Durchblutung** und damit Sicherung der Sauerstoffversorgung durch Pentoxifyllin (Trental®) und HAES®-Infusionen (Hydroxyethylstärke) ist umstritten.
- **Thromboseprophylaxe** durch eine Low-Dose-Heparinisierung
- Ggf. **Lysetherapie** mittels Urokinase oder tPA (tissue plasminogen activator), um den Thrombus aufzulösen. Diese Therapie wird nur innerhalb der ersten Stunden und bei relativ jungen Patienten eingesetzt, wenn mittels Angiographie ein Gefäßverschluss gesichert wurde. Es besteht ein hohes Blutungsrisiko
- Evtl. Therapie des Hirnödems (☞ 2.1) mit Medikamenten oder durch Operation (Entfernung eines Teils des Schädelknochens zur Druckentlastung)
- Zur **Rezidivprophylaxe** eignet sich ASS (Acetylsalicylsaure, z.B. Aspirin®) und Clopidogrel (Plavix®, Iscover®), welche die Aggregation von Thrombozyten hemmen, und Cumarin (z.B. Marcumar®), das die Blutgerinnung herabsetzt
- Bei ausgeprägten (hämodynamisch wirksamen) Stenosen der A. carotis interna ist zur Prophylaxe weiterer Infarkte eine **Bypass-Operation** indiziert
- Wenn die Spastiken durch Physiotherapie nicht beeinflusst werden, kann auch eine medikamentöse Therapie versucht werden mit Tizanidin (z.B. Sirdalud®) oder Baclofen (z.B. Lioresal®).
- Sprechstörungen erfordern eine **logopädische Behandlung**
- **Ergotherapie,** um die Gestaltung des Alltags trotz Lähmungen bewältigen zu können.

Prognose

Je nach Ausprägung des Infarktbezirkes bilden sich die Symptome wieder zurück. Mit entscheidend für die Prognose ist eine schnelle und adäquate Versorgung des Patienten nach dem Ereignis.

Ressourcen des Patienten fördern.

Pflege

❹ Nach einem Hirninfarkt muss frühzeitig die Lagerung und Mobilisierung des Patienten nach dem **Bobath-Konzept** begonnen werden. Dabei arbeiten alle an der Versorgung des Patienten Beteiligten eng zusammen. Ziel ist es, die gesunden Anteile des Patienten zu fördern und die betroffene Körperhälfte trotz der Lähmung mit einzubeziehen und nicht zu vernachlässigen.

? Übungsfragen

❶ Was ist eine TIA?

❷ Welche Ursachen für zerebrale Ischämien kennen Sie?

❸ Welche Art Lähmung tritt beim Schlaganfall häufig ein?

❹ Was muss bei der Pflege beachtet werden?

5.2 Sinusthrombose

Folgen einer Sinusthrombose:

- Abflussbehinderung
- Hirnödem
- Stauungsblutungen.

❶ Das Blut aus den Hirnvenen wird von Sammelgefäßen, den sog. *Sinus* aufgenommen. Durch eine Thrombose dieser Gefäße, einer Sinusthrombose, wird der Blutabfluss des Gehirns behindert und es kann zu einem Hirnödem und Stauungsblutungen kommen.

Ursachen

Thrombosen von Hirnvenen und Sinus treten auf in der zweiten Hälfte einer Schwangerschaft, unter Einnahme von Ovulationshemmern, parallel zu Infektionen von Nasennebenhöhle und Mittelohr, bei Meningitis, Hirntrauma und Hirntumor.

Klinik

- Akut einsetzender lokaler Kopfschmerz
- Übelkeit und Erbrechen
- Neurologische Herdsymptome mit Paresen (☞ 5.1.2)
- Epileptische Anfälle
- Hirndruckzeichen (☞ 2.1)
- Nackensteifigkeit
- Psychische Symptome mit Verlust des Antriebs und ggf. Bewusstseinsstörung.

Diagnostik
- Temperaturerhöhung
- Entzündungszeichen im Blut (BSG, Leukozytose) nachweisbar
- Das **EEG** zeigt einen Herdbefund
- Im **CCT** lassen sich nach Kontrastmittelgabe Stauungsblutungen und auch die Thromben in Venen und Sinus darstellen
- Bei der Angiographie fällt eine Verlangsamung der Hirndurchblutung und die fehlende Darstellung des thrombosierten Gefäßes auf.

Therapie
- Vollheparinisierung, damit sich die Thrombose nicht auf weitere Gefäße ausdehnt
- Behandlung des Hirnödems mit Sorbit oder Mannit.

Pflege
- Alle Patienten mit drohendem oder bestehendem Hirnödem müssen mit dem Oberkörper 30° hochgelagert werden. Dabei ist darauf zu achten, dass der Kopf gerade liegt und nicht abgeknickt, damit der venöse Abfluss gewährleistet ist.

? Übungsfrage
1. Was ist eine Sinusthrombose?

5.3 Aneurysma und Subarachnoidalblutung

Ein **Aneurysma** ist eine sackartige Ausstülpung der Arterienwand. Aneurysmen finden sich häufig in den Gefäßen der Hirnbasis im Bereich des Circulus arteriosus Willisi. Wenn sie eine entsprechende Größe haben, können sie Nerven an der Hirnbasis eindrücken und neurologische Ausfälle auslösen.
Platzt ein Aneurysma, kommt es zu einer **Subarachnoidalblutung** (SAB). Hierbei sammelt sich Blut im Subarachnoidalraum an, der zwischen den beiden Hirnhäuten Pia mater und Arachnoidea liegt und normalerweise mit Liquor gefüllt ist (☞ Abb. 8.1).
Da sich die Ursache und Therapie beider Krankheitsbilder ähnlich sind, werden sie in diesem Kapitel zusammengefasst.

Aneurysma:
- Ausstülpung der Arterienwand
- Häufig an der Hirnbasis
- Evtl. Ursache von neurologischen Ausfällen
- Gefahr einer SAB.

Ursache
Ein Aneurysma entsteht durch eine angeborene Fehlbildung der Arterienwand, Veränderungen der Gefäßwand durch Arteriosklerose oder Entzündungen.

Aneurysma häufig Ursache einer SAB.

❶ 60 % aller SAB sind auf ein Aneurysma zurückzuführen. Aber auch andere Gefäßschäden, Hypertonus und ein Trauma können eine SAB verursachen.

Klinik

Leitsymptom eines **Aneurysmas** sind anfallsartige Kopfschmerzen und vorübergehende Ausfälle von Hirnnerven.

❷ Die **akute** SAB zeigt sich durch:

- **Plötzlich** einsetzenden, extrem starken Kopfschmerz, der sich in den Rücken ausbreitet
- Meningismus (☞ 6.1)
- Augenmuskellähmung, erweiterte, lichtstarre Pupille
- Kontralaterale Hemiparese
- Bewusstseinsstörung bis zum Koma
- Übelkeit und Erbrechen
- Schwankungen von Blutdruck, Herzfrequenz und Atmung
- Epileptische Anfälle
- Hirndruckzeichen (☞ 2.1).

Diagnostik

Ein Aneursyma wird mittels einer **Angiographie** (☞ 1.4.7) dargestellt.

Zur Diagnostik einer SAB dienen:

- Lumbalpunktion (Nachweis von blutigem Liquor)
- Angiographie
- Im CCT ist die Blutung nicht immer sicher zu erkennen. Nach drei Tagen nimmt die Nachweisbarkeit ab.

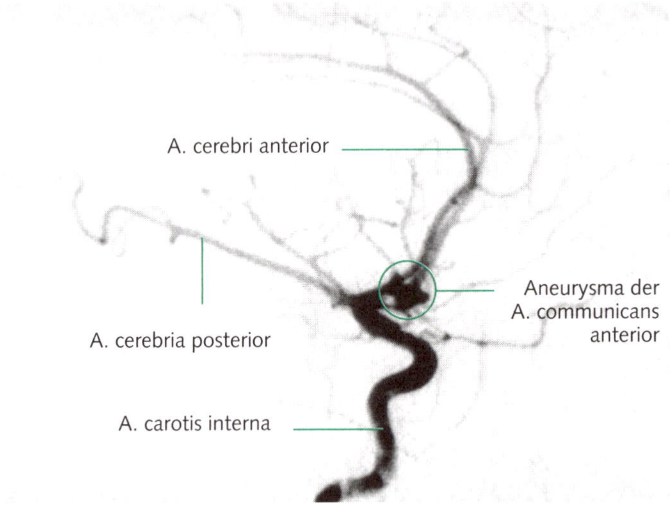

Abb. 5.4 Hirnarterien-Aneurysma in der Angiographie. Im Bereich der A. communis anterior ist eine Gefäßerweiterung zu erkennen. [T170]

Therapie

- Stabilisierung und engmaschige Überwachung von Kreislauf, Atmung und Bewusstseinslage
- Sedierung mit Diazepam (z. B. Valium®) oder anderen Tranquilizern (☞ Psych 3.5.4)
- Analgesierung (Schmerzbekämpfung), z. B. Temgesic®
- Hirnödembehandlung mit Glukokortikoiden, z. B. Fortecortin®
- Abklemmung, sog. clipping, des Aneurysmas in einer neurochirurgischen **Operation**
- Prophylaxe des Vasospasmus (☞ unten) mit Nimodipin (z. B. Nimotop®).

- Sicherung der Vitalfunktionen
- Schmerztherapie und Sedierung
- Kortikoide
- Operation.

Prognose

Ohne Operation sterben innerhalb von fünf Jahren 70 % der Patienten.

Komplikationen nach einer SAB:

- **Rezidivblutungen** sind relativ häufig und haben eine erhöhte Mortalität
- **Vasospasmus.** Durch die Kontraktion der Blutgefäße kann es zum Hirninfarkt kommen
- Durch eine Abflussstörung des Liquors kann ein **Hydrozephalus** (☞ 2.3) entstehen.

5

Pflege

Bei der Überwachung der Patienten ist die regelmäßige, häufige Blutdruck-Kontrolle äußerst wichtig, da bei Blutdruckanstieg das Aneurysma platzen oder die SAB erneut bluten kann. Deshalb sollte die angeordnete Medikation von Sedativa und Analgetika gewissenhaft verabreicht werden. Bis zur Stabilisierung der Blutung übernehmen die Pflegenden die Grundpflege des Patienten vollständig. Um ein Pressen beim Stuhlgang zu vermeiden, erhält der Patient Laxantien.

- Blutdruck engmaschig kontrollieren
- Blutdruckanstieg vermeiden.

? Übungsfragen

1. Was ist die häufigste Ursache für eine SAB?
2. Mit welchem Symptom kommen die Patienten ins Krankenhaus?

5.4 Arteriovenöses Angiom

- Arterio-venöse Gefäßmissbildung
- Mangeldurchblutung nachgeschalteter Hirngebiete
- Gefahr einer Hirnblutung.

Eine Angiom ist eine angeborene Gefäßmissbildung. Die Gefäße wuchern und bilden ein *Gefäßknäuel.* In dieser Wucherung sind Arterien und Venen *(arteriovenös)* direkt – also ohne zwischengeschaltetes Kapillarbett – miteinander verbunden. Da dieses Gefäßknäuel durchblutet ist, wird dem Gehirn Blut entzogen, und es kommt zu einer mangelhaften Blutversorgung nachgeschalteter Hirnareale. Die Gefahr eines arteriovenösen Angioms besteht im Zerreißen und einer folgenden schweren Hirnblutung.

Klinik und Diagnostik

- Kopfschmerz
- Fokale epileptische Anfälle (☞ 4.4)
- Neurologische Herdsymptome, z. B. Hemiparese, Aphasie
- Im **CCT** wird nach Kontrastmittelgabe das Angiom dargestellt
- Das **MRT** zeigt die Lage des Angioms
- In der **Angiographie** lässt sich das Ausmaß des Angioms genau bestimmen.

Therapie

- Operation
- Bestrahlung.

Wenn möglich werden Angiome operativ entfernt. Ein inoperables Angiom wird radioaktiv bestrahlt, um die Blutgefäße verkümmern zu lassen.

6 Entzündliche Erkrankungen

Verschiedene Erreger, meistens Bakterien und Viren, infizieren nach Überwindung der **Blut-Hirn-Schranke** Hirnhäute, Gehirn und Rückenmark. Je nach betroffenem Gebiet kommt es zu einer **Meningitis** *(Hirnhautentzündung)*, **Enzephalitis** *(Gehirnentzündung)* oder **Myelitis** *(Rückenmarksentzündung)*. Durch die anatomische Nähe treten häufig auch kombinierte Entzündungen (z. B. Meningoenzephalitis) auf.
Einige Infektionen, die speziell das Nervensystem betreffen, zeichnen sich durch einen charakteristischen Krankheitsverlauf aus und werden am Ende des Kapitels vorgestellt.

- Meningitis
- Enzephalitis
- Myelitis
- Meningo-enzephalitis.

6.1 Meningitis

Als Meningitis wird eine Entzündung der Hirnhäute (Meningen) bezeichnet, die meistens durch Bakterien, seltener durch Viren hervorgerufen wird. Wenn eine Meningitis auf die Hirnrinde übergreift, spricht man von einer Meningoenzephalitis.

Entzündung der Hirnhäute.

Ursachen

Die Erreger der **Meningitis** gelangen in das Gehirn

- *Fortgeleitet* von Entzündungen in Mittelohr, Processus mastoideus (Warzenfortsatz des Schläfenbeins) oder Nasennebenhöhlen
- *Hämatogen* (im Blut transportiert) ausgehend von Infektionen anderer Organe
- *Traumatisch* durch eine offene Hirnverletzung.

Eine Meningitis lässt sich den Erregern entsprechend einteilen: Die **eitrige** Meningitis wird durch Bakterien verursacht. Häufigster Erreger bei Erwachsenen sind Pneumokokken, bei Kindern Hämophilus influenzae. Daneben können auch andere Bakterien zu einer Meningitis führen (z. B. Meningokokken, Streptokokken, Staphylokokken, Pseudomonas). Im Liquor werden vor allem Granulozyten nachgewiesen.
Eine **lymphozytäre** Meningitis wird vor allem durch Viren ausgelöst. Die Bezeichnung erklärt sich aus der erhöhten Anzahl von Lymphozyten im Liquor. Meistens handelt es sich um die Komplikation einer allgemeinen Virusinfektion wie Mumps, Windpocken, Masern. Es gibt aber auch Viren, die direkt das Gehirn be-

Haupterreger eitriger Meningitiden:

- Kinder → Hämophilus influenzae
- Erwachsene → Pneumokokken.

Haupterreger lymphozytärer Meningitiden:

- Masern- und Mumpsvirus

- Varizellen-Virus
- FSME-Virus
- HI-Virus.

fallen, wie es bei der Frühsommer-Meningoenzephalitis (FSME) oder dem HI-Virus der Fall ist. Eine lymphozytäre Meningitis kann aber auch durch bestimmte Bakterien hervorgerufen werden, z. B. tuberkulöse Meningitis oder Borreliose.

- Meningismus
- Kopfschmerzen
- Fieber
- Licht-, Lärm- und Berührungsempfindlichkeit
- Epileptische Anfälle
- Neurologische Ausfälle
- Evtl. Bewusstseinsstörungen
- LASÈGUE-, BRUDZINSKI- und KERNIG-Zeichen positiv
- Entzündungszeichen in Blut und Liquor.

Klinik

❶ Leitsymptom der Meningitis ist der **Meningismus** *(Nackensteifigkeit)*, bei dem der Patient starke Schmerzen angibt, wenn er im Liegen die gestreckten Beine anhebt oder versucht, den Kopf auf die Brust zu beugen. Weitere Symptome sind starke Kopfschmerzen und Fieber.
Die Patienten **reagieren empfindlich** auf Licht, Lärm und Berührung. Sie liegen auf dem Rücken in einer typischen Schonhaltung (Hohlkreuz und gebeugte Extremitäten), welche Ausdruck der Reizung der Hirnhäute ist.
Es treten **epileptische Anfälle** und umschriebene neurologische Ausfälle (z. B. Störung einzelner Hirnnerven) auf. Wenn darüber hinaus Müdigkeit, Bewusstseinsstörungen und Verwirrtheit beobachtet werden, kann dies ein Hinweis für die Beteiligung des Gehirns, also einer Enzephalitis (☞ 6.3), sein.

Diagnostik

- Wichtig ist die **Anamnese:** bestehende Virusinfektionen, Schädel-Hirn-Trauma, Infektionen oder Operationen im Hals-Nasen-Ohren-Bereich
- Bei der **körperlichen Untersuchung** sind die Austrittspunkte des N. trigeminus schmerzhaft. Neben dem Meningismus finden sich auch andere typische Symptome: LASÈGUE-, BRUDZINSKI- und KERNIG-Zeichen (☞ Abb. 6.1)
- Im **Labor** finden sich die Entzündungszeichen beschleunigte BSG, Leukozytose
- Die Untersuchung des **Liquor** zeigt eine Zellzahlvermehrung. Je nach Typ der Meningitis enthält er vermehrt Granulozyten oder Lymphozyten. Es lassen sich Erreger (Bakterien) oder Antikörper (gegen Bakterien oder Viren) bestimmen
- Durch **Röntgenaufnahmen** und **CCT** werden Frakturen der Schädelbasis und Entzündungen von Nasennebenhöhlen, Processus mastoideus und Mittelohr nachgewiesen.

Differenzialdiagnostisch muss bei einem Meningismus immer auch an die Subarachnoidalblutung (☞ 5.3) gedacht werden. Bei dieser Erkrankung lassen sich keine Entzündungszeichen nachweisen, der Liquor ist jedoch blutig.

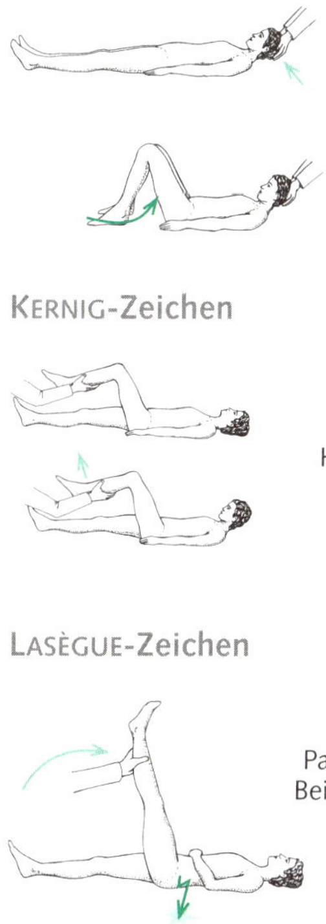

Abb. 6.1
Klinische Meningitiszeichen [A300-190]

Therapie

❷ Bei einer Meningitis erfolgt eine **symptomatische Therapie** mit Bettruhe, ggf. Fiebersenkung und Abschirmung von Reizen
- **Antibiotika** müssen bei Verdacht auf eine bakterielle Ursache sobald als möglich gegeben werden. Da sich die Wahl der Antibiotika nach Erregern und Antibiogramm richtet, wird sofort eine Lumbalpunktion (☞ 1.4.5) durchgeführt
- **Virostatika** verhindern die Vermehrung von Viren (z.B. Zovirax® bei Herpes-Erkrankungen)
- Mit **Tuberkulostatika** in einer Dreierkombination wird die tuberkulöse Meningitis behandelt.

- Symptomatisch
- Infektbekämpfung.

Prognose

Die Prognose einer *Virus*meningitis ist am günstigsten. Die Letalität beträgt bei ihr etwa 10%. An der *bakteriellen* Meningitis sterben 20–50% der Erkrankten, an der tuberkulösen 25%.
Mögliche **Komplikationen** einer Meningitis sind:
- Hirnabszess
- Schädigung der Hirnnerven
- Epileptische Anfälle
- Hydrozephalus.

Virusmeningitis → günstiger Verlauf
Bakterielle Meningitis → häufig Komplikationen.

6

? Übungsfragen

➊ Was ist Meningismus?

➋ Wie wird die Meningitis therapiert?

6.2 Hirnabszess

Abgekapselter eitriger Abszess.

Ein Hirnabszess ist eine abgekapselte eitrige (bakterielle) Entzündung im Hirngewebe. Die Letalität liegt bei 10–20 %. Jeder vierte Überlebende wird später an einer Epilepsie leiden.

Ursache

➊ Ähnlich wie bei einer Meningitis können die Erreger über drei Wege in das Gehirn gelangen:

- *Fortgeleitet* von Infektionen im Hals-Nasen-Ohren-Bereich
- *Hämatogen* meistens von einer eitrigen Pneumonie oder Endokarditis
- *Traumatisch* durch eine offene Hirnverletzung. Erste Symptome können sich mitunter erst Monate später zeigen.

Klinik

Akut → Kopfschmerz, Fieber, Meningismus, Bewusstseinstrübung. Chronisch → Herdsymptome, Anfälle, Hirndruckzeichen.

Die Symptome sind vielfältig. Nur bei akuten Erkrankungen werden Kopfschmerzen, Fieber, Meningismus und Bewusstseinstrübung beobachtet. Bei chronischen Abszessen treten zunächst neurologische Herdsymptome (z. B. Hemiparese oder Sensibilitätsstörungen) und epileptische Anfälle auf durch umschriebene Funktionsausfälle in der Region des Abszesses. Es können sich Zeichen eines Hirndrucks (☞ 2.1) zeigen.

Diagnostik

- Der **neurologische Status** zeigt evtl. Seitendifferenzen der Reflexe
- Im **CCT** lassen sich Abszesse gut darstellen
- Im **EEG** fallen ein Herdbefund sowie Anfallspotenziale auf
- Im **Labor** sind nur bei einem Teil der Erkrankten Entzündungszeichen (BSG, Leukozytose) nachzuweisen
- Ein direkter **Erregernachweis** ist nur bei Punktion des Abszesses möglich
- Der **Liquorbefund** zeigt häufig eine leicht erhöhte Zellzahl.

Therapie

- Antibiotika
- Operation.

➋ Ein frischer, noch nicht vollständig abgekapselter Abszess wird mit **Antibiotika** behandelt. Abgekapselte Abszesse werden operativ entfernt.

? **Übungsfragen**

❶ Wie entsteht ein Hirnabszess?

❷ Welche Therapieformen kennen Sie?

6.3 Enzephalitis

Unter einer Enzephalitis versteht man eine Entzündung des Hirngewebes, die meistens durch Viren ausgelöst wird. Häufig tritt gleichzeitig eine *Meningitis* und eine *Myelitis* auf.

Entzündung des Hirngewebes.

Ursache

Eine Enzephalitis entsteht entweder im Rahmen einer Virusinfektion des gesamten Organismus oder durch Viren, die ausschließlich Nervenzellen infizieren. Die befallenen Zellen werden hierbei beschädigt und sterben schließlich ab.
Der häufigste Erreger einer Enzephalitis ist das Herpes-simplex-Virus. Außerdem werden Enzephalitiden ausgelöst u.a. durch Rötelnvirus, Masernvirus, FSME und HIV.

Häufigster Erreger: Herpes-simplex-Virus.

Klinik

❶ Leitsymptome der Enzephalitis sind:

- Bewusstseinsstörungen
- Epileptische Anfälle
- Neurologische Herdsymptome (z.B. umschriebene Lähmungen).

Neurologische und psychiatrische Symptome.

Es können **organisch bedingte psychische Störungen** (☞ Psych 4) mit Desorientiertheit, Antriebsstörungen und selten auch Halluzinationen auftreten. Wenn gleichzeitig die Hirnhäute erkranken, finden sich die Symptome einer Meningitis (☞ 6.1).

Diagnostik

- Die **Liquoruntersuchung** zeigt eine Vermehrung der Lymphozyten; ggf. Nachweis von Antikörpern gegen Viren
- Im **EEG** wird eine Allgemeinveränderung beobachtet
- Bestimmte Enzephalitiden lassen sich einige Tage nach Krankheitsbeginn im **CCT** und **MRT** diagnostizieren, z.B. bei Herpes simplex.

- Zellzahlerhöhung im Liquor
- EEG: Allgemeinveränderung.

Therapie und Prognose

❷ **Aciclovir** (z.B. Zovirax®) wirkt gegen Herpes-simplex-Viren. Da diese Viren die häufigsten Erreger einer Virusenzephalitis sind, wird mit der Therapie schon bei Krankheitsverdacht begonnen. Nur so kann die Prognose erheblich verbessert werden.

Therapie bei V.a. Herpes-Enzephalitis: Aciclovir.
Unbehandelt hohe Letalität!

Durch die Therapie sinkt die Letalität von 70% auf 20%. Bei der Hälfte der Erkrankten bleiben neurologische Ausfälle zurück.

? Übungsfragen

❶ Nennen Sie typische Symptome einer Enzephalitis!

❷ Wie wird die Enzephalitis behandelt?

6.4 Myelitis und Poliomyelitis

Myelitis

Als Myelitis wird die Entzündung des Rückenmarks bezeichnet. Sie tritt bei verschiedenen Infektionen mit Viren (z.B. FSME, Zytomegalie, HIV) und Bakterien (z.B. Treponema pallidum, Borrelien, Tuberkelbakterien) auf. Die Symptome reichen von Rückenschmerzen und Sensibilitätsstörungen bis zum Querschnittssyndrom (☞ 12.1).

Poliomyelitis

- Infektion mit Polio-Virus
- Befall von Vorderhörnern und Hirnrinde.

Die Poliomyelitis, sog. Kinderlähmung, entsteht durch eine Infektion mit dem **Polio-Virus,** das von Mensch zu Mensch durch Schmierinfektion übertragen wird. Das Virus vermehrt sich zunächst in der Schleimhaut des Darms und gelangt mit dem Blut in das Nervensystem. Es zerstört Ganglienzellen im Vorderhorn des Rückenmarks, in der Hirnrinde und in anderen Regionen des ZNS.

Klinik

- Grippeähnliche Symptomatik
- Meningitis
- Lähmungen.

Zunächst tritt ein **allgemeines Krankheitsgefühl** mit grippeähnlichen Symptomen und Durchfall auf. Es kann sich auch eine lymphozytäre **Meningitis** (☞ 6.1) entwickeln. Bei einigen Erkrankten kommt es zum **paralytischen Verlauf** mit asymmetrischen Lähmungen, evtl. mit Beteiligung der Atemmuskulatur.

Therapie und Prophylaxe

Keine medikamentöse Therapie bekannt, aber Prophylaxe durch Schutzimpfung.

Eine kausale medikamentöse Therapie der akuten Erkrankung gibt es nicht. Wegen der Ansteckungsgefahr werden die Erkrankten isoliert. Bei einer Atemlähmung müssen die Patienten beatmet werden.

Zur Prophylaxe wird eine orale Schutzimpfung *(Schluckimpfung)* mit abgeschwächten Erregern empfohlen. Seit deren Einführung kommt die Poliomyelitis nur noch selten vor. Allerdings tritt sie in Ländern ohne gesetzliche Schutzimpfung häufiger auf, weshalb gerade bei Auslandsreisen auf einen ausreichenden Impfschutz geachtet werden muss.

6.5 Virale Infektionen

6.5.1 Frühsommer-Meningo-Enzephalitis

❶ Die Viren der Frühsommer-Meningo-Enzephalitis (FSME) werden wie die Erreger der Borreliose (☞ 6.6.1) durch einen Zeckenbiss auf den Menschen übertragen. Hauptsächlich in Süddeutschland und Österreich ist ihr Vorkommen endemisch. Besonders betroffen sind neben Land- und Forstwirten auch Urlauber, die sich in den Endemiegebieten aufhalten.
Das Virus der FSME befällt den Hirnstamm, die motorischen Hirnnervenkerne und die Vorderhornzellen des Rückenmarks. Somit kann es sowohl eine Meningoenzephalitis als auch eine Myelitis verursachen.

- Infektion mit FSME-Virus durch Zeckenbiss
- Befall von Hirnstamm, Hirnnervenkernen, Vorderhornzellen.

Klinik und Diagnostik

Die FSME verläuft in zwei Phasen:
- *1. Phase* (nach ca. 1 Woche): hohes Fieber mit grippeähnlichen Symptomen
- *2. Phase* (bei 10% der Infizierten): erneuter Fieberanstieg mit Symptomen der Meningitis, Enzephalitis und Myelitis.

Die FSME wird durch den Nachweis von Antikörpern diagnostiziert.

- Erst grippeähnliche Symptome
- Später Meningoenzephalitis, Myelitis.

Therapie

Es ist nur eine symptomatische Therapie möglich, z.B. Fiebersenkung.

Prognose und Prophylaxe

Bei 1% der Erkrankten verläuft die FSME tödlich.

❶ Zur Prophylaxe wird vor dem Aufenthalt in Endemiegebieten eine Schutzimpfung empfohlen.

- Symptomatische Therapie
- Schutzimpfung möglich.

6.5.2 Herpes-simplex-Enzephalitis

❷ Das Herpes-simplex-Virus (HSV) ist relativ weit verbreitet. Es lässt sich bei 80–90% der Bevölkerung nachweisen. In der Regel verlaufen Infektionen mit HSV ohne Beschwerden oder nur mit einer lokalen Hautreaktion:
- HSV Typ I verursacht den Herpes labialis
- HSV Typ II den Herpes genitalis.

Die Herpes-simplex-Enzephalitis ist die **häufigste Virusenzephalitis.** Der Erreger dringt über die Riechschleimhaut und den N. olfactorius in das Gehirn ein.

- Häufigste Enzephalitis
- Vorkommen oft bei Immunschwäche.

❸ HSV-Infektionen können vor allem bei *immungeschwächten* (AIDS-Erkrankte, Patienten unter Immunsuppression) und stressgeplagten Menschen auch auf das Gehirn übergreifen. HSV Typ I verursacht dann eine Enzephalitis, HSV Typ II eine Meningitis.

Klinik

- Erst unspezifische Prodromalsymptome
- Später Herdsymptomatik, Krampfanfälle, EEG-Veränderungen.

Die Enzephalitis mit HSV Typ I führt anfangs zu unspezifischen Symptomen wie Fieber, Müdigkeit und Kopfschmerzen. An dieses Prodromalstadium schließen sich Herdsymptome in Form einer Aphasie (☞ 1.3.1), Halbseitenlähmung oder Störung der Geruchswahrnehmung sowie epileptische Anfälle und Bewusstseinsstörungen an.

Diagnostik

Antikörpernachweis.

- Klinisch über typische Symptome wie Aphasie, Anfälle, Bewusstseinstrübung
- **Liquoruntersuchung** ergibt Erhöhung von Zellzahl und Eiweißgehalt; Antikörper lassen sich erst nach 1 Woche nachweisen
- **EEG** zeigt Herdbefund, Allgemeinveränderung und epileptische Anfallsbereitschaft
- Im **CCT** und **MRT** markieren sich nach wenigen Tagen hypodense (aufgelockerte) Areale bzw. Nekrosen.

Therapie

Therapie mit Aciclovir.

Schon bei einem Krankheitsverdacht durch die typischen Symptome und EEG-Veränderungen wird mit einer virostatischen Therapie mit Aciclovir (Zovirax®) begonnen (☞ 6.3).

6.5.3 Herpes zoster

Reinfektion mit Varicella-Zoster-Virus → Gürtelrose.

Der Erreger des Herpes zoster ist identisch mit dem **Windpocken-Virus** (Varicella-Zoster-Virus). Wenn Viren nach einer Windpocken-Infektion in Spinalganglien zurückbleiben, können sie sich unter bestimmten Voraussetzungen (Störungen des Immunsystems) im Erwachsenenalter erneut vermehren. Sie führen dann in dem Hautareal, das durch Nerven aus dem entsprechendem Ganglion sensibel versorgt wird, zu typischen Hautbläschen und neurologischen Symptomen.

Klinik

❹ Es zeigen sich Bläschen, die meistens in den gürtelförmigen Hautsegmenten des Rumpfes auftreten, deshalb »Gürtelrose«. Es können auch andere Hautareale betroffen sein, z. B. das Gesicht durch Äste des N. trigeminus, sog. »Kopfrose«.

Weitere Symptome sind:
- Schmerzen und Sensibilitätsstörungen in dem betroffenen Hautareal
- Ein Zoster ophthalmicus verursacht Sehstörungen
- Motorische Ausfälle, z. B. eine periphere Fazialisparese.

- Schmerzen
- Sensibilitätsstörungen
- Motorische Ausfälle
- Meningitis, Enzephalitis, Myelitis
- Zosterneuralgie.

Mögliche Komplikationen sind eine Meningitis, Enzephalitis oder Myelitis.

❺ Der Zoster heilt in der Regel folgenlos ab. Bei älteren Patienten kann eine postherpetische **Zosterneuralgie** mit ziehenden oder brennenden Dauerschmerzen zurückbleiben.

Diagnostik und Therapie

Entscheidend ist das klinische Bild.
Das **Virostatikum** Aciclovir (z. B. Zovirax®) wird oral oder i. v. gegeben und hemmt die Vermehrung der Viren. Die rechtzeitige Gabe von Aciclovir und ggf. eine Therapie mit **Glukokortikoiden** können die Ausbildung einer Zosterneuralgie verhindern.
Eine Zosterneuralgie wird mit Carbamazepin (z. B. Tegretal®) oder trizyklischen Antidepressiva (z. B. Sinquan®) behandelt.

- Aciclovir
- Kortikoide
- Carbamazepin, Antidepressiva.

6.5.4 AIDS

❻ Das HI-Virus (human-immunodeficiency-Virus) ist lymphotrop und neurotrop, d. h. es befällt bevorzugt Lymphozyten und Nervenzellen. Durch die Infektion kommt es zu einer zunehmenden Immunschwäche mit opportunistischen Infektionen und neurologischen Symptomen.

Klinik

Verschiedene Strukturen des Nervensystems können (primär) infiziert werden. Es zeigen sich dann entsprechend Symptome einer Enzephalitis, Meningitis, Myelitis oder Polyneuropathie (☞ 13.1). Kurz nach der Infektion tritt in seltenen Fällen eine **akute Meningoenzephalitis** auf. Eine **chronische Meningitis** führt zu Hirnnerven-Ausfällen. Im weiteren Verlauf der Erkrankung entwickelt sich häufig eine **subakute HIV-Enzephalopathie** mit psychischen Symptomen und Paraparese, die dann in die HIV-assoziierte **Demenz** übergehen kann (☞ Psych 4.2.2).

Symptome sind von befallenen Strukturen abhängig.
Gefahr opportunistischer Infektionen ↑.

Diagnostik

- Nachweis von Antikörpern gegen das HI-Virus in Blut und Liquor
- Im **CCT** findet sich eine Hirnatrophie.

Opportunistische Infektionserreger bei HIV:
- Toxoplasmen
- Zytomegalie-Viren
- Herpes-Viren.

❼ Bei AIDS (acquired immunodeficiency syndrome = erworbene Immunschwäche) kommt es auch zu **opportunistischen** (oder sekundären) Infektionen des Gehirns mit Toxoplasmen, Zytomegalie-Viren, Herpes-simplex-Viren. Diese Erreger oder deren Antikörper lassen sich in Blut und Liquor bestimmen. Ursache dieser Erkrankungen ist die verminderte Leistungsfähigkeit des Immunsystems.

Therapie

Zidovudin (AZT, Retrovir®), Lamivudin (Epivir®), Zalcitabin (DDC, Hivid®), Didanosin (DDI, Videx®), Tenofovirdisoproxil (Viread®), Stavudin (Zerit®) u.a. hemmen die Vermehrung von HI-Viren und mildern den Verlauf der Erkrankung. Sie werden z.T. in Kombination gegeben. Opportunistische Infektionen werden entsprechend mit Antibiotika und Virostatika therapiert.

? Übungsfragen

❶ Wie wird die FSME übertragen und welchen Schutz gibt es vor der Infektion?

❷ Welche Erkrankungen können Herpes-simplex-Viren verursachen?

❸ Welche Patienten sind besonders durch eine Herpes-simplex-Enzephalopathie gefährdet?

❹ Nennen Sie das typische Symptom eines Herpes zoster!

❺ Was wird unter einer Zosterneuralgie verstanden?

❻ Welche Körperzellen werden vom HI-Virus befallen?

❼ Was ist eine opportunistische Infektion des Nervensystems im Rahmen von AIDS?

6.6 Bakterielle Infektionen

6.6.1 Borreliose

Infektion mit Borrelia burgdorferi.

❶ Die Borreliose gehört zu den bakteriellen Infektionen des Nervensystems. Der Erreger, **Borrelia burgdorferi,** wird durch einen Zeckenbiss übertragen. Vom Speichel der Zecken gelangen die Borrelien über das Blut bis in das ZNS. Durch den Befall des Nervensystems treten im Verlauf der Infektion verschiedene internistische und neurologische Symptome auf.

Klinik

Die Krankheit verläuft in mehreren Stadien:
1. Stadium: Das **Erythema chronicum migrans** ist eine Hautrötung, die sich in den ersten Tagen bis Wochen nach dem Zeckenbiss um den Einstich herum bildet, sich langsam ausbreitet und im Zentrum blass wird. Zudem treten allgemeine Entzündungszeichen wie Krankheitsgefühl, Fieber u.a. hinzu.
2. Stadium: Ca. einen Monat nach dem Zeckenbiss kommt es zu einer **lymphozytären Meningitis, Myelitis, Hirnnervenlähmung** (v.a. N. facialis) oder **Polyradikuloneuritis** (Infektion mehrerer Spinalnerven-Wurzeln und dazugehöriger Nervenabschnitte) mit Schmerzen an Rumpf und Extremitäten und peripheren Paresen.
3. Stadium: Schubweise verlaufende **Enzephalomyelitis** (kombinierte Gehirn- und Rückenmarksentzündung).
Neben den neurologischen werden auch internistische Erkrankungen wie Arthritis, Myokarditis sowie Hauterkrankungen beobachtet.

Typische Stadien der Erkrankung:
- Erythema chronicum migrans
- Meningitis, Myelitis, Neuritis
- Enzephalomyelitis.

Diagnostik

- In der **Anamnese** findet sich ein Zeckenbiss. Allerdings können sich viele Erkrankte weder an den Biss noch an das typische Erythema migrans erinnern
- Im **Liquor** und **Blut** werden Antikörper und Zeichen einer lymphozytären Entzündung gefunden
- Das **CCT** und **MRT** zeigen im dritten Stadium ähnliche Befunde wie bei der Multiplen Sklerose (☞ 7).

Therapie und Prognose

Mit **Antibiotika** (Penizilline, Cephalosporine, Tetrazyklin) lässt sich die Entzündung gut behandeln. Meistens bilden sich die Symptome zurück – im dritten Stadium allerdings nur unvollständig.

Antibiotikatherapie.

6.6.2 Neurolues

Die Lues, auch *Syphilis* genannt, gehört zu den meldepflichtigen Geschlechtskrankheiten. Der Erreger ist **Treponema pallidum,** welches alle Gewebe des Körpers befallen kann. Es treten verschiedene neurologische und psychiatrische Symptome auf.

Neurolues als Tertiärstadium der Infektion mit Treponema pallidum.
- Meldepflicht
- Therapie mit Penicillin.

Klinik

Die Krankheit verläuft in drei Stadien:
Das **Primärstadium** (1–3 Wochen nach der Infektion) ist durch eine gerötete, nässende Papel im Genitalbereich sowie vergrößerte Leistenlymphknoten gekennzeichnet. Diese Symptome verschwinden spontan nach 5 Wochen.

Verlauf in drei Stadien:
- Primärstadium → Papel im Genitalbereich

- Sekundärstadium → Exanthem, luische Meningitis
- Tertiärstadium → Lues cerebrospinalis, progessive Paralyse, Tabes dorsalis.

Im **Sekundärstadium** (2–3 Monate nach der Infektion) tritt als Leitsymptom ein generalisiertes Exanthem in Erscheinung. Neben vielfältigen internistischen und dermatologischen Erkrankungen kann sich jetzt eine **luische Meningitis** einstellen.
Die Symptome der internistischen Erkrankungen des Sekundärstadiums können sich auch ohne Therapie zurückbilden. Es besteht dann ebenso wie nach einer nicht ausreichend behandelten Lues die Gefahr, dass weitere fünf bis 50 Jahre später das **Tertiärstadium** auftritt. Dieses ist gekennzeichnet durch einen nekrotischen Zerfall der betroffenen Organe. Im Bereich des Nervensystems bildet sich die **Neurolues** mit unterschiedlichen, im Folgenden beschriebenen Krankheitsbildern:

- Lues cerebrospinalis
- Progressive Paralyse
- Tabes dorsalis.

Diagnostik

- Nachweis der Antikörper gegen Treponema pallidum in Blut und Liquor über TPHA-Test (Treponema-pallidum-Hämagglutinations-Test), und FTA-Abs-Test (Fluoreszens-Treponema-Antikörper-Absorptionstest)
- Im CCT zeigen sich im Spätstadium Läsionen.

Therapie

Die Lues wird mit Penizillin und Tetrazyklin antibiotisch behandelt.

Lues cerebrospinalis

- Entzündung der Hirngefäße.

Bei dieser Form der Lues entzünden sich die Gefäßinnenwände des Gehirns. Es kommt zur Schwellung und Einengung der Gefäße und damit zur verminderten Blutversorgung des Gewebes mit der Folge ischämischer Hirnschäden.

Klinik

- Allgemeinsymptome
- Neurologische Ausfälle
- Ischämische Insulte
- Demenz.

Neben den typischen Lues-Symptomen und Allgemeinsymptomen (Kopfschmerzen, Leistungsschwäche) treten auch neurologische Ausfälle im Sinne von rezidivierenden ischämischen Insulten (☞ 5) auf. Im weiteren Verlauf kann sich eine Demenz entwickeln.

Progressive Paralyse

- Enzephalitis von Frontalhirn und Stammganglien
- Persönlichkeitsveränderungen

Unter progressiver Paralyse wird eine Enzephalitis des Frontalhirns und der Stammganglien mit fortschreitendem Untergang von Gehirngewebe verstanden.

Klinik

Leitsymptome sind Persönlichkeitsänderung mit Leistungsabfall und Affektlabilität. Es treten außerdem verschiedene neurologische und psychiatrische Symptome auf:

- Störungen von Merkfähigkeit, Gedächtnis und Konzentration, die bis zur Demenz fortschreiten (☞ Psych 4.2.2)
- Affektive Störungen wie Manie oder Depression
- Artikulationsstörungen und Koordinationsstörungen
- Kopfschmerzen
- Unsicherheit von Bewegungen
- Fehlende oder mangelhafte Pupillenreaktion
- Epileptische Anfälle
- Zentrale Lähmung im Endstadium.

- Leistungsabfall
- Affektlabilität
- Psychiatrische Symptome.

Tabes dorsalis

Bei der Tabes dorsalis *(lat. tabescere: schmelzen)* bilden sich die Hinterwurzeln und Hinterstränge des Rückenmarks zurück.

Klinik

Das Leitsymptom der Tabes dorsalis ist die Störung der Schmerzempfindlichkeit. Schmerzreize werden erst mit Verzögerung, im weiteren Verlauf der Krankheit gar nicht mehr wahrgenommen. Zudem kommt es auch zu Störungen anderer sensibler Qualitäten (Vibration, Lagesinn ☞ 1.2.4).

Weitere Symptome sind:

- Lichtstarre, entrundete Pupillen
- Sehstörungen durch eine Atrophie des N. opticus
- Lähmung der Augenmuskeln
- Ataxie (☞ 1.2.5) und Ausfall der Reflexe im Rahmen der Degeneration der Hinterstränge und Hinterwurzeln.

- Befall von Hinterwurzeln und Hintersträngen
- Störung der Schmerzempfindung
- Sensible Störungen
- Augensymptome
- Ataxie.

6.6.3 Tetanus

❷ Tetanus *(Wundstarrkrampf)* wird ausgelöst durch das Toxin des anaeroben Bakteriums **Clostridium tetani.** Dieser Erreger ist ubiquitär (überall vorkommend) und gelangt durch verschmutzte Wunden (selten auch durch Operationen) in den Körper. Im Rückenmark blockiert das Toxin einen Regulationsmechanismus der motorischen Vorderhornzellen. Die Folge ist eine unkontrollierte Kontraktion der Muskeln.

- Infektion mit Clostridium tetani
- Befall der motorischen Vorderhornzellen.

Klinik

Nach unspezifischen Prodromi (Kopfschmerzen, Mattigkeit) zeigen sich unterschiedlich lokalisiert Muskelkrämpfe, die durch äußere Reize wie Licht und Lärm ausgelöst werden:

Muskelkrämpfe, Risus sardonicus.

- **Trismus** (Kieferklemme) und typischer **Risus sardonicus** (»teuflisches Grinsen« durch Verkrampfung der mimischen Muskulatur)
- Streckkrampf der Extremitäten mit **Opisthotonus** (extreme Beugung ins Hohlkreuz)
- Generalisation der Muskelspasmen bei erhaltenem Bewusstsein
- Tod bei 20–30 % der Erkrankten durch Atemlähmung.

Typische EMG-Veränderungen.

Diagnostik

Im **EMG** zeigen sich typische Aktivitätsmuster, die durch akustische und taktile Reize verstärkt werden.

- Antitoxingabe
- Offene Wundbehandlung
- Antibiotika
- Sedierung, Muskelrelaxation
- Hochkalorische Infusionen
- Prophylaxe durch Schutzimpfung.

Therapie und Prophylaxe

Der Patient muss intensivmedizinisch betreut werden:

- Gabe von Antitoxin
- Hochkalorische Infusionstherapie
- Offene Wundbehandlung
- Antibiotika
- Sedierung und Muskelrelaxierung
- Abschirmung gegen äußere Reize.

❸ Eine Immunität durch regelmäßige Tetanusschutzimpfung verhindert die Erkrankung. Fehlt der Impfschutz, wird bei Verletzungen zusätzlich passiv mit Antikörpern gegen das Tetanus-Toxin geimpft.

? Übungsfragen

❶ Wodurch wird eine Borreliose übertragen und welche Symptome treten auf?

❷ Wodurch wird Tetanus ausgelöst und welche Symptome treten auf?

❸ Wie sieht die sichere Prophylaxe von Tetanus aus?

6.7 Creutzfeld-Jakob-Krankheit

- Degenerative Hirnerkrankung
- Ausgelöst durch Prionen
- Enzephalopathie
- Ähnlichkeit mit BSE und Scrapie.

Die Creutzfeld-Jakob-Krankheit (CJK) ist eine degenerative Erkrankung des Gehirns, die durch infektiöse Prion-Moleküle ausgelöst wird. Es entsteht eine sog. **spongiforme Enzephalopathie**, bei der das Hirngewebe »schwammartig« zersetzt wird. Die CJK tritt mit einer Häufigkeit von 1 : 1 Million auf. Die Krankheit führt innerhalb weniger Monate zum Tod.

Es sind weitere Erkrankungen mit einem vergleichbaren Erreger und einer ähnlichen morphologischen Schädigung beim Menschen und bei verschiedenen Tierarten bekannt. Die bekanntesten Vertreter aus letztgenannter Gruppe sind die *bovine spongiforme Enzephalopathie* (BSE oder »Rinderwahnsinn«) und *Scrapie* (Traberkrankheit bei Schafen und Ziegen).

Ursache

Prione sind Eiweißmoleküle, die physiologisch auf der Oberfläche von Nervenzellen vorkommen. Bei der CJK kommt es zur Veränderung der Eiweißstruktur des Prions und damit seiner Raumstruktur. Aus diesem Grund gehen Zellen mit einem derartigen pathologischen Prion-Molekül unter. Offenbar sind pathologische Prione infektiös: Wenn sie in Kontakt mit einem physiologischen Prion kommen, können sie dieses in ein pathologisches umwandeln. Im Sinne einer Kettenreaktion breitet sich die Infektion über das Gewebe aus.

Zelluntergang durch Veränderung körpereigener Prionen.

Veränderte Prionen sind infektiös.

Drei verschiedene Ursachen und Verläufe bei der CJD:

- Sporadisches Auftreten (durch spontane Mutation)
- Familiäre Form (genetisch verursacht)
- Durch Infektion verursachte Erkrankung.

Die Infektion erfolgt durch direkten Kontakt von Hirngewebe mit infiziertem Gewebe, beispielsweise bei Transplantation von Dura und Kornea, Gabe von menschlichem Wachstumshormon oder bei Einsatz unzureichend aufbereiteter neurochirurgischer Instrumente. Eine Variante der Creutzfeldt-Jakob-Krankheit (vCJK) wird verursacht durch den Erreger der BSE, über infizierte Nahrung.

Infektion von Hirngewebe durch:

- Infiziertes Gewebe
- Wachstumshormon
- Ungenügend desinfizierte Instrumente.

Klinik

Leitsymptome der CJK sind **Demenz** und **Myoklonien.** Außerdem werden beobachtet: Ataxie, Spastik, Rigor, gesteigerte Eigenreflexe und pathologische Reflexe. Die vCJK beginnt häufig mit psychischen Auffälligkeiten (z. B. Verhaltensstörungen, Labilität, Depressivität) und Dysästhesien. Später treten die anderen typischen Symptome der CJK auf.

Diagnostik

Die Verdachtsdiagnose der CJK wird (neben der klinischen Symptomatik) häufig aufgrund typischer **EEG**-Veränderungen (triphasische Komplexe) gestellt. Im Unterschied dazu gibt das EEG der vCJK keine diagnostischen Hinweise. Im **MRT** zeigen sich Signalanhebungen bei der CJK in den Basalganglien und bei der vCJK im Thalamus. Im Liquor sind einzelne Proteine erhöht. Die Diagnose lässt sich eindeutig erst nach dem Tod durch eine Obduktion stellen.
Differenzialdiagnostisch ist immer an weitaus häufigere neuropsychiatrische Erkrankungen zu denken z. B. andere Demenzformen (☞ Psych 4.1.2), Enzephalitis (☞ 6.3) oder Tumore (☞ 2.2).

7 Multiple Sklerose

Synonym: Enzephalomyelitis disseminata
- Chronisch entzündliche Erkrankung der weißen Substanz
- Schubweiser Verlauf
- Auftreten zwischen 20.–40. Lebensjahr.

Die Multiple Sklerose (MS) ist eine chronisch entzündliche Erkrankung des Nervensystems. In Mitteleuropa erkranken 3–7 von 10 000 Menschen, in Deutschland sind ca. 100 000–120 000 Menschen erkrankt. Die ersten Symptome der MS zeigen sich zwischen dem 20. und 40. Lebensjahr. Häufig wird der Begriff *Enzephalomyelitis disseminata* (wörtlich übersetzt: ausgesäte, gestreute Entzündung des Gehirns und Rückenmarks) synonym verwandt.

- Vererbung
- Autoimmunerkrankung
- Slow-Virus-Infektion.

Ursache

Die Ursache der MS ist noch nicht geklärt. Vermutlich handelt es sich um eine Erkrankung, an deren Auftreten unterschiedliche Faktoren beteiligt sind: Vererbung, Autoimmunstörung und u. U. Virusinfektion mit Slow-Virus.

❶ MS betrifft vor allem die weiße Substanz des gesamten ZNS. Herdförmig lösen sich die Markscheiden der Nervenzellen auf, weshalb eine Weiterleitung nervaler Erregungen an diesen Stellen nicht mehr möglich ist. An den »multiplen« (vielen) Entmarkungsherden wird das Nervengewebe durch Narbengewebe ersetzt und es kommt zu einer »Sklerose«.

Ein Schub wird nicht selten durch körperlichen oder seelischen Stress ausgelöst.

Klinik

Typische Symptome:
- Motorische Störungen
- Sensible Störungen
- Kleinhirnstörungen
- Optikusneuritis.

Leitsymptome der MS sind der (meistens) schubweise Verlauf und die Kombination von verschiedenen neurologischen Ausfällen:

- **Motorische Störungen:** Störung der Feinmotorik und zentrale Paresen mit Spastik oder Hemi- oder Tetraplegie
- **Sensibilitätsstörung** an Händen und Füßen mit Schmerzen, Missempfindungen, Taubheitsgefühl u. a.
- **Kleinhirnstörung:** Intentionstremor, skandierende Sprache, Ataxie, Nystagmus (☞ 1.2.5)

Diese Störungen führen gemeinsam zu einem unsicheren, breitbeinigen, steifen Gangbild.

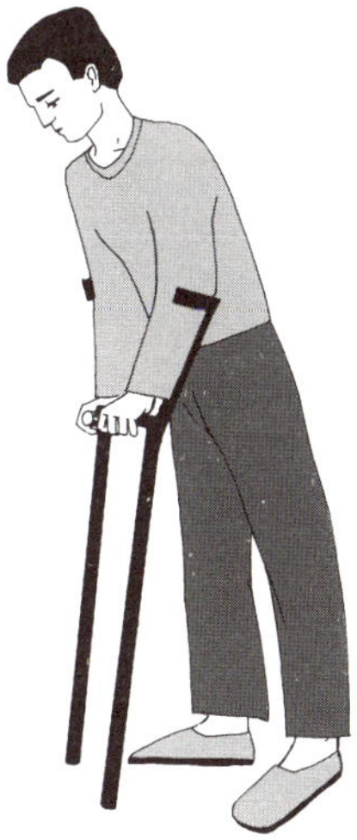

Abb. 7.1 Typische Gangstörung eines Patienten mit Multipler Sklerose. Die spastische Lähmung der Beine und die Koordinationsstörung führen zu einem charakteristisch steifen Gangbild mit breiter Beinstellung. [A400-215]

Weitere Folgen der Entmarkung sind:

- Doppelbilder durch Augenmuskellähmungen, (vorübergehende) Erblindung durch Optikusneuritis (Sehnerventzündung) sowie Sehstörungen, die das zentrale Sehen betreffen
- Inkontinenz
- Psychische Veränderungen wie Euphorie zu Krankheitsbeginn und Demenz bei einem Viertel der Patienten im Verlauf. Viele Patienten werden reaktiv depressiv.

Diagnostik

- Im **Liquor** ist vor allem die Zahl der Antikörper (IgG) relativ erhöht. Außerdem sind in der Immunelektrophorese typische *oligoklonale Banden* (»klonhafte« Vermehrung einer bestimmten Untergruppe der IgG) nachweisbar
- **Evozierte** Potenziale zeigen Störungen der Nervenleitung
- Im **MRT** werden Entmarkungsherde und im weiteren Krankheitsverlauf eine diffuse Atrophie des Gehirns sichtbar.

- Liquor
- EP
- MRT.

Therapie

Schubtherapie

Im Schub werden Glukokortikoide (z. B. Urbason®) 3–5 Tage i. v. verabreicht, die die akute Entzündungsreaktion hemmen.

- Kortikoide
- Interferon-β
- Muskelrelaxantien
- Physiotherapie.

Verlaufsmodifizierende Therapie

Verschiedene Wirkstoffe beeinflussen dauerhaft die Immunreaktion und damit den Krankheitsverlauf günstig. Sie werden nach zwei schweren Krankheitsschüben (ggf. auch bei einem sekundär progredienten Verlauf) angesetzt.

- Interferon-β s. c. oder i. m. (z. B. Betaferon®, Avonex®)
- Glatirameracetet s. c. (z. B. Copaxone®)
- Azathioprin (z. B. Imurak®).

Therapie der Krankheitsfolgen

Baclofen (z. B. Lioresal®) und Benzodiazepine (z. B. Valium®) wirken muskelrelaxierend und mildern die Spastik.
Durch **Physiotherapie** und **Ergotherapie** lernen die Erkrankten, Bewegungsstörungen zu kompensieren.
Vielen Patienten hilft der Kontakt zu einer **Selbsthilfegruppe** oder eine **psychotherapeutische Behandlung** (☞ Psych 3.1).

Pflege

Fördern ohne zu überfordern
- Blasen- und Darmtraining
- Pneumonie- und Dekubitusprophylaxe, Lagerung.

Bei der Pflege von Patienten mit Multipler Sklerose werden vorhandene Fähigkeiten gezielt gefördert, ohne den Patienten zu überfordern. Bei Inkontinenz erfolgt Blasen- und Darmtraining. Sind die Patienten bettlägrig, werden sie nach Bobath gelagert und Pneumonie- und Dekubitusprophylaxe müssen durchgeführt werden.

Verlauf

Verlaufsformen der MS:
- Schubförmiger Verlauf mit Remissionen
- Bleibende Defekte
- Chronisch progredienter Verlauf ohne vollständige Remissionen.

❷ Die Erkrankung verläuft überwiegend in Schüben, die meistens nicht länger als zwei Monate andauern. Nach einem Schub können sich die neurologischen Ausfälle fast vollständig zurückbilden, d. h. **Verlauf mit Remission.** Patienten leben und arbeiten dann wieder unbehindert. Allerdings nehmen die bleibenden Schäden mit jedem Schub zu.
Von diesem schubförmigen Verlauf sind zunächst 80 % der Patienten betroffen. Unbehandelt geht der schubförmige Verlauf bei 40 % in einen **sekundär progredienten Verlauf** über. Die Symptome nehmen dann schleichend zu, ohne dass ein Krankheitsschub auftritt. Nur sehr wenige Patienten zeigen bereits von Beginn der Erkrankung an keine eindeutigen Krankheitsschübe (**primär progredienter Verlauf**).
Ein Viertel der Patienten verstirbt innerhalb von 15 Jahren nach Ausbruch der MS. Bei der Hälfte der Erkrankten nimmt die MS einen gutartigen Verlauf mit einer Überlebenswahrscheinlichkeit von 30 Jahren oder länger.

? Übungsfragen

❶ Welche anatomischen Strukturen erkranken bei der Multiplen Sklerose?

❷ Wie verläuft eine MS?

8 Verletzungen des Gehirns

8.1 Schädelverletzung und Hirntrauma

➊ Wenn stumpfe Gewalt auf den Schädel einwirkt, kommt es – abhängig von der Stärke des Schlages oder Stoßes – zu unterschiedlich ausgeprägten Verletzungen oder Störungen des knöchernen Schädels oder der Gehirnmasse:
Eine **Schädelverletzung** betrifft den knöchernen Schädel. Bei einem **Hirntrauma** wird die Hirnsubstanz vorübergehend oder dauernd in Mitleidenschaft gezogen.

- Schädelverletzung → Knochenschaden
- Hirntrauma → Hirnsubstanzschaden
- SHT → Knochen- und Hirnverletzung.

Sind Schädel und Gehirn gleichzeitig verletzt, spricht man von einem **Schädel-Hirn-Trauma** (SHT). Abhängig vom klinischen Befund wird das SHT in verschiedene Grade eingeteilt:

- *SHT 1. Grades:* Bewusstlosigkeit kürzer als 5 Minuten
- *SHT 2. Grades:* Bewusstlosigkeit zwischen 5 und 30 Minuten
- *SHT 3. Grades:* Bewusstlosigkeit länger als 30 Minuten und bleibende neurologische Schäden.

Einteilung der SHT in 3 Schweregrade:

8.1.1 Schädelprellung und Schädelfraktur

Klinik

Schädelprellung mit Kopfschmerzen ohne neurologische Ausfälle und Bewusstseinsstörungen

Schädelfraktur bei der die Kalotte oder die Schädelbasis betroffen sein können. Symptome sind:

- Schmerzen
- Neurologische Ausfälle und epileptische Anfälle durch lokale Reizung, wenn Knochenfragmente auf die Hirnrinde drücken.

Bei einer **Schädelbasisfraktur** zeigen sich folgende Symptome:

- Brillen- oder Monokelhämatom, Blutung oder Liquorfluss aus Nase und Gehörgang
- Hirnnervenausfälle, z. B. Riechstörung.

Verletzungen des Schädels:

- Schädelprellung
- Schädelfraktur
- Schädelbasisfraktur.

Diagnostik

Die Anamnese und typische **Symptome** sind meist richtungsweisend. **Röntgenaufnahmen** zeigen in der Regel nur eine Kalottenfraktur; eine Schädelbasisfraktur wird im **CCT** gesichert. Die Schädelprellung wird auf Grund der Beschwerden diagnostiziert.

- Anamnese
- Klinik
- Röntgen
- CCT.

- Analgetika
- Bettruhe
- Evtl. Operation.

Therapie

Therapie der Schädelprellung beschränkt sich auf die Gabe von Analgetika und Bettruhe des Patienten. Bei Frakturen und Blutungen ist evtl. eine **Operation** notwendig.
Als **Komplikationen** kommen Hämatome (☞ 8.2) und Entzündungen (☞ 6) vor.

Bei V. a. Schädelbasisfraktur nicht nasal absaugen!

Pflege

Besteht der Verdacht auf eine Schädelbasisfraktur, darf beim Patienten niemals durch die Nase abgesaugt werden, da u. U. ein direkter Zugang zum Gehirn besteht und die Gefahr einer Keimverschleppung groß ist.

8.1.2 Hirntrauma

Commotio cerebri

- Leichtes Hirntrauma
- Kurzzeitige Hirnfunktionsstörung
- Bewusstseinsstörung ≤ 1 Std.
- Kopfschmerzen.

❷ Die Commotio cerebri *(Gehirnerschütterung)* ist eine leichte Form des Hirntraumas. Dabei tritt eine vorübergehende Funktionsstörung der Hirnrinde auf. Die Hirnsubstanz wird nicht dauerhaft geschädigt (SHT 1. Grades).

Leitsymptome der Commotio cerebri sind:
- **Bewusstlosigkeit** oder Somnolenz, die wenige Sekunden bis Minuten andauert
- **Retrograde Amnesie** als Erinnerungsstörung für die Zeit vor dem Unfall
- **Anterograde Amnesie** als Erinnerungsstörung für die Zeit nach dem Unfall
- Übelkeit und Erbrechen, Kopfschmerzen.

- Keine bleibenden Schäden
- Bettruhe und Analgetika als Therapie
- Spontanheilung.

Diagnostik und Therapie

Da es zu keinen bleibenden Schäden kommt, lässt sich eine Commotio cerebri mit technischen Methoden nicht nachweisen. Nach kurzzeitiger Bettruhe (im abgedunkelten Raum) und Gabe von Analgetika bilden sich die Beschwerden innerhalb weniger Tage zurück. Wegen der Gefahr einer Hirnblutung (☞ 8.2) ist eine Überwachung im Krankenhaus erforderlich.

Contusio cerebri

- Hirnprellung
- Schädigung der Hirnsubstanz
- Blutungen, Nekrosen
- Hirnödem.

Contusio cerebri bezeichnet die Hirnprellung. Die Hirnsubstanz erleidet Schädigungen, wenn sie durch die Wucht eines Schlages oder Aufpralls gegen den Schädelknochen gequetscht wird. Es kommt zu Gewebeschäden mit kleinen Blutungen, Nekrosen und folgendem Hirnödem (SHT 2. und 3. Grades).

Klinik

Bewusstseinsstörung, die länger als bei der Commotio andauert, ist das Leitsymptom. Außerdem treten auf:

- **Neurologische Herdsymptome** wie Lähmungen, Sensibilitätsstörungen, epileptische Anfälle
- **Psychiatrische Störungen** wie Koma, Delir und Durchgangssyndrom (☞ Psych 4.3) können auftreten
- In schweren Fällen bei Schädigung des Hirnstammes auch ein **Apallisches Syndrom** oder **Locked-in-Syndrom** (☞ 2.1).

- Bewusstseinsstörung ≥ 1 Std.
- Neurologische Ausfälle.

Diagnostik

Das **EEG** ist im akuten Zustand verlangsamt und zeigt einen Herdbefund oder eine Allgemeinveränderung. Im **CCT** werden Substanzschäden und Blutungen sichtbar.

Therapie

- In der Akuttherapie Stabilisierung und Sicherung von Kreislauf und Atmung
- Osmotherapie (☞ 2.1) wegen des Hirnödems.

Prognose

Auf eine Contusio cerebri können Spätschäden folgen:

- Neurologische Spätschäden richten sich nach der Schwere der Verletzung; in leichten Fällen können Herdsymptome bleiben, z. B. epileptische Anfälle.
- Psychische Spätschäden sind Wesensänderung mit Antriebsarmut, Nachlassen der intellektuellen Fähigkeiten und Verflachung der Persönlichkeit (Hirnorganisches Psychosyndrom ☞ Psych 4.2).

- Spätschäden möglich:
  - Epilepsie
  - Wesensänderung.

? Übungsfragen

❶ Was unterscheidet eine Schädelverletzung von einem Hirntrauma?

❷ Was kennzeichnet eine Commotio cerebri?

8.2 Hirnblutungen

❶ Durch ein äußeres Trauma können Blutgefäße im Gehirn reißen. Es kommt zu einer Blutung in die Zwischenräume der Hirnhäute oder in das Gehirn (von außen nach innen): **epidural, subdural, subarachnoidal** und **intrazerebral.** Die Subarachnoidalblutung wird häufiger durch eine Aneurysma-Ruptur als durch ein Trauma verursacht (☞ 5.3). Mittel der Wahl, um die Diagnose Hirnblutung zu sichern, ist das CCT.

Lokalisationen von Hirnblutungen:

- Epidural
- Subdural
- Intrazerebral.

Diagnosestellung mit CCT.

Merke

Diese ist durch wieder einsetzende Bewusstseinstrübung und Hirndruckzeichen wie Übelkeit, veränderte Pupillenreaktion und Druckpuls zu erkennen. Deshalb muss jeder Patient nach einem Schädel-Hirn-Trauma mit Bewusstlosigkeit mind. 24 Stunden engmaschig überwacht werden.

8.2.1 Epidurales Hämatom

Epiduralblutung → Ruptur der A. meningea media.

Beim epiduralen *(epi = oberhalb)* Hämatom zerreißt meistens die A. meningea media durch ihre exponierte Lage in der Schläfenregion. Es bildet sich ein Hämatom zwischen Dura *(harte Hirnhaut)* und Schädelknochen.

Abb. 8.1 Hirnhäute [A300-190]

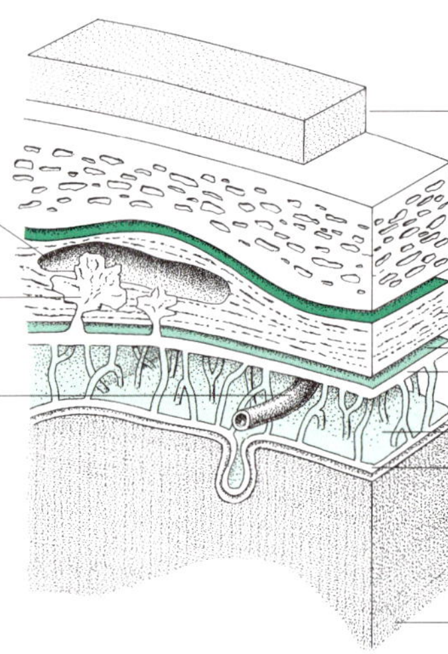

Klinik und Diagnostik

- **Bewusstseinstrübung** als Leitsymptom, welche einige Minuten oder Stunden nach dem Trauma einsetzt
- **Hemiparese** der gegenüberliegenden Körperhälfte
- **Mydriasis** auf der Seite des Hämatoms.

Im weiteren Verlauf kann es durch den steigenden Hirndruck zum Einklemmungssyndrom kommen (☞ 2.1).
Die Diagnose wird im **CCT** gestellt.

Therapie

Sofort Entlastung schaffen!

Der Schädel muss schnell eröffnet werden, um das Hämatom abzulassen und so den Druck auf die Gehirnmasse abzuschwächen.

8.2.2 Subdurales Hämatom

❷ Beim subduralen *(sub = unterhalb)* Hämatom (SDH) bildet sich nach einer Schädigung von Venen ein Bluterguss zwischen Dura mater und Arachnoidea. In manchen Fällen kann ein leichtes Trauma für die Entstehung dieses Hämatoms ausreichen. Es wird zwischen **akutem** und **chronischem** subduralen Hämatom unterschieden.

Subdurales Hämatom → Ruptur von Venen.

Klinik und Diagnostik

Akutes subdurales Hämatom

- Bewusstseinstrübung direkt im Anschluss an das Trauma
- Einseitige Mydriasis und Hemiparese.

Unterscheidung von akutem und chronischem SDH.

Chronisches subdurales Hämatom

- Die Symptome zeigen sich häufig erst *Tage oder Wochen* nach dem Unfall
- Langsam zunehmende Störung von Bewusstsein und Antrieb als Leitsymptom
- Hirndruck.

Das Hämatom ist im CCT gut zu erkennen.

Therapie

Ein großes Hämatom muss operativ entfernt werden, kleinere Hämatome werden resorbiert.

8.2.3 Intrazerebrales Hämatom

Das intrazerebrale Hämatom ist gekennzeichnet durch eine Blutung im Gehirn. Ursachen sind Trauma, Riss eines Aneurysmas (☞ 5.3) bei Hypertonus oder Gerinnungsstörungen.

Intrazerebrales Hämatom → auch durch Aneurysmaruptur.

Klinik und Diagnostik

- **Hemiparese** als Leitsymptom, die bei Verletzung eines kleinen Blutgefäßes erst nach einem beschwerdefreien Intervall auftritt
- Kopfschmerzen
- Bewusstseinstrübung
- Aphasie.

Das CCT weist bestehende Blutungsherde auf.

Therapie und Prognose

Große Hämatome, die zu einer Massenverschiebung (Einklemmung ☞ 2.1) führen, müssen operativ entfernt oder, falls dies nicht möglich ist, punktiert werden. Ein Hirnödem wird mit Mannit und Sorbit behandelt.

Frühzeitige Operation oder Punktion.

Die Letalität ist relativ hoch. Es kann sich ein Apallisches Syndrom oder Locked-in-Syndrom (☞ 2.1) entwickeln.

? Übungsfragen

❶ Welche unterschiedlichen Hirnblutungen gibt es und wie werden sie diagnostiziert?

❷ Was ist ein subdurales Hämatom?

9 Kopfschmerzerkrankungen

Kopfschmerzen sind ein häufiges Symptom. Zu den wichtigsten Kopfschmerzerkrankungen zählen Migräne, Bing-Horton-Kopfschmerz, Spannungskopfschmerz und Trigeminusneuralgie. Außerdem werden Kopfschmerzen als Nebenwirkung (bei Missbrauch) von Analgetika beobachtet.
Die typischen Beschwerdebilder reichen meist für eine sichere Diagnosestellung der einzelnen Kopfschmerzerkrankungen aus. Bei der Migräne finden sich bei 20 % der Betroffenen zusätzlich EEG-Veränderungen.
Differenzialdiagnostisch müssen bei starken Kopfschmerzen andere neurologische Erkrankungen wie Enzephalitis (☞ 6.3), Hirnblutung (☞ 8.2) oder Tumoren (☞ 2.2) ausgeschlossen werden.

Wichtige Kopfschmerzerkrankungen:
- Migräne
- Bing-Horton-Kopfschmerz
- Spannungskopfschmerz
- Trigeminusneuralgie
- Analgetikakopfschmerz.

9.1 Migräne

Bei dieser Erkrankung sind die typischen Kopfschmerzsymptome häufig begleitet von anderen neurologischen Störungen. 5–10 % der Bevölkerung sind betroffen, dabei Frauen doppelt so häufig wie Männer.

Frauen > Männer.

Ursachen

Die genaue Ursache der Migräne ist noch nicht geklärt. Der Transmitter Serotonin spielt vermutlich bei der Entstehung des Migräne-Anfalls eine wichtige Rolle. Es werden in der Folge von Transmitter-Störungen Substanzen gebildet, die in den Gefäßwänden des Gehirns eine Entzündungsreaktion mit Ödem und Vasodilatation *(Erweiterung der Blutgefäße)* bewirken. Dieser Vorgang verursacht die Schmerzreaktion. Zudem kommt es zu einer vorübergehenden Durchblutungsstörung.

Genaue Ursache nicht geklärt. Schmerz durch veränderte Gefäßweite bedingt.

Klinik

❶ Leitsymptom der Migräne ist ein meistens **halbseitiger, dumpf-drückender** oder **pulsierender** Kopfschmerz, der über mehrere Stunden anhält. Die Schmerzen treten anfallsartig, häufig nachts oder morgens auf. Sie entwickeln sich innerhalb von einer halben Stunde oder länger und bilden sich in ähnlichem Tempo wieder zurück. Ein Anfall kündigt sich nicht selten durch folgende Prodromalsymptome an:

Leitsymptome:
- Anfallsartiger halbseitiger, dumpfer oder pulsierender Kopfschmerz
- Auftreten nachts oder morgens

- Dauer mehrere Stunden
- Langsame Rückbildung
- Neurologische Symptome treten auf.

- Übelkeit und Erbrechen
- Schweißausbruch
- Affektlabilität, psychische Reizbarkeit
- Überempfindlichkeit auf Geräusche und Licht
- Störung der Merkfähigkeit und retrograde Amnesie (☞ Psych 2.2).

❷ Bei der **Migräne mit Aura** gehen dem Anfall neurologische Herdsymptome voraus: Missempfindungen, Lähmungen, Wortfindungsstörungen, Gesichtsfeldausfälle und Augenflimmern.

Auslösefaktoren

❸ Verschiedene Auslöser für einen Migräneanfall werden beschrieben:

- Psychische Belastung
- Genuss bestimmter Genuss- oder Nahrungsmittel, z. B. Alkohol, Schokolade, Obst, Käse
- Ovulationshemmer
- Nahrungskarenz
- Zu wenig (oder zu viel) Schlaf
- Wetterlage.

Therapie

Auslösefaktoren vermeiden.

Anfälle können sich teilweise verhindern lassen, indem Auslösefaktoren gemieden werden.

- Anfallstherapie → Analgetika, Ergotamin, Sumatriptan
- Intervalltherapie → β-Blocker, Methysergid, Antidepressiva
- Entspannungsübungen
- Akupunktur.

Therapie eines Migräne-Anfalls:

- **Analgetika** z. B. Acetylsalicylsäure (Aspirin® u. a.) in Kombination mit dem Antiemetikum Metoclopramid (z. B. Paspertin®)
- Verschiedene **Ergotamin**-Präparate: (z. B. Ergosanol®, Cafergot® N) wirken über eine Vasokonstriktion *(Engstellung der Gefäße)*. *Nebenwirkungen* sind Übelkeit, Erbrechen sowie Kribbeln und Kältegefühl in den Extremitäten, da sich auch hier die Gefäße zusammenziehen. Diese Präparate dürfen nicht zu häufig angewandt werden, da sonst ernste Durchblutungsstörungen entstehen können.
- **Sumatriptan** (z. B. Imigran®) s. c. ist ein Serotoninagonist, der die Transmitter-Störung im Bereich der Hirnarterien unterdrückt.

Mit einer **Langzeittherapie** kann Anfällen vorgebeugt werden. Zum Einsatz kommen:

- Die **Beta-Blocker** Propranolol (z. B. Dociton®) und Metoprolol (z. B. Lopresor®) vermindern Häufigkeit und Intensität der Anfälle. *Nebenwirkungen* sind Bradykardie und Müdigkeit
- **Methysergid** (z. B. Deseril retard®) und **Lisurid** (Dopergin®) sind Serotonin-Antagonisten. *Nebenwirkungen* sind Übelkeit, Schwindel, Unruhe, Schlaflosigkeit und Magen-Darm-Be-

schwerden. Wegen Gefahr schwerer Nebenwirkungen wie Fibrosen wird Methysergid nur selten und nicht länger als drei Monate gegeben
- **Antidepressiva** z.B. Amitriptylin (Saroten®) senken die Schmerzempfindlichkeit.

Weitere Therapiemethoden sind:
- Akupunktur
- Entspannungstechniken: Autogenes Training, progressive Muskelentspannung
- Psychotherapie.

9.2 Spannungskopfschmerz

Der Spannungskopfschmerz unterscheidet sich von der Migräne vor allem im Beschwerdebild. Die Schmerzen treten nicht anfallsartig auf und weitere neurologische Symptome fehlen. Spannungskopfschmerz kann akut (gelegentlich, für mehrere Stunden) oder chronisch (täglich, konstant) auftreten. Wiederum sind Frauen häufiger betroffen als Männer.
Die Übergänge von Migräne und Spannungskopfschmerz sind fließend. Beide Erkrankungen können auch gleichzeitig vorliegen: In der Zeit zwischen Migräne-Anfällen leiden Patienten unter einem Spannungskopfschmerz.

- Akute und chronische Verläufe
- Frauen > Männer
- Übergang zu Migräne häufig.

Ursachen

Die Entstehung des Spannungskopfschmerzes ist noch nicht geklärt. Vermutlich liegt die Ursache ähnlich wie bei der Migräne in Veränderungen der Transmitter. Eine Rolle spielen ebenso Vasodilatation im Gehirn sowie bei vielen Patienten die Anspannung der Kopf- und Nackenmuskulatur. Der Spannungskopfschmerz kann durch psychische Belastungen bzw. Überforderung ausgelöst werden.

Ähnliche Ursache wie bei Migräne.

Klinik

Die Symptome sind sehr vielfältig.
❹ Leitsymptom ist ein dumpf-drückender, meistens **beidseitiger** Kopfschmerz, der häufig in Stirn und Nacken lokalisiert ist. Die Muskeln von Kopf und Nacken sind druckempfindlich.

- Beidseitiger, dumpfdrückender Kopfschmerz
- Lokalisation in Stirn und Nacken
- Keine neurologischen Symptome.

Therapie

Psychotherapie und Entspannungstechniken können bei psychischer Überforderung Entlastung bringen.

Medikamentöse Therapie

- **Analgetika:** Acetylsalicylsäure (z.B. Aspirin®) und Paracetamol beim akuten Spannungskopfschmerz. Sie sollten nicht regelmäßig eingenommen werden
- **Antidepressiva:** Amitriptylin (z.B. Saroten®) beim chronischen Spannungskopfschmerz
- Benzodiazepine sind wegen der Gefahr der Abhängigkeit kontraindiziert.

9.3 Bing-Horton-Kopfschmerz

Männer > Frauen.

❺ Der Bing-Horton-Kopfschmerz, auch Cluster-Kopfschmerz genannt, befällt überwiegend Männer im dritten Lebensjahrzehnt.

- Attackenartig, Schmerz einseitig
- Lokalisation hinter Auge oder Schläfe
- Neurologische und vegetative Symptome
- Dauer ca. 1 Std.

Klinik

Leitsymptom ist ein **halbseitiger** Kopfschmerz, der hinter dem Auge oder in der Schläfenregion lokalisiert ist. Die Schmerzen setzen attackenartig schnell und ohne Vorzeichen ein und dauern etwa eine Stunde. Hinzu kommen:

- Rötung des Auges und evtl. des Gesichts
- Tränenfluss und Schwellung der Nasenschleimhaut
- Horner-Syndrom durch Lähmung cervikularer Anteile des N. sympathicus: **Miosis** (Engstellung der Pupille), **Ptosis** (herabhängendes Lid) und **Enophthalmus** (Augapfel sinkt in die Orbita zurück).

Auslösefaktoren sind Alkohol und Nikotin.

Akut:
O_2, Sumatriptan.
Prophylaxe:
Calcium-Antagonisten, Kortikoide, Lithium.

Therapie

- **Ergotamin, Sauerstoff** (7 l O_2/min) und **Sumatriptan** (z.B. Imigran®) lindern die akute Schmerzattacke
- Der Calcium-Antagonist **Verapamil** (z.B. Isoptin®) sowie **Lithium** (z.B. Hypnorex®) und **Kortikoide** (z.B. Prednison®) dienen der Schmerzprophylaxe.

9.4 Trigeminus-Neuralgie

Frauen > Männer.

Die Trigeminus-Neuralgie ist durch charakteristische Schmerzen im Gesicht gekennzeichnet. Sie beginnt in der zweiten Lebenshälfte und betrifft Frauen doppelt so häufig wie Männer.

- Trigeminusreizung
- Idiopathisch oder symptomatisch.

Ursache

❻ Die Neuralgie entsteht durch eine Reizung des N. trigeminus, der mit drei Ästen die Gesichtshaut sensibel innerviert. Die Trigeminus-Neuralgie kann idiopathisch (ohne erkennbare Ursache) oder symptomatisch (begleitend) auftreten. Man vermutet, dass in vielen Fällen eine Verbindung (Kurzschluss) zwischen den Nervenbahnen für taktile Reize und denen für Schmerzreize vorliegt. Weitere mögliche Ursachen sind Gefäßvariationen, die Nerven irritieren, oder Tumoren wie Meningeom, Neurinom (☞ 2.2).

Ähnliche Symptome können durch Knochenerkrankungen der Schädelbasis, Augenkrankheiten und Infektionen im Mund- und Nasenbereich sowie bei der Multiplen Sklerose (☞ 7) auftreten.

Klinik

Leitsymptom ist ein **brennender Schmerz,** der blitzartig einsetzt und wenige Sekunden anhält. Diese Attacken wiederholen sich mehrfach am Tag. Der Schmerz betrifft hauptsächlich den 2. und 3. Ast des N. trigeminus.

Am Anfang der Erkrankung setzen die Schmerzen spontan ein. Im weiteren Verlauf werden sie ausgelöst durch äußere Reize wie Berührung, Kälte, Bewegung der Gesichtsmuskulatur.

Nach dem Schmerzanfall kommt es zu vegetativen Reizerscheinungen mit Rötung des Hautbezirkes und Sekretion von Tränen-, Nasen- und Speicheldrüsen.

- Blitzartiger Beginn
- Brennende Schmerzen
- Multiple Attacken
- Dauer wenige Sekunden
- Vegetative Reizerscheinungen.

Therapie

Medikamentöse Therapie mit Analgetika, Carbamazepin (z.B. Tegretal®) und dem Anitdepressivum Amitriptylin (z.B. Saroten®). Bei Tumoren oder Gefäßveränderungen ist eine Operation indiziert.

- Analgetika
- Carbamazepin
- Antidepressiva.

? Übungsfragen

1. Welches ist das Leitsymptom der Migräne?
2. Was versteht man unter einer Migräne mit Aura?
3. Wodurch kann ein Migräne-Anfall ausgelöst werden?
4. Wie ist der Schmerzcharakter des Spannungskopfschmerzes?
5. Welches Geschlecht ist gehäuft vom BING-HORTON-Kopfschmerz betroffen. Welche Symptome treten auf?
6. Welche Hauptursache wird für die Trigeminus-Neuralgie vermutet und welche Beschwerden treten auf?

10 Extrapyramidale Erkrankungen

Extrapyramidales System besteht aus den Basalganglien und regelt die Feinabstimmung willkürlicher Bewegung.

Das extrapyramidale System sorgt für die Feinabstimmung der willkürlichen Bewegungen und reguliert den Muskeltonus bei unwillkürlichen Bewegungen, indem es die Reize von Großhirn, Kleinhirn und Hirnstamm miteinander verknüpft. Zum extrapyramidalen System zählen die Basalganglien mit Nucleus caudatus, Globus pallidus, Putamen, Nucleus subthalamicus, Nucleus ruber und Substantia nigra.
Wenn diese Hirnregionen erkranken, kommt es zu Bewegungsstörungen, die als extrapyramidale Erkrankungen bezeichnet werden. Sie zeigen sich in einem akinetisch-rigidem Syndrom (PARKINSON-Syndrom) oder in hyperkinetisch-hypotonen Syndromen (Chorea HUNTINGTON, Athetose, Dystonien).

10.1 PARKINSON-Syndrom

Am PARKINSON-Syndrom (»Schüttellähmung«) erkranken 1–2‰ der Bevölkerung, wobei überwiegend Menschen jenseits des 50. Lebensjahrs betroffen sind.

- Dopaminmangel
- Azetylcholinüberschuss
- Idiopathisch
- Symptomatisch
- Unterscheidung von PARKINSON-Syndrom und M. PARKINSON.

Ursachen

❶ Beim Morbus PARKINSON ist im extrapyramidal-motorischen System das Gleichgewicht zwischen verschiedenen Neurotransmittern gestört. Durch die Degeneration der Substanzia nigra, in der der Transmitter Dopamin produziert wird, stellt sich ein Dopaminmangel ein. Davon ausgehend kommt es zu einem Überschuss von Azetylcholin und Glutamat, die im Verdacht stehen neurotoxisch zu wirken. Durch diese Transmitterstörung sind vor allem die motorischen Symptome erklärt. Gleichzeitig wird häufig auch eine Serotoninmangel beschrieben, der dann zu einer Depression (☞ Psych 6.1) des Betroffenen beiträgt.
Der Morbus PARKINSON (auch idiopathisches PARKINSON-Syndrom genannt) ist die weitaus häufigste Ursache für ein PARKINSON-Syndrom.
Symptomatisch kommt das PARKINSON-Syndrom vor durch:

- Nebenwirkungen von Medikamenten, z.B. Neuroleptika (☞ Psych 3.5.1)
- Virale Infektionen des Gehirns (☞ 6.5)
- Vergiftungen u.a. mit Kohlenmonoxid
- Störungen des Kupfer- oder Kalzium-Phosphor-Stoffwechsels

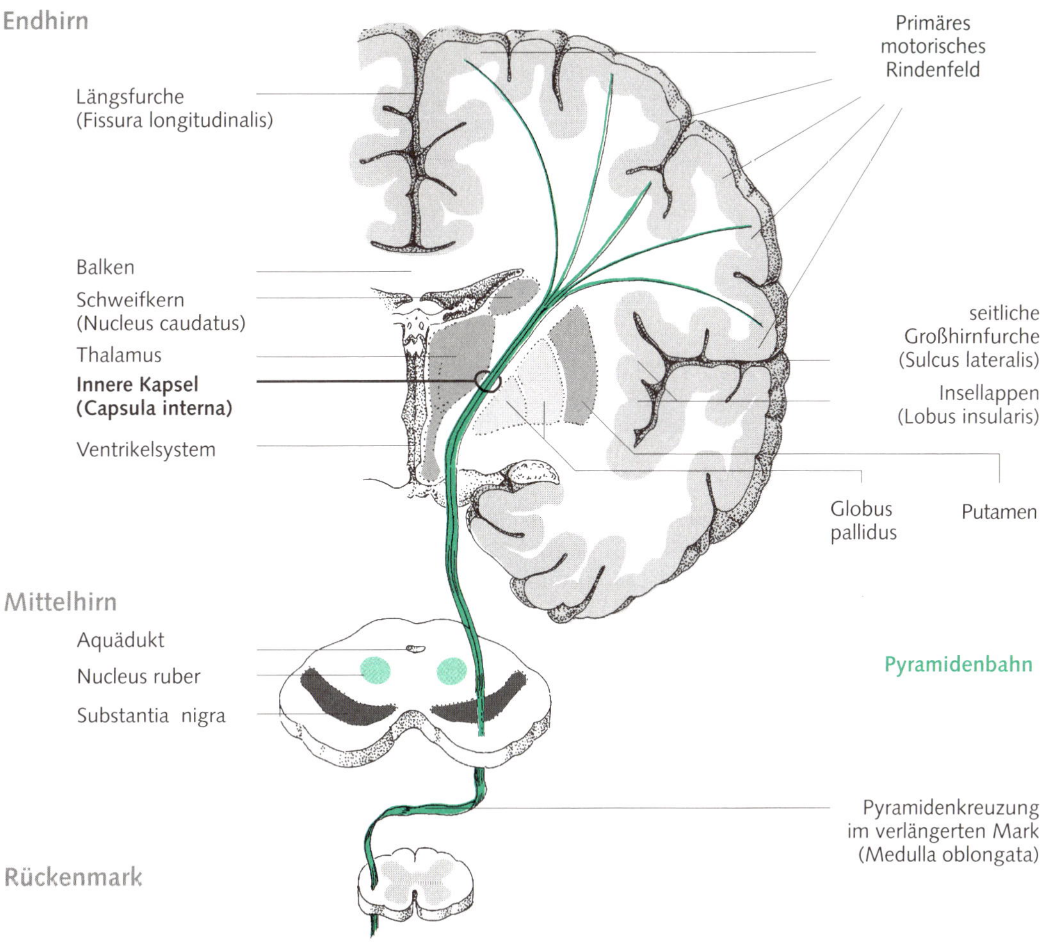

Abb. 10.1
Gehirn- und Rückenmarksquerschnitt mit Verlauf der Pyramidenbahn. [L190]

- Gehirn-Trauma, z. B. nach Unfällen oder bei Boxern
- Zerebrale Arteriosklerose (☞ 5.1)
- Hirntumoren (☞ 2.2).

Klinik

❷ Drei Hauptsymptome werden beim PARKINSON-Syndrom beschrieben:

Hauptsymptome:
- Tremor
- Rigor und Zahnradphänomen
- Akinese.

Tremor

Unkontrollierte Muskelaktivität. Ein Zittern der Finger, sog. »Pillendrehbewegung«, das auch auf Kopf und Beine übergehen kann. Der Tremor nimmt bei Aufregung zu, bei gezielten Bewegungen ab. Beim PARKINSON-Syndrom handelt es sich um einen *Ruhetremor;* im Gegensatz zum *Intentionstremor,* der bei Willkürbewegungen auftritt und bei Kleinhirnschädigungen beobachtet wird.

Rigor

Erhöhter Muskeltonus, der bei passiver Bewegung gleichmäßig spürbar ist. Die Extremitäten reagieren bei passiver Bewegung mit ruckartigen Sperrungen, sog. »Zahnradphänomen«.

Akinese

Fehlende oder verlangsamte Motorik *(Bradykinese)* sowie fehlende physiologische Mitbewegung *(Hypokinese).* Der Patient geht mit kleinen unsicheren (Trippel-)Schritten. Starten und Beenden einer Bewegung fällt schwer, dabei neigt er dazu, schnell nach vorn, hinten und zur Seite vorzuschießen *(Pro-, Retro-* und *Lateropulsion).* Mimik und Gestik sind verarmt, die Patienten wirken emotionslos, man spricht von einem »Maskengesicht«. Die Feinmotorik ist gestört, kleine Bewegungen lassen sich nicht mehr ausführen; was sich in einer mühsamen nach rechts kleiner werdenden Handschrift *(Mikrographie)* zeigt.

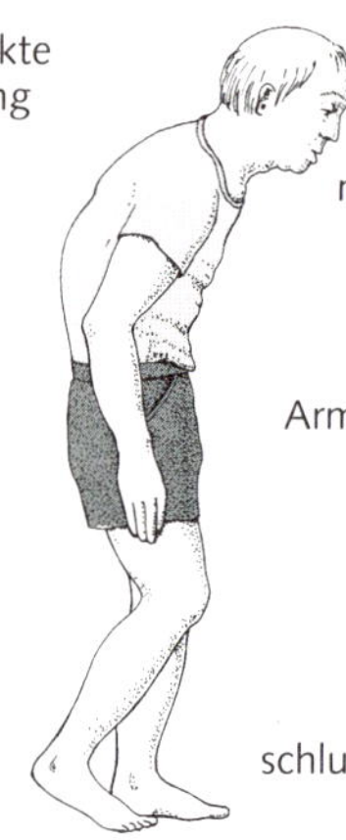

Abb. 10.2 Charakteristische Körperhaltung bei M. PARKINSON [A300-190]

Das typische Erscheinungsbild eines PARKINSON-Kranken ist eine gebeugte Körperhaltung mit leicht angewinkelten Armen, die grobschlägig zittern. Die Sprache ist leise und monoton, die Artikulation beeinträchtigt.

Ein weiteres wichtiges Symptom ist die **Bradyphrenie,** das ist die Verlangsamung geistiger Funktionen; Konzentration und Auffassungsgabe sind dadurch herabgesetzt.

Tremor, Rigor, Akinese und Bradyphrenie werden in zwei **Gruppen** eingeteilt:

- *Plus-Symptome* mit erhöhter Aktivität: Rigor und Tremor
- *Minus-Symptome* mit erniedrigter Aktivität: Akinese, Bradyphrenie.

❸ Außerdem treten noch vegetative und psychische Symptome auf:
- *Vegetative Symptome:* Speichelfluss, Schwitzen, Talgsekretion (»Salbengesicht«), Obstipation
- *Psychische Symptome:* Stimmungsschwankungen, Depressivität, Demenz.

Diagnostik
- Typisches Beschwerdebild
- **CCT** und **MRT** zeigen nicht immer Läsionen im Bereich der Stammganglien
- **EEG:** Verlangsamung.

Therapie
Medikamente können das Ungleichgewicht von Dopamin und Acetylcholin wieder ausgleichen, indem sie die Dopamin-Konzentration erhöhen oder die Wirkung von Azetylcholin einschränken.

- Dopaminsubstitution
- Hemmung des Dopaminabbaus
- MAO-B-Hemmer
- Amantadin
- Anticholinergika.

- **L-Dopa** (z.B. Nacom®, Madopar®) ist eine Vorstufe von Dopamin. Im Gegensatz zum Dopamin durchdringt es die Blut-Hirn-Schranke und wird dort zum wirksamen Transmitter umgeformt. Zusammen mit L-Dopa wird ein Dekarboxylase-Hemmer gegeben, um periphere Nebenwirkungen zu verhindern. *Nebenwirkungen:* Übelkeit, Erbrechen, Herz-Kreislauf-Störungen und Dyskinesien (Störungen im Bewegungsablauf); psychische Störungen wie Schlaflosigkeit, Verwirrtheit, Halluzinationen
- **Dopaminagonisten** (z.B. Pravidel®, Dopergin®, Requip®, Parkotil®, Cabaseril®) besetzen die Dopamin-Rezeptoren direkt. Da L-Dopa-Präparate nach einigen Jahren ihre Wirkung verlieren und ggf. starke Nebenwirkungen entwickeln (v.a. Dyskinesien), werden Dopaminagonisten häufig zu Beginn der Erkrankung eingesetzt. So kann die L-Dopa-Dosis möglichst gering gehalten werden. *Nebenwirkungen:* wie L-Dopa
- **COMT-Hemmer** (z.B. Comtess®) verhindern den Abbau von Dopamin. Durch ihren Einsatz kann die Dosis von L-Dopa reduziert und somit das Risiko für Nebenwirkungen reduziert werden. *Nebenwirkungen*: wie L-Dopa
- **MAO-B-Hemmer** (Movergan®) verhindern den Abbau von Dopamin. *Nebenwirkungen:* Blutdruckanstieg; Verwirrtheit, psychotische Reaktion
- **Amantadin** (z.B. PK-Merz®) vermindert vor allem die Glutamat-Aktivität. Es wird in einer akuten PARKINSON-Krise i.v.

gegeben. *Nebenwirkungen:* Magen-Darm-Beschwerden, innere Unruhe, Verwirrtheit, psychotische Reaktion

- **Anticholinergika** (z.B. Akineton®, Tremarit®) hemmen vor allem die Plus-Symptome. *Nebenwirkungen:* Mundtrockenheit, Störung der Magen-Darm-Motorik und der Blasenentleerung, Tachykardie, Verwirrtheit und Erregung.

Zur Behandlung von Psychose-Symptomen (meistens als Nebenwirkung der PARKINSON-Medikamente) werden atypische Neuroleptika (v.a. Leponex® oder Seroquel®) eingesetzt.
Ergotherapie und Logopädie können die Einschränkungen der Patienten günstig beeinflussen. Bei schweren Verläufen mit starken Tremor oder Rigor können ggf. Operationen durchgeführt werden z.B. zur Implantation eines Hirnschrittmachers.

Pflege

❹ Regelmäßige Physiotherapie und aktivierende Pflege fördern und erhalten die Beweglichkeit der Patienten. Dabei die Patienten nicht unter (Zeit-) Druck setzen, den Bewegungsablauf mit ihnen durchdenken und klare Anweisungen für Bewegungen geben. Die Patienten sind wegen der Bradyphrenie verlangsamt, aber in der Regel nicht dement. Sie sollten nicht unterfordert werden. Der Kontakt zu Selbsthilfegruppen ist für viele Patienten hilfreich.
Trotz aller Therapiemaßnahmen kann die Krankheit fortschreiten und zur Pflegebedürftigkeit führen.
L-Dopa-Präparate dürfen nicht gleichzeitig mit eiweißreichen Mahlzeiten gegeben werden, da dadurch die Resorption des Wirkstoffes beeinträchtigt ist.

? Übungsfragen

❶ Welche Transmitter stehen beim PARKINSON-Syndrom im Ungleichgewicht?

❷ Was sind die drei Hauptsymptome der Erkrankung?

❸ Welche psychischen Veränderungen treten auf?

❹ Was muss im pflegerischen Umgang mit den Patienten beachtet werden?

10.2 Chorea HUNTINGTON

An der Chorea HUNTINGTON erkranken 5–10 von 100 000 Menschen. Erste Symptome zeigen sich meistens nach dem 35. Lebensjahr. Auf Grund des typischen Bewegungsmusters wird im Volksmund auch vom »Veitstanz« gesprochen.

Ursache

❶ Bei der Chorea HUNTINGTON wird eine Hirnatrophie und eine Degeneration des Nucleus caudatus und Corpus striatum beobachtet. Die Erkrankung wird autosomal-dominant vererbt. Bei den Betroffenen liegt eine veränderte Molekülsequenz auf dem Chromosom 4 vor. Kinder von Trägern der Erbsubstanz erkranken mit einer Wahrscheinlichkeit von 50 %.

Erbkrankheit. Es kommt zur Hirnatrophie und Degeneration des Striatum.

Klinik

❷ Leitsymptom der Chorea HUNTINGTON sind **Bewegungsstörungen:**

- Hyperkinese: blitzartig einschießende, unkontrollierte Bewegungen, auf Grund derer die Patienten häufig stürzen
- Verwaschene Sprache, ständige Kau- und Schluckbewegungen, die eine koordinierte Nahrungsaufnahme zunächst erschweren und schließlich unmöglich machen
- Rigor und Akinese im Spätstadium der Erkrankung.

Leitsymptom: Bewegungsstörungen mit Hyperkinese, evtl. verbunden mit psychischen Symptomen.

Außerdem kommen **psychische Symptome** vor:

- Die Persönlichkeitsveränderung fällt häufig als erstes Symptom der Chorea HUNTINGTON auf: Patienten werden reizbar und haltlos
- Affektive Enthemmung mit Neigung zu aggressivem Verhalten
- Paranoide Schizophrenie (☞ Psych 5.1.2)
- Demenz im Spätstadium der Erkrankung.

Diagnostik

- In der Chromosomenanalyse wird die Genveränderung nachgewiesen
- Das **CCT** zeigt die Atrophie von Gehirn und Nucleus caudatus.

CCT: Veränderungen des Ncl. caudatus.

Therapie

Eine ursächliche Therapie ist nicht bekannt.

- Psychische Symptome werden mit **Neuroleptika** (☞ Psych 3.5.1) behandelt
- **Tiaprid** (Tiapridex®) und **Haloperidol** (z. B. Haldol®) dämpfen die Hyperkinese.

- Neuroleptika
- Tiaprid und Haloperidol.

Bei Kinderwunsch von Angehörigen betroffener Familien ist eine **genetische Beratung** zu empfehlen, um zu prüfen, ob sie Träger des veränderten Genes sind und dieses vererben könnten.

Chorea minor

Vorkommen bei:
- Rheumatischem Fieber
- Enzephalitis
- Schwangerschaft.

Die Chorea minor (»die kleine Chorea«) tritt beim rheumatischen Fieber, Entzündungen des Gehirns und Schwangerschaft auf. Bei ihr kommt es lediglich zu den typischen Bewegungsstörungen, die sich nach Therapie der Grunderkrankung wieder zurückbilden.

? Übungsfragen

❶ Welche Ursache hat die Chorea HUNTINGTON?

❷ Welches ist das Leitsymptom einer Chorea HUNTINGTON?

10.3 Dystonie

Muskeltonus verändert durch Läsion der Basalganglien → unwillkürliche Bewegungen, abnorme Körperhaltung.

Eine Dystonie, eine Änderung des normalen Muskeltonus, zeigt sich durch langsame unwillkürliche Bewegungen und eine abnorme Körperhaltung. Ursache dafür sind Läsionen der Basalganglien und anderer Strukturen des ZNS.

Klinik

Erscheinungsbilder abhängig von betroffener Muskulatur.

Abhängig von den betroffenen Muskeln kommt es zu unterschiedlichen Symptomen und Erscheinungsbildern. Aufmerksamkeit und innere Erregung verstärken die Symptome.

Torticollis spasticus
Eine lokale Form der Dystonie bei der der Kopf langsam zu einer Seite gedreht und zur Gegenseite angehoben wird. In dieser Stellung verharren die Patienten einige Sekunden.

Blepharospasmus
Unwillkürliches, anhaltendes, krampfartiges Schließen der Augen.

Dysphonie
Sprechstörung durch Anspannung der Kehlkopfmuskulatur.

Schluckstörungen
durch Dystonie der Mund- und Rachenmuskeln.

Torsionsdystonie
Eine generalisierte Form der Dystonie mit Drehbewegung des gesamten Rumpfes.

Therapie

Anticholinergika (z. B. Akineton®), **Neuroleptika** (z. B. Haldol®) und Tiaprid (Tiapridex®) hemmen die Bewegungen. Botulinumtoxin wird beim Torticollis direkt in den Muskel injiziert und blockiert die Azetylcholinfreisetzung in den Motoneuronen.

Pflege

Patienten mit Dystonien der Mund- und Rachenmuskulatur sind aspirationsgefährdet. Deswegen sollten sie nur im Sitzen essen, bewusst sorgfältig kauen und langsam essen.

Patienten haben eine erhöhte Aspirationsgefahr!

11 Degenerative Erkrankungen

Bei degenerativen Erkrankungen gehen über einen längeren Zeitraum hinweg unterschiedliche Nervenzellen zu Grunde. Es kommt zu neurologischen Ausfällen und psychischen Störungen. Bei den degenerativen Erkrankungen M. Alzheimer, vaskuläre Demenz und Lewy-Body-Demenz stehen die psychischen Symptome im Vordergrund, sie werden deshalb im Teil Psychiatrie (☞ 4.1.2) vorgestellt.

11.1 Friedreichsche Ataxie

Degeneration von Nervenzellen in:
- Hinterhörnern und -strängen
- Pyramidenbahn
- Kleinhirn.

❶ Die Friedreichsche Ataxie gehört zu einer Gruppe von Erkrankungen, bei denen Kleinhirn und afferente (zum Hirn ziehende) Bahnen erkranken. Dabei kommt es zur Degeneration der Nervenzellen in Hinterhorn und Hintersträngen des Rückenmarks, im Kleinhirn und häufig auch der Pyramidenbahn. Die Krankheit wird rezessiv vererbt. Sie beginnt vor der Pubertät und verläuft langsam fortschreitend über 30–40 Jahre. Die Patienten sterben meistens an Herzversagen.

- Sensible Ausfälle
- Pyramidenbahnzeichen
- Kleinhirnsymptome
- Demenz

Weitere körperliche Erkrankungen.

Klinik und Diagnostik

Die Lokalisation der Nervenschädigungen bestimmt die Symptome:
- **Störung der sensiblen Nervenbahnen:** Ausfall von Sensibilität (Vibrationsempfinden) und Reflexen an den Beinen; Gangunsicherheit
- **Kleinhirnatrophie:** Intentionstremor, verwackelte Handschrift, skandierende Sprache, Ataxie
- **Pyramidenbahnschädigung:** pathologische Reflexe und spastische Tonus-Erhöhung. Im Krankheitsverlauf Skelettdeformität durch den anormalen Muskeltonus, z.B. Hohlfuß (Friedreich-Fuß). Außerdem treten abgeschwächte Reflexe und Muskelatrophie auf
- Im Spätstadium der Krankheit entwickelt sich eine **Demenz**
- Zusätzlich kommt es zu Erkrankungen wie Diabetes mellitus und Kardiomyopathie.

Die Diagnose wird vor allem aus dem klinischen Bild gestellt. Die Nervenleitgeschwindigkeit (☞ 1.4.4) der sensiblen Nerven ist verlangsamt.

Therapie

Eine kausale Therapie der FRIEDREICHschen Ataxie ist nicht möglich.

11.2 Amyotrophe Lateralsklerose

Die Amyotrophe Lateralsklerose (ALS) ist eine Erkrankung von motorischen Nervenkernen und Pyramidenbahn. Betroffen sind etwa 2–5 von 100000 Menschen. Die ersten Symptome der ALS zeigen sich im Alter von 40–65 Jahren. Die Krankheit verläuft relativ schnell und dauert 3–5 Jahre. Bei einem Teil der Erkrankten wird eine Vererbung der ALS vermutet.

Ursache

Bei der ALS tritt eine **nukleäre Atrophie** ein: Es degenerieren die Nervenzellen in der motorischen Rinde, die motorischen Hirnnervenkerne und die Vorderhörner im Rückenmark. Zusätzlich zu dieser Atrophie zeigt sich auch eine **Degeneration der Pyramidenbahn.** Die nicht innervierte Muskulatur atrophiert oder wird spastisch.

- Degeneration der Pyramidenbahn
- Rückbildung von motorischen Nervenkernen.

Klinik

❷ Leitsymptom der ALS ist die Kombination von schlaffen (Vorderhorn erkrankt) und spastischen **Lähmungen** (Pyramidenbahn betroffen).

- Erstes Symptom ist häufig eine **Atrophie** der kleinen Handmuskeln
- **Faszikulationen** (unwillkürliches Muskelzucken) der Zunge und anderer Muskelgruppen
- **Sprech- und Schluckstörungen**, wenn Hirnnervenkerne betroffen sind
- Störung von Sensibilität, Blasenentleerung oder Psyche werden *nicht* beobachtet.

Da sich die Muskelschwäche im Verlauf der Krankheit weiter ausbreitet, versterben die Patienten an Ateminsuffizienz.

Störungen der Muskelkontraktion.

Diagnostik

- Das **EMG** zeigt veränderte Potenziale und Faszikulationen
- **Muskelbiopsie:** Atrophierte und (zum Ausgleich) hypertrophierte Muskelzellen liegen nebeneinander
- Im **CCT** ist die Atrophie von Nervenzellen nicht nachweisbar, da untergegangene Zellen durch Gliagewebe ersetzt werden.

CCT:
Keine Veränderungen.

Therapie

Eine kausale Therapie ist nicht bekannt.

- Physiotherapie zur Prophylaxe von Kontrakturen und Muskelatrophie
- Baclofen (z. B. Lioresal®) und Benzodiazepine (z. B. Valium®) lockern die Spastik
- Riluzol (Rilutek®) soll den Krankheitsverlauf günstig beeinflussen und die Überlebenszeit verlängern
- Einige Patienten entscheiden sich im Fall einer Atemlähmung für eine maschinelle Dauerbeatmung.

11.3 Spinale Muskelatrophie

Degeneration des 2. motorischen Neurons der Vorderhörner.

Bei dieser Erkrankung degeneriert das zweite motorische Neuron im Vorderhorn des Rückenmarks. Je nach Krankheitsbeginn wird zwischen infantiler (WERDNIG-HOFFMANN), juveniler (KUGELBERG-WELANDER) und adulter Form (DUCHENNE-ARAN) unterschieden. Die infantile und juvenile Form sind autosomal-rezessiv erblich. Bei der adulten Form ist die Ursache unbekannt.

Klinik

Leitsymptom: Atrophie der Handmuskulatur.

Leitsymptom der adulten Form der progressiven spinalen Muskelatrophie ist die Atrophie der kleinen Handmuskeln. Es bildet sich eine **Affenhand** (Atrophie des Daumenballens) oder **Krallenhand** (Atrophie der Mm. interossei). Andere Formen der Muskelatrophie betreffen Schulter- oder Beckengürtel.

Diagnostik

- Neurologische Untersuchung: Ausfall der Reflexe
- Im **EMG** sind Aktionspotenziale vermindert.

Therapie und Verlauf

Je nach Erkrankungstyp verschiedene Verläufe. Keine Therapie bekannt.

Die infantile (bei Kindern) Form der Erkrankung, die vor allem den Beckengürtel betrifft, hat einen rasch progredienten Verlauf. Durch die Parese der Atemmuskulatur kann sich schnell eine Pneumonie entwickeln. Die übrigen Formen schreiten langsam fort, sodass Erkrankte lernen können, die Ausfälle durch Gebrauch anderer Muskeln zu kompensieren. Eine weitergehende Therapie ist nicht bekannt.

? Übungsfragen

1. Welche anatomischen Strukturen sind von der FRIEDREICH-Ataxie betroffen?
2. Welche Lähmungen werden bei der ALS beobachtet?

12 Erkrankungen und Verletzungen des Rückenmarks

Das Rückenmark *(Medulla spinalis)* ist Teil des ZNS und reicht vom ersten Halswirbel bis zum zweiten Lendenwirbel. Im Zentrum des Rückenmarks liegt die **graue Substanz.** Sie hat die Form eines Schmetterlings und enthält sensible und motorische Nervenzellen. Umgeben ist die graue von der **weißen Substanz,** in der efferente (absteigende) und afferente (aufsteigende) Nervenbahnen verlaufen (Abb. 12.1).
Die Strukturen des Rückenmarks können durch verschiedene Ursachen zerstört oder gereizt werden: Traumen, Tumoren, Bandscheibenvorfälle oder Durchblutungsstörungen. Abhängig von der Höhe der Schädigung kommt es zu neurologischen Ausfällen im Segment der Schädigung und den jeweiligen Körperteilen.

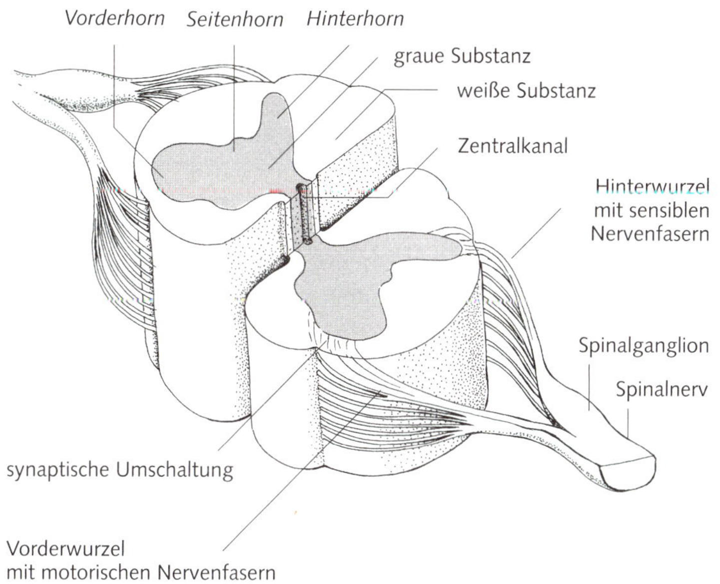

Abb. 12.1 Rückenmark im Querschnitt. Die schmetterlingsförmige graue Substanz besteht aus Vorderhorn, Seitenhorn und Hinterhorn. Der Zentralkanal durchzieht das gesamte Rückenmark und ist mit den Liquorräumen verbunden. [L190]

12.1 Querschnittssyndrom

Querschnittssyndrom durch Schädigung des Rückenmarks.

Querschnittslähmung bei Schädigung aller Strukturen des Rückenmarks.

❶ Ein **Querschnittssyndrom** entsteht durch mechanische Schädigung des Rückenmarks. Hierbei kommt es je nach Grad der Verletzung zu unterschiedlichen neurologischen Symptomen. Bei der **Querschnittslähmung** sind alle Strukturen des Rückenmarks geschädigt. Neurologische Funktionen der Motorik und Sensibilität unterhalb der Läsion sind gestört.
Ursache der Schädigung sind z. B. Wirbelfrakturen, Bandscheibenvorfall oder ein Tumor. Des Weiteren auch Infektionen oder Blutungen. Häufige Tumoren im Rückenmark sind Neurinome, Meningeome und Gliome (☞ 2.2). Sie machen sich zunächst durch eine Wurzelreizung bemerkbar, bevor sich ein Querschnittssyndrom ausbildet.

Leitsymptome bei Querschnittslähmung:
- Neurologische und sensible Ausfälle unterhalb der Läsion
- Vegetative Störungen
- Kreislaufstörungen
- Blasenstörung.

Klinik

- Spinaler Schock mit RR-Abfall durch herabgesetzten peripheren Gefäßwiderstand, Bradykardie, Eiweißverluste, Elektrolyt- und Säure-Basenverschiebungen
- Ausfall der Sensibilität und gesamten Motorik unterhalb der Läsion
- Ausfall der vegetativen Funktion, z. B. Blasenatonie (Überlaufblase), paralytischer Ileus, vasomotorische Störungen, respiratorische Störungen, Wärmeregulationsstörungen
- Steigerung der Muskeleigenreflexe unterhalb der Läsion.

Akuter Beginn → Lähmung zuerst schlaff, später spastisch
Langsamer Beginn → Lähmung direkt spastisch.

❷ Setzt die Lähmung plötzlich ein, z. B. bei einer Fraktur eines Wirbels oder einer Blutung, kommt es zunächst zu einer schlaffen Lähmung, die im Verlauf der Erkrankung spastisch wird. Entwickelt sich das Querschnittssyndrom langsam, z. B. durch Wachstum eines Tumors, so tritt direkt eine spastische Lähmung auf.
Es wird ein **komplettes** vom **inkompletten Querschnittssyndrom** unterschieden: Beim kompletten Querschnittssyndrom ist das gesamte Rückenmark durchtrennt. Es kommt zum Ausfall der gesamten Motorik und Sensibilität unterhalb der Läsion. Beim inkompletten Querschnittssyndrom sind nur eine Seite des Rückenmarkquerschnitts oder einzelne Bahnsysteme geschädigt. Dementsprechend sind einige Funktionen des Rückenmarks erhalten. Es kommt z. B. zu halbseitigen Lähmungen bzw. Sensibilitätsstörungen.

Diagnostik

Im CCT oder MRT werden Ursache und Ausmaß der Schädigung dargestellt.

Therapie

- Ggf. Operation bei instabilen Frakturen und Tumoren
- Komplikationen verhüten durch:
  - Dekubitus-, Pneumonie- und Kontrakturprophylaxe
  - Regelmäßige Blasenentleerung durch Einmalkatheterisierung oder reflektorisches Klopftraining
  - Abführmaßnahmen
- Für die optimale Versorgung und Förderung wird der Patient frühzeitig in eine Rehabilitationseinrichtung überwiesen.

- Evtl. Operation
- Prophylaxe von Komplikationen
- Rehabilitation.

Prognose

Die Prognose ist abhängig vom Ausmaß der Schädigung. Mitunter können sich die Symptome langsam zurückbilden, wobei sensible Störungen besser heilen als motorische.

Pflege

Solange Höhe und Ausmaß der Querschnittsverletzung nicht sicher diagnostiziert sind, darf der Patient nicht ohne ärztliche Anordnung bewegt und gelagert werden.

Vorsicht bei der Lagerung!

Merke

Bei Verletzungen im Bereich des 4. Brustwirbels ist der Patient vom Ersticken bedroht, da in dieser Höhe der N. phrenicus, der das Zwerchfell innerviert, austritt.

Brown-Séquard-Syndrom

Bei *halbseitiger* Rückenmarkschädigung kommt es gleichseitig auf Höhe der Läsion zur schlaffen Parese mit Ausfall des Schmerz- und Temperaturempfindens und unterhalb der Läsion zur spastischen Parese. Auf der Gegenseite zeigen sich Sensibilitätsstörungen mit gesteigertem Schmerz- und Temperaturempfinden bei erhaltener Berührungsempfindlichkeit.

Halbseitige Rückenmarkschädigung.

Kaudasyndrom

❸ Bei Schädigung unterhalb des 1. Lendenwirbels ist nicht das Rückenmark selbst betroffen, sondern die Nerven der Cauda equina, die bereits das ZNS verlassen haben (☞ Abb. 1.7). Es kommt zum Kaudasyndrom:

- Schlaffe, weil periphere, Lähmung beider Beine
- Sensibilitätsstörung an der Oberschenkelinnenseite
- Urin- und Stuhlinkontinenz
- Impotenz.

Schädigung der Cauda equina unterhalb L1.

? Übungsfragen

❶ Wie kann ein Querschnittssyndrom entstehen?

❷ Welche Form der Lähmung tritt im Verlauf eines Querschnittssyndroms auf?

❸ Was ist ein Kaudasyndrom?

12.2 Wirbelsäulentrauma

Commotio spinalis → Vorübergehende Ausfälle.
Contusio spinalis → Querschnittssymptomatik.

Ähnlich wie die Hirntraumen werden Wirbelsäulentraumen in Commotio spinalis (Rückenmarkerschütterung) und Contusio spinalis (Rückenmarkprellung) eingeteilt. Bei einer Contusio spinalis kann ein komplettes oder inkomplettes Querschnittssyndrom eintreten. Nach einer Commotio spinalis kommt es vorübergehend zu verschiedenen Ausfallserscheinungen.

Klinik der Commotio spinalis

- Gefühlsstörungen an den Extremitäten
- Reflexdifferenzen
- Blasenentleerungsstörungen (selten)
- Keine Lähmungen.

Therapie

Durch Bettruhe bilden sich die Symptome zurück.

12.3 Schleudertrauma

Folgen eines Schleudertraumas:
- Reizung oder Quetschung des Rückenmarks
- Wirbelverletzung
- Bandscheibeneinriss evtl. mit Querschnittssyndrom.

Das Schleudertrauma ist Folge eines typischen Bewegungsmusters des Kopfes bei einem Auffahrunfall: der Kopf wird plötzlich nach hinten und anschließend wieder nach vorne geschleudert. Dies betrifft v. a. von hinten Angefahrene.
Durch die schnelle unkontrollierte Bewegung des Kopfes kommt es zu einer Reizung oder Quetschung des Rückenmarks und zu einer Verletzung der Wirbelgelenke. In seltenen Fällen zerreißt die Bandscheibe oder bricht ein Wirbel. Dann besteht die Gefahr einer Querschnittslähmung.

Klinik

Symptome treten sofort oder mit einer Verzögerung von einigen Stunden auf:

- Kopfschmerzen, Schwindel und Übelkeit
- Schmerzen in Nacken, Schulter, Arm mit Zwangshaltung des Halses
- Missempfindungen an Händen und Armen.

Diagnostik

- Neurologische Untersuchung zum Ausschluss einer Contusio spinalis
- Röntgen-Aufnahme der HWS
- CT, um mögliche Bandscheibenschäden zu entdecken.

Therapie und Verlauf

- SCHANZkrawatte zeitweise anlegen. Dadurch werden die Wirbelgelenke ruhig gestellt und Schmerzen durch falsche Bewegungen reduziert
- Massage und Wärmeanwendungen, um die Muskulatur zu lockern
- Benzodiazepine zur Muskelrelaxation; Analgetika, um die Schmerzen zu verringern.

- Ruhigstellung
- Wärme, Massage
- Muskelrelaxantien.

12.4 Bandscheibenvorfall

➊ Die Bandscheibe ist ein Puffer zwischen zwei Wirbelkörpern. Sie besteht aus einem gallertartigen Kern, dem *Nucleus pulposus*, der von einem Faserring, dem *Anulus fibrosus*, umgeben ist. Durch Alterungsprozesse und Fehlbelastung verkleinert sich der Kern, gleichzeitig wird der Ring brüchig. Bei ungünstigen Bewegungen der Wirbelsäule, meistens beim Heben oder Tragen, kommt es zu einer Vorwölbung des Kernes, einer **Protrusion,** oder zu einem Vorfall des gesamten Kernes, dem **Prolaps.** Mitunter löst sich auch nur ein Teil der Bandscheibe und bildet einen sog. **Sequester.** Die Bandscheibe drückt in der Regel seitlich auf die Nervenwurzeln, die zwischen zwei Wirbeln aus dem Wirbelkanal austreten. Es kommt zu einer Reizung dieser Nerven und neurologischen Störungen im Versorgungsgebiet der betroffenen Nerven (☞ Abb. 1.4).

Formen des Bandscheibenvorfalls:
- Protrusion
- Prolaps
- Sequester.

Meistens ist die Lendenwirbelsäule zwischen L4/L5 oder L5/S1 betroffen. Etwas seltener kommt es auch im Bereich der Halswirbelsäule zu einem Bandscheibenvorfall. Fast nie ist die Brustwirbelsäule betroffen.

Häufigste Lokalisationen: L4/L5 und L5/S1.

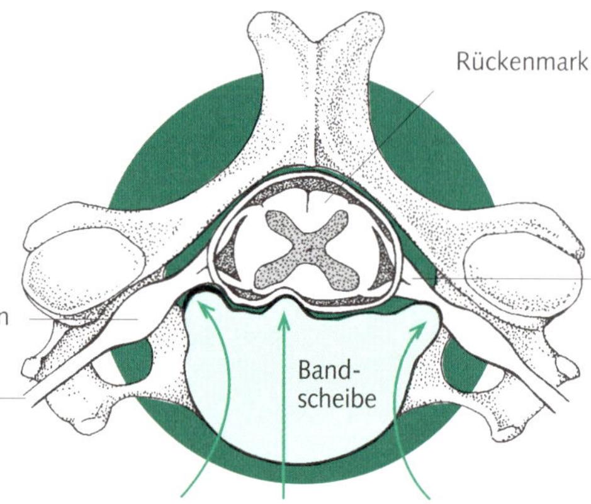

Abb. 12.2 Bandscheibenvorfall. Abhängig von der Richtung (medial, medio-lateral, lateral) des Bandscheibenvorfalls werden unterschiedliche Strukturen abgeklemmt und in ihrer Funktion beeinträchtigt. [A400-190]

Leitsymptome:
- Starke ausstrahlende Rückenschmerzen
- Sensibilitätsstörungen
- Schonhaltung
- LASÈGUE positiv
- Evtl. Lähmungen
- Evtl. Blasenstörung.

Klinik

❷ **Akute Rückenschmerzen,** die in das Versorgungsgebiet der betroffenen Nervenwurzel ausstrahlen, als Leitsymptom; im Lendenwirbelbereich auch »Hexenschuss« oder Lumbago genannt.
- **Sensibilitätsstörungen** mit einem Taubheitsgefühl im betroffenen Segment
- **Schonhaltung:** Die Rückenmuskulatur verspannt sich und die Lendenlordose wird aufgehoben. Durch diese Fehlhaltung verstärkt sich der Druck auf die Nervenwurzel und damit der Schmerz (Teufelskreis)
- LASÈGUE-**Zeichen:** Das Anheben eines gestreckten Beines (die Beugung im Hüftgelenk) verursacht starke Rückenschmerzen (☞ Abb. 6.1)
- Evtl. treten Lähmungen einzelner Muskeln mit einem Ausfall der entsprechenden Reflexe auf.

Bei einem **medialen** Bandscheibenvorfall in den Wirbelkanal kommt es zu:
- Schmerzen (verstärkt durch Husten und Pressen)
- Aufsteigender, beidseitiger schlaffer Lähmung
- Blasenentleerungsstörung
- Sensibilitätsstörung.

Diagnostik

- Eine **Neurologische Untersuchung** überprüft Ausfälle von Sensibilität und Reflexen der einzelnen Segmente, um den Bandscheibenvorfall zu lokalisieren
- Eine **Röntgen**-Aufnahme zeigt evtl. eine Einengung des Zwischenwirbelraumes

- Ein **CT** oder MRT stellt die Vorwölbung der Bandscheibe dar und macht u. U. auch Schädigungen an den Nerven sichtbar
- Die **Myelographie** stellt eine Einengung der Nervenwurzel oder des Rückenmarks dar.

Differenzialdiagnostisch muss bei Rückenschmerzen auch an eine Nervenentzündung bei Herpes zoster (☞ 6.5.3) oder Borreliose (☞ 6.6.1) gedacht werden.

Therapie

❸ Die Protrusion wird konservativ behandelt:

- Entlastung des Druckes auf den Nucleus pulposus: Bettruhe, ggf. Liegen auf einer harten Unterlage, Stufenbettlagerung. Diese vermindert den Druck der Wirbelsäule auf den Nucleus pulposus und damit von der Nervenwurzel und reduziert so die Schmerzen
- Schmerzen reduzieren und Muskulatur entspannen
  - Lokale Wärmeanwendung durch Rotlicht oder Fango
  - Orale **Analgetika**, (z. B. Diclofenac-Voltaren®) und **Muskelrelaxantien** (z. B. Tetrazepam – Musaril®)
  - **Lokalanästhetikum** (Lidocain) wird subkutan um das Segment gespritzt, um Schmerzen zu lindern und damit die Verspannung zu lösen
- Bei Abklingen der Beschwerden Physiotherapie, um die Rückenmuskulatur zu stärken.

- Bettruhe im Stufenbett
- Analgetika
- Muskelrelaxation
- Physiotherapie
- Evtl. Operation.

Lähmungszeichen und Schmerzen, die länger als vier Wochen anhalten, deuten auf einen irreversiblen Prolaps hin. Um bleibende Schäden zu vermeiden ist bei Lähmungen eine neurochirurgische Operation notwendig, in der Teile der Bandscheibe entfernt werden.

Pflege

❹ Pflegende zählen zu den gefährdeten Personen für Rückenbeschwerden und Bandscheibenschäden. Deshalb ist es wichtig, durch richtiges Hebe- und Trageverhalten von Beginn der Ausbildung an rückenschonend zu arbeiten (☞ Abb. 12.3) und die Rückenmuskulatur gezielt, z. B. durch regelmäßiges Schwimmen (Rückenschwimmen) und Gymnastik, zu trainieren.

Vorbeugen ist besser als heilen!

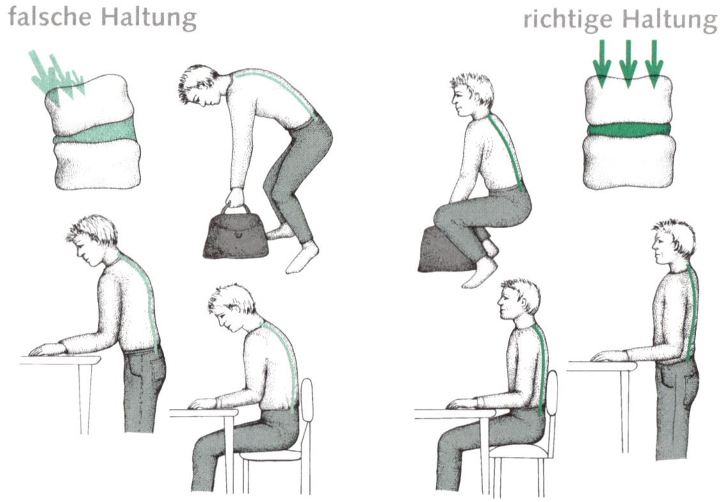

Abb. 12.3 Richtig Heben, Sitzen und Tragen [A300-190]

? Übungsfragen

1. Was passiert bei einem Bandscheibenvorfall?
2. Welches ist das erste Symptom?
3. Wie wird ein Bandscheibenvorfall in der Regel behandelt?
4. Worauf ist beim rückenschonenden Arbeiten zu achten?

13 Erkrankungen des peripheren Nervensystems

Zum peripheren Nervensystem gehören die Nervenfasern, die zwischen dem ZNS und den Zielorganen verlaufen.

13.1 Polyneuropathie

Bei der Polyneuropathie *(gr. Poly = viel, neuropathie = Nervenerkrankung)*, PNP, erkranken gleichzeitig motorische, sensible und vegetative Nerven. Es kann sich um degenerative oder entzündliche Erkrankungen handeln.
Die Schädigungen betreffen die Nervenfaser, das Axon, selbst oder die Markscheiden, die das Axon umgeben.

Betroffen sind: Motorische, sensible, vegetative Nerven.

Ursache

- ❶ Diabetes mellitus als häufigste Ursache
- Alkoholabusus, bestimmte Medikamente, Bleivergiftung u.a.
- Begleitreaktion bei Tumoren und Entzündungen
- Stoffwechselerkrankungen, z.B. Porphyrie, Vitamin-B_{12}- und Folsäuremangel.

Klinik

Leitsymptome der Polyneuropathie sind **schlaffe Lähmungen, Sensibilitätsausfälle, Missempfindungen** und **vegetative Störungen.** Zu den vegetativen Ausfällen gehören Störungen der Durchblutung sowie der Blasen- und Darmentleerung.

Leitsymptome:
- Schlaffe Lähmungen
- Handschuh- und strumpfförmige Sensibilitätsausfälle
- Missempfindungen
- Vegetative Störungen.

❷ Typischerweise treten die sensiblen Ausfälle handschuh- und strumpfförmig an den Extremitäten auf, d.h. sie beginnen symmetrisch am distalen (körperfernen) Ende der Extremitäten und breiten sich nach proximal (körpernah) aus. Lähmungen hingegen werden in manchen Fällen bereits zu Beginn der Erkrankung proximal (an Schulter und Becken) gefunden. Die **diabetische Polyneuropathie** befällt die Beine stärker als die Arme.

Diagnostik

- Die **NLG** ist verzögert
- Im **Labor** wird über die Bestimmung der Blutwerte nach einer Ursache der Polyneuropathie gesucht.

Therapie der Grunderkrankung.

Therapie

Die Therapie beschränkt sich auf die Behandlung der zu Grunde liegenden Erkrankung, z.B. Einstellung des Blutzuckers beim Diabetes mellitus oder Gabe von Vitamin-B-Komplex.

? Übungsfragen

❶ Was ist die häufigste Ursache einer Polyneuropathie?

❷ Wie tritt die Sensibilitätsstörung typischerweise auf?

13.2 Polyneuritis

Entzündung peripherer Nerven.

Unter Polyneuritis versteht man eine Entzündung der peripheren Nerven. Sie kann im Rahmen von verschiedenen viralen und bakteriellen Infekten auftreten, z.B. bei FSME, Herpes zoster, Neurolues (☞ 6, Enzephalitis, Meningitis).

Guillain-Barré-Syndrom

- Autoimmunreaktion
- Polyneuritis und Polyradikulitis.

Das Guillain-Barré-Syndrom ist eine spezielle Form der Polyneuritis. Es tritt in Kombination mit einer Polyradikulitis (Entzündung der Nervenwurzel) auf.
Dieser Erkrankung liegt eine **Autoimmunreaktion** gegen peripheres Nervengewebe zu Grunde. 40 % der Erkrankten hatten zuvor einen Virusinfekt.

Klinik

Symmetrische Lähmungen mit typischem Verlauf und Ausfällen.

Leitsymptom des Guillain-Barré-Syndroms ist eine **symmetrische Lähmung** an den Extremitäten, die von distal nach proximal aufsteigt. Hinzu kommen:

- Lähmung der Rumpfmuskulatur durch die Polyneuroradikulitis mit Gefahr der Atemlähmung
- Hirnnervenlähmungen, u.a. Fazialisparese, Einschränkung des Gesichtsfeldes
- Sensible Ausfälle
- Störung des autonomen Nervensystems: Blutdruck, Herzfrequenz etc. werden nicht mehr reguliert.

Diagnostik

- Im **Liquor** findet sich eine Eiweißvermehrung
- Die **NLG** ist verlangsamt
- Die **Nervenbiopsie** zeigt eine Entzündung mit Rückbildung der Markscheiden.

Therapie

- Mittels **Plasmapherese** werden Antikörper aus dem Blut gefiltert
- Gabe von Immunglobulinen
- Bei bettlägrigen Patienten Pneumonie-, Thrombose- und Dekubitusprophylaxe
- Im Fall der Atemlähmung **maschinelle Beatmung.**

Prognose

Die Symptome bilden sich innerhalb einiger Monate zurück.

13.3 Schädigung einzelner Nerven

Die häufigste Verletzungsursache einzelner peripherer Nerven ist ein **Trauma,** wobei Druck, Quetschung und Zerrung vor allem die Nervenhülle schädigen. Bei Schnitten oder Frakturen hingegen kann der ganze Nerv durchtrennt werden. Weitere Ursachen von Nervenschädigungen sind **Engpass-Syndrome** (z.B. Karpaltunnel-Syndrom) und Läsionen durch medizinische Eingriffe wie unsachgemäße Injektionen, enge Gipsverbände oder falsche Lagerungen. Bei **Plexusparesen** sind alle Nerven, die zu einer Extremität ziehen, geschädigt.

Ursachen von Nervenschäden:
- Trauma
- Engpass-Syndrome
- Falsche Lagerung.

Klinik und Diagnostik

Es kommt zu Funktionsausfällen distal (körperfern) der Läsion: **Lähmungen** einzelner Muskelgruppen oder **Sensibilitätsstörungen** in umschriebenen Hautarealen. Deshalb ist das klinische Bild gleichzeitig ein Pfeiler der Diagnostik. Zusätzlich wird über die **NLG** eine Verlangsamung oder Unterbrechung der Nervenleitung nachgewiesen. Im **EMG** (☞ 1.4.3) werden Ausfälle einzelner Muskeln dargestellt.

- Distale Lähmungen
- Sensibilitätsstörungen
- NLG ↓.

Therapie

- **Operation:** Bei glatten Nervendurchtrennungen oder Engpass-Syndromen kann die Funktionsfähigkeit des Nerven operativ wieder hergestellt werden. Ist eine Operation nicht möglich – etwa weil eine direkte Verbindung der Nervenenden nicht mehr herzustellen ist – kann sich der Nerv trotzdem regenerieren. Das proximale Ende wächst dann mit einer Geschwindigkeit von 1 mm/Tag nach distal. Der Nerv findet allerdings nur dann sein Ziel, wenn die Myelinscheide erhalten ist
- **Elektrotherapie:** Bei Druckschäden wird über Elektroreize versucht, den Nerven zu stimulieren, die Wirkung ist jedoch umstritten

- Operation
- Elektrotherapie
- Physiotherapie
- Schmerztherapie.

- **Physiotherapie:** Durch den Ausfall von einzelnen oder mehreren Muskeln müssen die Gelenke passiv bewegt werden, um einer Versteifung vorzubeugen
- **Schmerztherapie:** Häufig sind Nervenverletzungen mit starken, brennenden Schmerzen verbunden. Es werden peripher wirksame Analgetika wie Metamizol (z. B. Novalgin®) gegeben.

Im Folgenden werden häufige Schädigungen von peripheren Nerven im Einzelnen vorgestellt:

13.3.1 Fazialisparese

Schädigung des N. facialis.

Schädigung des VII. Hirnnervs (N. facialis).

Ursache

- Meistens idiopathisch, vermutlich liegt eine Entzündung zu Grunde
- Bei einer lymphozytären Meningitis durch neurotrope Viren und Borrelien (☞ 6.6.1)
- Fraktur, Entzündungen und Tumoren im Bereich der Schädelbasis
- Zugluft.

- Geschmacksstörungen
- Tränen- und Speichelsekretionsstörungen
- Hyperakusis.

Klinik

Leitsymptom der Fazialisparese ist die **Lähmung der Gesichtsmuskulatur.** Da der N. facialis ein gemischter Nerv ist, treten auch sensible und vegetative Ausfälle wie Störungen des Geschmacksempfindens oder der Tränen- und Speichelsekretion sowie eine Hyperakusis (gesteigertes Hörempfinden) auf.

Therapie

- **Glukokortikoide** (z. B. Urbason®) werden bei der idiopathischen Fazialisparese zur Entzündungshemmung gegeben
- Bei einer (Borrelien-) Infektion Antibiotika
- **Operation,** falls der N. facialis außerhalb des Schädelknochen geschädigt ist.

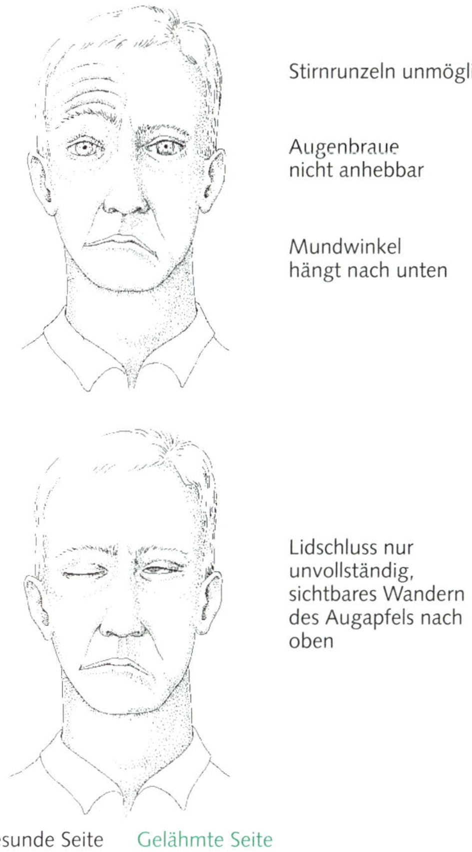

Abb. 13.1 Periphere Fazialislähmung [L190]

Verlauf und Prognose

Drei Viertel der idiopathischen Fazialisparesen heilen folgenlos aus. Bei den übrigen Erkrankten bleibt ein Defekt zurück: Die Nerven wachsen an der Stelle der Schädigung nicht regelrecht zusammen. Es kommt zu pathologischen Mitbewegungen (beim Augenschluss ziehen sich Wangenmuskeln zusammen) und »Krokodilstränen« (beim Essen setzt Tränenfluss ein).

- Ausheilung
- Defektheilung
- Pathologische Mitbewegungen.

Pflege

Bei Patienten mit Fazialisparese sammeln sich oft Speisereste in der betroffenen Wangentasche an, die u. U. aspiriert werden. Deswegen schließt sich bei diesen Patienten nach jeder Nahrungsaufnahme eine Mundpflege an. Durch die fehlende Innervation der Speicheldrüsen ist bei diesen Patienten die Parotitis-Gefahr erhöht. Fehlt der Lidschluss, welches auch häufig vorkommt, muss die Hornhaut vor dem Austrocknen geschützt werden, z. B. durch Tränenersatzflüssigkeit oder eine Augensalbe.

- Sorgfältige Mundpflege
- Schutz der Hornhaut
- Parotitis-Gefahr ↑.

13.3.2 Paresen der oberen Extremität

Muskeln und Haut der oberen Extremität werden vor allem von drei Nerven innerviert: **N. radialis** *(Speichennerv)*, **N. medianus** *(Mittelnerv)* und **N. ulnaris** *(Ellennerv)*. Die typischen Ausfallssymptome lassen sich mit einem einfachen Merksatz zusammenfassen:

Merke

»Ich schwöre beim Medianus, dass ich mir die Ulna kralle, wenn ich vom Rad falle.«

Bei Plexusschaden Paresen des Armes.

Wenn die zur oberen Extremität ziehenden Nerven kurz nach Austritt aus dem Wirbelkanal verletzt werden, kommt es zu einer Schädigung des Armplexus. Dies ist z. B. der Fall bei Zerrungen im Bereich des Schultergelenkes. Leitsymptome sind Lähmung aller Armmuskeln und Ausfall der Sensibilität. Schädigungen, die weiter peripher liegen, betreffen in der Regel nur einzelne Nerven:

Radialisparese

- Falsche Lagerung
- Druckschädigung
- Unterarmfraktur.

Der N. radialis zieht durch die Achselhöhle und verläuft weiter an der Rückseite des Oberarms, wechselt zur radialen Beugeseite des Unterarms. In seinem Verlauf kann er an verschiedenen Stellen geschädigt werden:

Obere Radialisparese

Bei Verletzungen in der Achselhöhle, z. B. durch Fehllagerung im OP oder Benutzen von Gehhilfen.

Mittlere Radialisparese

Der Nerv wird z. B. im Schlaf oder in Narkose gegen den Humerus, gedrückt (Parkbanklähmung); die Schädigung kann aber auch durch eine Humerusfraktur erfolgen.

Untere Radialisparese

Ursache kann eine distale Radiusfraktur sein.

- Fallhand
- Evtl. Trizepsparese
- Sensible Ausfälle → Handrücken, radiale 2 1/2 Finger.

Klinik und Diagnostik

- Obere und mittlere Radiusparese: Leitsymptom ist die **Fallhand** mit Störung von Dorsalextension der Hand und Extension der Finger im Grundgelenk
- Obere Radiusparese: Ausfall u. a. des M. triceps brachii (»Trizeps«, Strecker des Unterarmes)
- Störung der sensiblen Innervation auf der Dorsalseite des Arms, auf dem Handrücken und an 2 1/2 radialen Fingern.

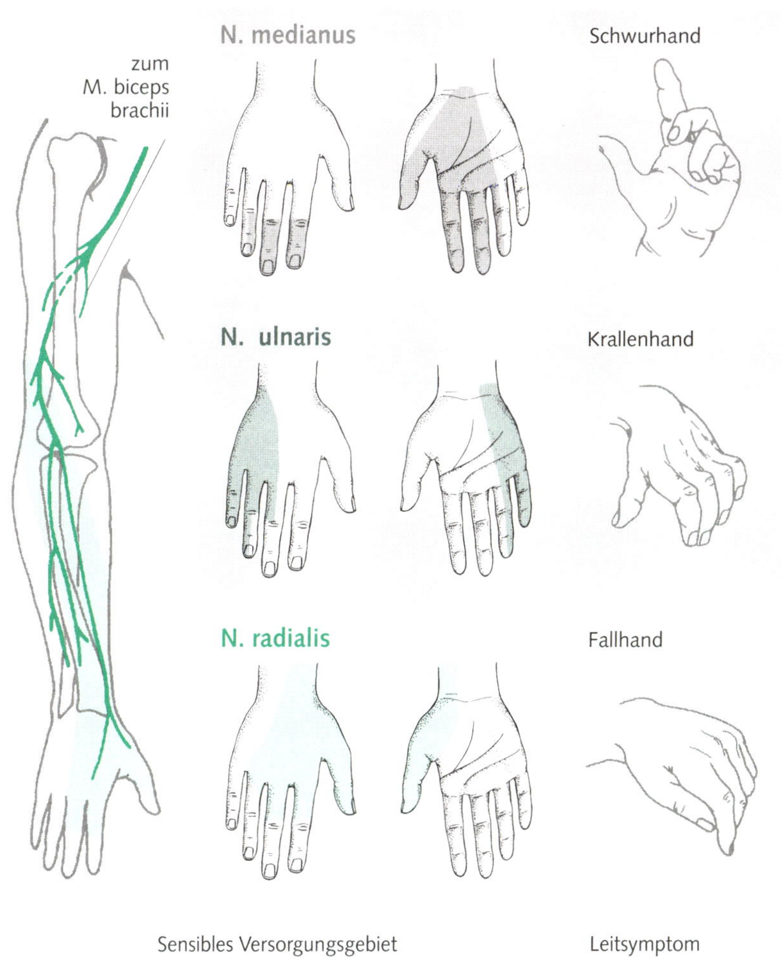

Abb. 13.2 Versorgungsareale der drei Handnerven N. radialis, N. ulnaris, N. medianus [L190; M139]

Gesichert wird die Diagnose über die neurologische Funktionsprüfung, z. B. Ausfall des TSR bei der oberen Radialisparese.

Medianusparese

Der N. medianus zieht vom Oberarm kommend durch die Mitte der Ellenbeuge und schließlich im Karpaltunnel zur Handinnenseite.

Ursachen

- Am Oberarm
  - durch eine Humerusfraktur
  - durch Druck des auf dem Arm liegenden schlafenden Partners, sog. Schlaflähmung
- In der Ellenbeuge durch eine misslungene intravenöse Injektion

- Humerusfraktur
- Druckschädigung
- Karpaltunnel-Syndrom.

- Im Handgelenk durch (Schnitt-)Verletzungen und das **Karpaltunnel-Syndrom:** Im ohnehin engen Karpaltunnel führt eine Entzündung des Handgelenkes oder der Sehnen der Fingerbeuger zu einem Ödem, das den N. medianus quetscht. Weitere Ursachen des Karpaltunnel-Syndroms sind metabolisch (z. B. Diabetes mellitus), toxisch (z. B. Alkohol) oder vaskulär (z. B. Thrombose und Hämatom) bedingt.

Klinik und Diagnostik

Leitsymptome:
- Schwurhand
- Affenhand
- Sensible Ausfälle → Handinnenfläche, radiale $3\,^1/_2$ Finger.

- Leitsymptom der kompletten (oberen) Medianusparese ist die **Schwurhand:** Daumen und Zeigefinger können nicht gebeugt werden
- Wird der Nerv weiter distal, z. B. unterhalb des Retinaculum flexorum an der Beugeseite des Handgelenkes im Karpaltunnel, geschädigt, fallen die Mm. abductor und opponens des Daumens aus. Es kommt zur **Affenhand,** da der Daumenballen atrophiert. Eine Flasche kann nicht mehr umgriffen werden
- Die sensible Innervation ist am radialen Abschnitt der Handinnenfläche gestört und an den ersten $3\,^1/_2$ Fingern. Es treten Missempfindungen in diesem Bereich auf
- **Karpaltunnel-Syndrom:** nächtliches Kribbeln der Finger, das sich über den ganzen Arm ausbreiten kann, Schwellung der Finger, schmerzhafter Druckpunkt über der Innenseite des Handgelenks.

Bei Messung der (sensiblen) **NLG** wird der nervale Ausfall nachgewiesen.

Therapie

Karpaltunnel-Syndrom → Retinakulumspaltung.

Beim Karpaltunnel-Syndrom wird das Retinaculum flexorum geöffnet, um den Druck auf den N. medianus zu vermindern.

Ulnarisparese

Dieser Nerv verläuft über den Oberarm, im Sulcus nervi ulnaris (Furche für diesen Nerven) des Epicondylus medialis des Ellenbogens (sog. »Musikantenknochen«) und zieht schließlich an der ulnaren Seite über das Handgelenk zur Handinnenfläche.

Ursachen

- Schädigung des Ellenbogengelenks
- Druckschädigung
- Überdehnung.

- Zu Schädigungen des N. ulnaris kommt es vor allem im Bereich des Ellenbogengelenkes, an dem er dicht unter der Haut verläuft. Ursachen sind Arthrose, Verletzungen und Druck durch falsche Lagerung oder zu enge Verbände
- Eine Überstreckung der Hand, z. B. beim Radfahren, kann durch eine Überdehnung des Nerven zu einer distalen Ulnarisparese führen.

Klinik und Diagnostik

- Leitsymptom der vollständigen (hohen) Ulnarisparese ist die **Krallenhand:** Im Grundgelenk können die Finger nicht gebeugt werden, sind somit überstreckt, während im Mittel- und Endgelenk die Streckung ausfällt. Dies führt zu einer Beugung in diesen Gelenken
- Die Innervation des M. adduktor des Daumens fällt aus: Ein Blatt Papier kann nur mit Mühe festgehalten werden, sog. FROMENTsches Zeichen
- Die **sensible Innervation** der ulnaren Seite von Hand und Fingern ist betroffen.

Leitsymptome:
- Krallenhand
- FROMENTsches Zeichen
- Sensible Ausfälle → ulnare Seite von Hand und Fingern.

Therapie

Eine Schädigung im Bereich des Sulcus ulnaris kann durch eine Operation behoben werden.

13.3.3 Paresen der unteren Extremität

Entsprechend den Schädigungen des Armplexus treten auch Läsionen des Beinplexus auf. Mögliche Ursachen sind Tumoren im Becken, Traumen, Aneurysmen der großen Bauchgefäße. Es kommt zu einer Parese der gesamten Bein- und Fußmuskulatur einschließlich Hüfte und Gesäß sowie sensiblen Ausfällen.

Schäden des Beinplexus mit Paresen in Bein und Gesäß.

Femoralisparese

Ursachen

Der N. femoralis zieht unter dem Leistenband zur Vorderseite des Oberschenkels und innerviert die Haut und die Muskeln der Oberschenkelvorderseite, unter anderem den M. quadriceps. Gefährdet ist der N. femoralis durch Tumoren im kleinen Becken und bei Schnittverletzungen im Rahmen von Hernien- und Blinddarmoperationen.

Klinik und Diagnostik

- Ausfall von M. iliopsoas, dem Beuger des Hüftgelenks, und M. quadriceps femoris, dem Strecker des Kniegelenks
- **Sensibilitätsausfall** an der Vorderseite des Oberschenkels und der Innenseite des Unterschenkels.

Ausfallerscheinungen: Motorisch → M. iliopsoas und M. quadrizeps femoris. Sensibel → Vorderseite Oberschenkel, Innenseite Unterschenkel.

Parese des N. ischiadicus

Der N. ischiadicus zieht aus dem Plexus sacralis kommend durch die Gesäßmuskulatur und versorgt die Beuger des Oberschenkels. Auf Grund seines Verlaufes kann dieser längste und dickste Nerv des menschlichen Körpers durch Fraktur, Luxation im Hüftgelenk oder eine unsachgemäße Injektion in den M. glutaeus geschädigt werden.

- Fraktur
- Hüftluxation
- Falsche Injektion.

Die Diagnose wird über die Anamnese und die Klinik des Ausfalls von N. peroneus und N. tibialis gestellt, da diese beiden Nerven Äste des N. ischiadicus sind.

Peroneuslähmung

Ursachen

Druckschädigung durch Verbände oder falsche Lagerung.

Der N. peroneus zieht am Wadenbeinköpfchen *(Caput fibulae)* vorbei zum Unterschenkel und innerviert die vorderen Muskeln des Unterschenkels. Der Nerv ist durch seinen oberflächlichen Verlauf am Caput fibulae extrem durch Druck gefährdet, z.B. durch einen Gipsverband oder falsche Lagerung. Zur Reizung des Nerves kommt es z.B. bei starker muskulärer Anstrengung und beim Sitzen mit übereinander geschlagenen Beinen.

Klinik und Diagnostik

- Steppergang
- Atrophie des M. peroneus
- Sensibilitätsstörungen → 1. und 2. Zehe.

- Bei Ausfall des Nerven atrophiert der M. peroneus und der Fuß kann beim Gehen nicht angehoben werden, es kommt zum sog. **Steppergang** durch die Fußheberschwäche
- Sensibilitätsausfall vor der 1. und 2. Zehe.

Tibialislähmung

Ursache

- Knieverletzung
- Tibiafraktur
- Tarsaltunnel-Syndrom.

Der N. tibialis verläuft durch Kniekehle und Wadenmuskulatur. Dort kann er durch Knieverletzungen und Tibiafrakturen geschädigt werden. Er zieht weiter durch den Tarsaltunnel, der vom Innenknöchel und dem Ligamentum laciniatum gebildet wird, zur Fußsohle. Bei Frakturen und Verstauchungen des Fußgelenks führen Schwellungen zum sog. **Tarsaltunnel-Syndrom,** wobei der distale Abschnitt des N. tibialis gequetscht werden kann.

Klinik und Diagnostik

- Atrophie des M. tibialis posterior
- Zehengang unmöglich
- Brennende Fußsohlenschmerzen.

- Atrophie von Wadenmuskulatur (M. tibialis posterior) und Fußgewölbe. Der Patient kann nicht auf Zehen gehen
- Sensibilitätsstörungen an Wade und Fußsohle
- Beim Tarsaltunnel-Syndrom kommt es außerdem zu brennenden Schmerzen an der Fußsohle.

Therapie

Tarsaltunnel-Syndrom → Spaltung des Lig. laciniatum.

Das Tarsaltunnel-Syndrom wird durch operative Spaltung des Ligamentum laciniatum behoben.

14 Muskelerkrankungen

14.1 Muskeldystrophie

Muskeldystrophien sind Erkrankungen der Muskulatur, die durch Abbau von Muskulatur gekennzeichnet sind. Hierzu zählen verschiedene Erbkrankheiten, die sich in ihren Symptomen und ihrem Verlauf unterscheiden. Männer erkranken häufiger als Frauen.
Vermutlich führt eine Störung des Muskelstoffwechsels zur Dystrophie. Die betroffenen Muskelzellen atrophieren, d.h. sie werden kleiner und schwächer.
Die ersten Symptome treten häufig nach körperlichen Erkrankungen oder außergewöhnlichen körperlichen und seelischen Belastungen auf. Im Krankheitsverlauf können solche Auslösefaktoren zu einer schubartigen Verschlechterung führen.

- Männer > Frauen
- Muskelabbau
- Muskelstoffwechselstörung
- Evtl. Auslösefaktoren.

Klinik

Symptom der Muskeldystrophie ist eine Schwäche von ganzen Muskelgruppen. Bei einigen Erkrankungen ist zunächst der **Beckengürtel** mit folgenden Symptomen betroffen:

- Schwäche der Oberschenkelmuskulatur
- Schwäche der Bauchmuskeln mit *Hyperlordose*
- Schwäche des M. glutaeus medius mit *Watschelgang*.

Die Lähmung steigt auf bis zur Schultermuskulatur.

Muskeldystrophie vom Duchenne-Typ

Hier breitet sich die Lähmung so schnell aus, dass die – fast ausschließlich männlichen – Patienten meistens vor dem 25. Lebensjahr an Infekten der Atmungsorgane oder an Herzversagen sterben.

- Schnell fortschreitende Lähmungen
- Todesursachen:
  - Herzversagen
  - Infekte.
- Atrophien an Oberarm und Schultergürtel.

Faszio-skapulo-humerale Muskeldystrophie

Diese Form der Muskeldytrophie beginnt mit einer Atrophie der Muskeln von Oberarm und Schultergürtel und steigt langsam den Rumpf herab. Symptome sind:

- Schlaffe Gesichtszüge, da auch die mimische Muskulatur beteiligt ist
- Hängende Schultern
- Scapula alata: vorstehende Schulterblätter, die der gelähmte M. serratus anterior nicht mehr am Rumpf fixieren kann
- Viele Patienten sind reaktiv-depressiv verstimmt.

- Scapula alata
- Reaktive Depression.

Diagnostik

- Das **EMG** zeigt kürzere und schwächere Aktionspotenziale.
- Nach einer **Biopsie** wird der Muskel elektronenmikroskopisch untersucht; zusätzlich lassen sich veränderte Enzyme in den Muskelzellen nachweisen
- Bei einer **Laboruntersuchung** finden sich erhöhte Werte des Muskelenzyms Creatinkinase (CK)
- Bei der genetischen Untersuchung lässt sich bei einigen an Muskeldystrophie-Erkrankten ein Gendefekt nachweisen. Dies ist bereits vor der Geburt möglich.

- Physiotherapie
- Kontrakturprophylaxe
- Eiweißreiche Ernährung.

Therapie und Verlauf

Eine ursächliche Therapie der Muskeldystrophie ist nicht bekannt. Die Patienten benötigen Physiotherapie, um vorhandene Muskelkraft zu erhalten und Kontrakturen zu vermeiden, sowie eiweißreiche Ernährung, um Muskelabbau durch möglichen Eiweißmangel entgegenzuwirken.
Die Muskeldystrophie verläuft chronisch progredient.

14.2 Polymyositis

Polymyositis als Autoimmunerkrankung und Symptom bei
- Infektionen
- Tumoren
- Endokrinen Störungen
- Sklerodermie.

Zu dieser Gruppe gehören verschiedene Erkrankungen, die mit Schwäche, Lähmungen und Schmerzen von Muskeln einhergehen. Die Polymyositis ist ein Symptom im Rahmen von Infektionen, Tumoren, endokrinen Störungen (z.B. Diabetes mellitus) und Sklerodermie.
Die idiopathische Form der Polymyositis betrifft Frauen doppelt so häufig wie Männer und tritt meistens zwischen dem 40. und 60. Lebensjahr auf. Sie ist eine **Autoimmunerkrankung**, bei der Autoantikörper gegen Muskelgewebe gebildet werden. Im Verlauf können die Muskelfasern degenerieren.

Muskelschwäche, Muskelschmerzen, Muskelatrophien beginnen im Kopfbereich und breiten sich Richtung untere Extremitäten aus.

Klinik

Leitsymptome sind **Muskelschwäche** und **Muskelschmerzen.** Die Muskelschwäche betrifft zunächst die proximalen (körpernahen) Muskeln des Schulter- oder Beckengürtels und breitet sich nach distal bzw. kranial aus. Die Muskeln atrophieren. Weitere Symptome sind:
- Schluckstörung und nasale Sprache durch die Schwäche der Rachenmuskeln
- Hängender Kopf durch Schwäche der Nackenmuskulatur
- Bei **Dermatomyositis:** Ödeme und blau-violette Verfärbung um Augen und Nase sowie an Hals und Schultern.

Die chronische Polymyositis ähnelt im Krankheitsbild der Muskeldystrophie.

Diagnostik

- Im **Labor** finden sich Entzündungszeichen mit erhöhter BSG, Leukozytenzahl und Creatinkinase (CK)
- Nach einer **Biopsie** wird das Muskelgewebe mikroskopisch untersucht
- Das **EMG** zeigt typische Erregungsmuster.

Therapie und Verlauf

Glukokortikoide dämmen die Autoimmunreaktion.

Kortikoide.

Es kommt zu einer Defektheilung. Eine akute Polymyositis führt bei der Hälfte der Erkrankten innerhalb eines Jahres zum Tod durch Atemlähmung, die chronische Erkrankung kann 5–10 Jahre überlebt werden.

14.3 Myasthenie

Eine Myasthenie *(Muskelschwäche)* ist gekennzeichnet durch eine erhöhte Ermüdbarkeit der willkürlichen Muskulatur, also der Skelettmuskulatur. Sie tritt zunächst unter starker körperlicher Belastung auf und kann sich in Ruhe wieder zurückbilden.

Myasthenie wird als Symptom bei Polymyositis, Hyperthyreose und dem kleinzelligen Bronchialkarzinom beobachtet.

Eine weitere, idiopathische Krankheitsform ist die Myasthenia gravis. An ihr erkranken Frauen doppelt so häufig wie Männer.

Myasthenie als allgemeine Muskelschwäche:

- ↑ Ermüdbarkeit der Skelettmuskulatur
- Besserung in Ruhe
- Vorkommen bei Hyperthyreose, Polymyositis, Bronchial-Ca.

Myasthenia gravis

Ursache

Die Mysthenia gravis ist eine **Autoimmunkrankheit.** Die Produktion der Autoantikörper wird vermutlich durch eine krankhaft veränderte Thymusdrüse angeregt.

Die Erkrankten bilden Antikörper gegen die in der postsynaptischen Membran gelegenen *Rezeptoren* des Transmitters Acetylcholin, welcher an der neuro-muskulären Erregungsübertragung beteiligt ist. Der Transmitter selbst wird in genügend hoher Menge in den synaptischen Spalt ausgeschüttet. Da jedoch Antikörper die dazugehörigen Rezeptoren besetzen, sind für das eigentliche Acetylcholin zu wenig Rezeptoren frei und es kommt zu einer abgeschwächten Muskelaktion.

- Idiopathische Myasthenie
- Autoantikörperbildung gegen Acetylcholinrezeptoren
- Frauen > Männer.

Klinik

❶ Leitsymptom der Myasthenia gravis ist das **Nachlassen der Muskelkraft** bei wiederholten Bewegungen im Laufe des Tages. Die Krankheit macht sich zunächst an den Muskeln des Kopfes bemerkbar:

- Nachlassen der Muskelkraft im Gesichtsbereich mit Doppelbildern und Schluckstörungen

- Unsymmetrischer Befall
- Verschlechterung im Tagesverlauf.

- Hängende Augenlider *(Ptose)*
- Schlaffe Gesichtszüge
- Schluckstörungen
- Doppelbilder durch Schwäche der Augenmuskeln.

Anschließend breitet sich die Muskelschwäche über Rumpf und Extremitäten aus. Die Muskeln sind dabei unsymmetrisch betroffen. Zwischenzeitlich wird immer eine spontane Besserung beobachtet. Im Endstadium ist die gesamte Willkürmuskulatur betroffen und es kommt zum Tod durch Atemlähmung.

Diagnostik

- Neurologische Untersuchung (Muskelschwäche)
- Im **EMG** zeigt sich bei wiederholter Stimulation eine Abnahme des Aktionspotenzials der betroffenen Muskeln
- In der **Muskelbiopsie** lassen sich Antikörper nachweisen
- Nachweis der Antikörper im Serum.

❷ Nach Gabe des **Cholinesterase-Hemmers** Neostigmin nimmt die Muskelschwäche ab. Dieser Stoff hemmt die Cholinesterase, die physiologisch den an den Rezeptoren gekoppelten Transmitter abbaut. Wird dieser Abbau verhindert, steht Acetylcholin in höherer Konzentration im synaptischen Spalt zur Verfügung und kann mehr Rezeptoren für die Auslösung der Muskelaktion besetzen.

- Kortikoide
- Cholinesterase-Hemmer
- Thymusentfernung
- Plasmapherese.

Therapie und Verlauf

- **Glukokortikoide** und andere immunsuppressive Medikamente zur Hemmung der Immunreaktion
- **Operation** zur Entfernung der Thymusdrüse
- Gabe von Cholinesterase-Hemmern (Neostigmin)
- **Plasmapherese:** Abtrennung des Plasmas um Antikörper aus dem Blut zu entfernen.

Der Krankheitsverlauf kann sehr unterschiedlich sein. Bei den meisten Patienten ist die Lebenserwartung unter der Therapie nicht verkürzt.

? Übungsfragen

❶ Wie macht sich die Myasthenia gravis zuerst bemerkbar?

❷ Mit welchem Medikament wird sie behandelt?

14.4 Myotonie

Eine Myotonie zeichnet sich durch eine verlängerte Kontraktion der Willkürmuskulatur aus. Zu dieser Gruppe zählen verschiedene vererbbare Erkrankungen.

Ursache

Ursache ist eine erhöhte Aktivität der Muskelfasern, die sich auch nach dem Ende eines Nervenreizes – in der eigentlichen Erschlaffungsphase – wiederholt kontrahiert.

Klinik und Diagnostik

Leitsymptom ist eine verlängerte Muskelkontraktion vor allem an den Extremitäten, wodurch die Muskeln hypertrophieren. Bei Kälte verstärken sich die Symptome.

Die Diagnostik beschränkt sich auf die neurologische Untersuchung sowie das **EMG,** in dem Nachentladungen des Muskels aufgezeichnet werden.

Therapie

Membranstabilisierende Medikamente (z.B. Tocainid), vermindern die Zahl der Kontraktionen. Wiederholte willkürliche Kontraktionen führen zu einem »warm-up-Phänomen«: Die Myotonie lässt vorübergehend nach.

- Verlängerte Kontraktion der Extremitätenmuskulatur
- ↑ Aktivität der Muskelfasern ohne Nervenreiz
- Muskelhypertrophie
- Verschlechterung bei Kälte
- Besserung durch wiederholte Muskelbewegungen.

15 Entwicklungsstörungen und Missbildungen

15.1 Frühkindliche Hirnschädigung

Eine Hirnschädigung, die von Geburt an besteht oder kurz nach der Geburt eintritt, führt zu einer geistigen Behinderung, der Oligophrenie (☞ Psych 10).

Ursachen

- Intrauterin
- Perinatal
- Postnatal.

- Intrauterin durch Infektionen, Medikamente oder Alkohol
- Perinatal durch Sauerstoffmangel oder Hirnblutungen
- Postnatal durch Infektionen

Klinik

Neurologische und psychiatrische Auffälligkeiten.

- Intelligenzminderung
- Verhaltensstörung
- Bewegungsstörungen:
  - Spastische Parese (Läsion der Pyramidenbahn ☞ 3.1)
  - Chorea-Athetose (Läsion der Stammganglien ☞ 10)
  - Ataxie, Tremor, Hypotonus, Nystagmus (Läsion des Kleinhirns ☞ 1.2.5)
- Epileptische Anfälle.

Minimale frühkindliche Hirnschädigung:
- Motorische Störungen
- Unruhe
- Minimale Intelligenzdefizite.

Die *minimale frühkindliche Hirnschädigung* zeigt sich häufig lediglich in leichten motorischen Störungen, motorischer Unruhe und Konzentrationsstörungen. Die Intelligenz ist nur wenig beeinträchtigt.

Diagnostik

Die **neurologische Untersuchung** weist Bewegungs- und Entwicklungsstörungen nach. Das **CCT** stellt Substanzdefekte dar, das **EEG** zeigt Krampfpotenziale.

Therapie

- Frühförderung geistiger Fähigkeiten
- Physiotherapie
- Medikamentöse Behandlung von psychomotorischer Unruhe und Epilepsie.

15.2 Syringomyelie

Bei der Syringomyelie ist die Ausbildung des Rückenmarks während der Embryonalentwicklung gestört. Im Rückenmark bleiben Höhlen zurück, die durch das Wachstum langsam größer werden, sodass sich Symptome erst im Erwachsenenalter zeigen. Häufig treten gleichzeitig weitere Fehlbildungen auf wie Trichterbrust, überlange Arme oder eine Spina bifida.

- Höhlenbildung im Rückenmark
- Erste Symptome im Erwachsenenalter
- Häufig auch andere Fehlbildungen.

Klinik und Diagnostik

- Schmerzen: Zu Beginn der Erkrankung treten Dauerschmerzen in Schulter und Armen auf
- Sensibilitätsstörungen: Im weiteren Verlauf kommt es zu einer Störung des Schmerz- und Temperaturempfindens.
- Schlaffe Lähmung der Arme, wenn die Vorderhörner im Rückenmark mitbetroffen sind
- Spastische Lähmung der Beine bei einer Schädigung der Pyramidenbahn
- Hirnnervenausfälle bei Befall der Medulla oblongata
- Das **MRT** stellt die Höhlen im Rückenmark dar.

- Dauerschmerzen
- Schmerz- und Temperaturempfindungsstörungen
- Schlaffe und spastische Lähmungen
- Hirnnervenausfälle.

Therapie

Zur Therapie wird über einen Shunt (☞ 2.3) Liquor aus den Höhlen abgeleitet, um den Druck auf das Gewebe zu vermindern. Bei vorhandenen Lähmungen wird mit Physiotherapie versucht, Kontrakturen zu verhindern. Die Schmerztherapie erfolgt mit Carbamazepin oder Antidepressiva.

- Liquorshunt
- Physiotherapie
- Schmerztherapie.

15.3 Spina bifida

❶ Die Spina bifida ist eine spezielle Form von angeborenen knöchernen Veranderungen des Schadels und der Wirbel. Dies fuhrt zur Verdrängung von Nervengewebe und zu Defekten des ZNS. Bei der Spina bifida schließen sich die Wirbelbögen nicht, im Extremfall bleiben auch die Meningen und die Haut offen *(Spina bifida operta)*. Meistens beschränkt sich die Spaltbildung auf einen kleinen Abschnitt der Wirbelsäule und betrifft ausschließlich den Wirbelbogen. Die Meningen sind geschlossen *(Spina bifida occulta)*. Zu den **Symptomen** zählen Rückenschmerzen, Störung der Blasenentleerung und neurologische Ausfälle. Das **CCT** stellt das Ausmaß der Knochenveränderungen dar, das **MRT** das der Schädigungen des Rückenmarks und Gehirns. Bei schweren neurologischen Ausfällen ist eine Operation notwendig.

- Angeborene Spaltbildung der Wirbelsäule
- Offenliegen von Rückenmark und Meningen.
- Symptome:
  - Rückenschmerzen
  - Blasenentleerungsstörungen
  - Neurologische Ausfälle.
- Therapie: evtl. Operation.

? Übungsfrage

❶ Wie kommt es zu einer Spina bifida?

Index

A

B

C

D

E

F

G

H

I

J

K

L

M

N

O

P

Q

R

S

T